Avances en lupus eritematoso sistémico

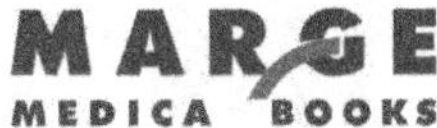

Avances en lupus eritematoso sistémico

Coordinadores
Dr. Ricard Cervera
Dr. Juan Jiménez-Alonso

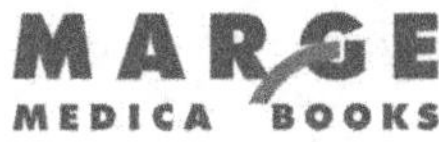

Colección: AVANCES EN ENFERMEDADES AUTOINMUNES SISTÉMICAS
Director: Dr. Ricard Cervera

AVANCES EN LUPUS ERITEMATOSO SISTÉMICO
Coordinadores: Dr. Ricard Cervera, Dr. Juan Jiménez-Alonso

1.ª edición 2008
2.ª edición 2011

© de esta edición, incluido el diseño de la cubierta: ICG Marge, SL

Edita: Marge Médica Books - València, 558, ático 2.ª - 08026 Barcelona (España)
www.marge.es - Tel. +34-932 449 130 - Fax +34-932 310 865

Director editorial: Hèctor Soler
Gestión editorial: Ana Soto, Anna Palacios,
Edición: Laura Matos, David Soler, Rosa Serra
Compaginación: Mercedes Lara
Impresión: Novoprint (Sant Andreu de la Barca, Barcelona)

ISBN: 978-84-15340-20-1
Depósito Legal: B-

Índice

Autores

Isabel Bielsa
Servicio de Dermatología
Hospital Universitari
Germans Trias i Pujol
Badalona (Barcelona)

José Luis Callejas
Unidad de Enfermedades Autoinmunes
Servicio de Medicina Interna
Hospital Clínico San Cecilio
Granada

Ricard Cervera
Servicio de Enfermedades Autoinmunes
Hospital Clínic
Barcelona

David D'Cruz
The Lupus Research Unit
The Rayne Institute
St Thomas' Hospital
Londres (Reino Unido)

Gerard Espinosa
Servicio de Enfermedades Autoinmunes
Hospital Clínic
Barcelona

Antonio Gil
Servicio de Medicina Interna
Hospital Universitario La Paz
Madrid

José Alfredo Gómez-Puerta
Servicios de Reumatología
y Enfermedades Autoinmunes
Hospital Clínic
Barcelona

Carmen Herrero
Servicio de Dermatología
Hospital Clínic
Barcelona

Carmen Hidalgo-Tenorio
Unidad de Enfermedades
Autoinmunes Sistémicas
Servicio de Medicina Interna
Hospital Universitario
Virgen de las Nieves
Granada

Juan Jiménez-Alonso
Unidad de Enfermedades
Autoinmunes Sistémicas
Servicio de Medicina Interna
Hospital Universitario
Virgen de las Nieves
Granada

Paz Lavilla
Servicio de Medicina Interna
Hospital Universitario La Paz
Madrid

María Luisa Micó
Servicio de Medicina Interna
Hospital Universitario La Fe
Valencia

Josep Ordi-Ros
Servicio de Medicina Interna
Hospital Vall d'Hebron
Barcelona

Norberto Ortego
Unidad de Enfermedades Autoinmunes
Servicio de Medicina Interna
Hospital Clínico San Cecilio
Granada

Lucio Pallarés
Unidad de Enfermedades
Autoinmunes Sistémicas
Servicio de Medicina Interna
Hospital Son Dureta
Palma de Mallorca

Enrique de Ramón
Unidad de Enfermedades
Autoinmunes Sistémicas
Servicio de Medicina Interna
Hospital Regional Universitario
Carlos Haya
Málaga

Guillermo Ruiz-Irastorza
Servicio de Medicina Interna
Hospital de Cruces
Barakaldo (Bizkaia)

José Mario Sabio
Unidad de Enfermedades
Autoinmunes Sistémicas
Servicio de Medicina Interna
Hospital Universitario
Virgen de las Nieves
Granada

Julio Sánchez-Román
Unidad de Colagenosis e Hipertensión
Pulmonar
Servicio de Medicina Interna
Hospital UniversitarioVirgen del Rocío
Sevilla

Alfonso Segarra
Servicio de Nefrología
Hospital Vall d'Hebron
Barcelona

María Teresa Torres
Servicio de Medicina Interna
Hospital Vall d'Hebron
Barcelona

Miquel Vilardell
Servicio de Medicina Interna
Hospital Vall d'Hebron
Barcelona

Prólogo

El lupus eritematoso sistémico (LES) es el más representativo de los procesos de naturaleza autoinmunitaria y, además, el que presenta una mayor complejidad desde el
punto de vista clínico, puesto que tiene una gran variedad de patrones de expresión,
puede afectar a cualquier órgano y evoluciona a brotes, con períodos de actividad y otros
de inactividad. Estos factores justifican el interés excepcional que despierta esta enfermedad, motivo por el cual todavía constituye un desafío para los médicos, que en
palabras del profesor Donato Alarcón-Segovia: «los vuelve adeptos, les crea devoción
y dedicación de por vida». Por este motivo, hemos seleccionado el LES como entidad
de estudio en esta primera monografía de la colección *Avances en enfermedades autoinmunes sistémicas*.

Esta colección, compuesta por diez monografías que mostrarán los avances más
destacados en las principales enfermedades autoinmunes sistémicas, es una iniciativa del
Servicio de Enfermedades Autoinmunes del Hospital Clínic de Barcelona, que desde su
creación en el año 1995 ha dedicado grandes esfuerzos a la divulgación y la docencia de
estas enfermedades. Asimismo, está realizada por expertos de reconocido prestigio nacional e internacional, integrantes del Grupo de Enfermedades Autoinmunes Sistémicas
(GEAS) de la Sociedad Española de Medicina Interna y del Fòrum Català de Malalties
Autoimmunes. Por lo tanto, especialistas de diversas áreas de la medicina encontrarán en
esta colección las claves para actualizar los conocimientos que ya poseen sobre estas
enfermedades de expresión variada y etiopatogenia compleja, pero cuyo interés está cre-
ciendo de forma exponencial en los últimos años.

La monografía *Avances en lupus eritematoso sistémico* comprende diversas actualiza-
ciones en aspectos de especial relevancia para abordar de un modo integral esta enfermedad, como la afectación cutánea, articular o renal, las comorbilidades infecciosas o
ateromatosas, los nuevos medicamentos biológicos o la importancia de inmunomodu-
lares clásicos como la hidroxicloroquina.

Los editores y autores de este volumen queremos recordar y dedicarle nuestro sentido homenaje al añorado doctor Josep Font Franco quien, desde el Servicio de Enfer-

medades Autoinmunes del Hospital Clínic de Barcelona y también desde el GEAS, impulsó el estudio y la divulgación de esta enfermedad entre los médicos de nuestro país, a quienes va dirigido este trabajo, con la esperanza de que contribuya a crear más entusiastas estudiosos de esta enfermedad.

Dr. Ricard Cervera
Servicio de Enfermedades Autoinmunes
Hospital Clínic
Barcelona

Dr. Juan Jiménez-Alonso
Unidad de Enfermedades Autoinmunes Sistémicas
Servicio de Medicina Interna
Hospital Universitario Virgen de las Nieves
Granada

Avances en lupus eritematoso sistémico

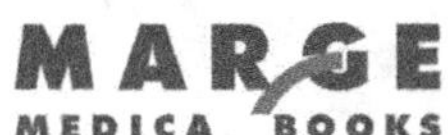

Capítulo 1

Conceptos actuales sobre fisiopatología del lupus eritematoso sistémico

D. D'CRUZ

The Lupus Research Unit
The Rayne Institute
St. Thomas' Hospital
Londres (Reino Unido)

Dirección para correspondencia
St. Thomas' Hospital
Dr. D. D'Cruz
david.d'cruz@kcl.ac.uk

1 Introducción

El lupus eritematoso sistémico (LES) es un trastorno autoinmunitario multisistémico del tejido conjuntivo con una gran variedad de manifestaciones clínicas.[1] La mayoría de los casos se presentan en mujeres, entre la adolescencia tardía y el comienzo de la quinta década de vida, con una relación entre mujeres y varones de 9:1. Algunos grupos étnicos, en especial los de origen africano u oriental, corren mayor riesgo de padecer el trastorno, que además puede revestir mayor gravedad que en los pacientes blancos. El LES es una enfermedad crónica que puede resultar mortal si se ven afectados los órganos vitales, aunque lo más habitual es que provoque un estado general crónico y debilitante de mala salud. No se ha identificado una causa concreta del LES, pero se sabe que ciertos factores como la luz solar y determinados medicamentos pueden desencadenar el trastorno, que posee una compleja base genética. El presente capítulo repasa parte del conocimiento actual acerca de la fisiopatología del lupus.

2 Predisposición a la enfermedad

Todos los humanos sanos tienen la capacidad de fabricar autoanticuerpos circulantes, incluidos los típicos anticuerpos del lupus, pero es evidente que sólo a una reducida can-

– Luz solar.
– Medicamentos (> 100 descritos en asociación con el lupus inducido por fármacos).
– Virus de Epstein-Barr.
– Anomalías de la apoptosis.
– Anomalías de la transducción de señales (receptores *toll-like*).
– Patrones citocínicos (distintivo del interferón, reducción de la producción de IL-2 por parte de los linfocitos T).
– Genes (genes de la PCR y de la proteína P del amiloide sérico, receptores FcγR, muerte celular programada).
– Exposición laboral (sílice, pesticidas, mercurio).

Tabla 1. Factores de riesgo asociados con el desarrollo del LES.

tidad de personas se les desarrollan enfermedades autoinmunitarias por una interferencia en la tolerancia inmunológica normal, a través de mecanismos de los cuales sigue conociéndose muy poco. Los pacientes con signos y síntomas clínicos de lupus atraviesan distintas fases del desarrollo de la enfermedad: la predisposición genética, la producción asintomática de autoanticuerpos, los síntomas prodrómicos que suelen ser inespecíficos y, por último, la enfermedad clínica y la aparición de la inflamación, la disfunción de los órganos vitales, las lesiones y la morbilidad[2] (véase la figura 1). Las hormonas femeninas y algunos factores ambientales, como las infecciones víricas y los rayos del sol, pueden guardar relación con la evolución de la producción asintomática de autoanticuerpos a la enfermedad clínica. En otras circunstancias, se ha demostrado que ciertos fármacos producen lupus o síndromes pseudolúpicos, posiblemente por interferir en la expresión genética, lo cual provoca la autoinmunidad celular.[3]

3   Patogenia

El concepto de apoptosis ha ayudado a comprender la manera en que el sistema inmunitario reconoce antígenos principalmente intracelulares, lo cual desencadena la formación de autoanticuerpos. Los autoantígenos los liberan tanto las células necróticas como las apoptósicas. En el LES se han descrito defectos en la eliminación de células apoptósicas que pueden comportar la absorción aberrante por parte de macrófagos que posteriormente presentan los antiguos antígenos intracelulares a los linfocitos T y B, detonando el proceso autoinmunitario.[4] Muchos estudios han ampliado estos conceptos y han indagado los posibles defectos de la eliminación de cuerpos apoptósicos, entre los que cabe mencionar deficiencias de los complementos y defectos en la manipulación de los macrófagos y en la presentación de dichos antígenos al sistema inmunitario.

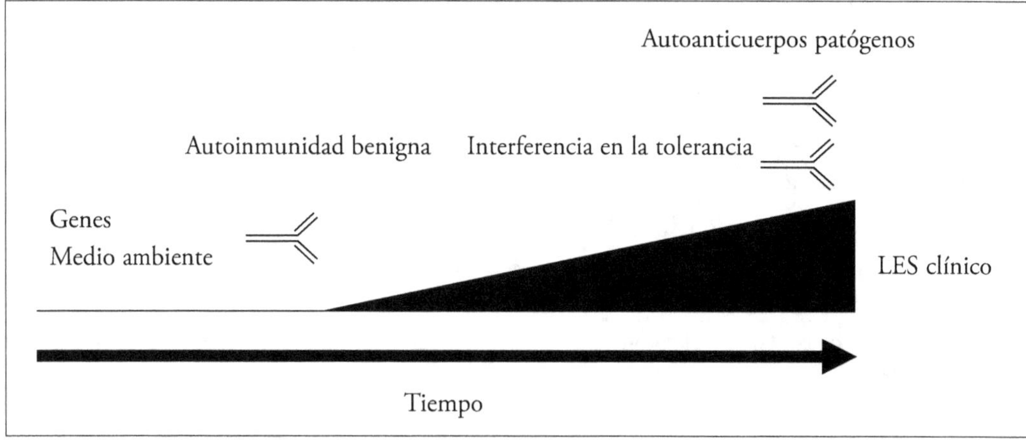

Figura 1. Evolución de la enfermedad autoinmunitaria clínica.

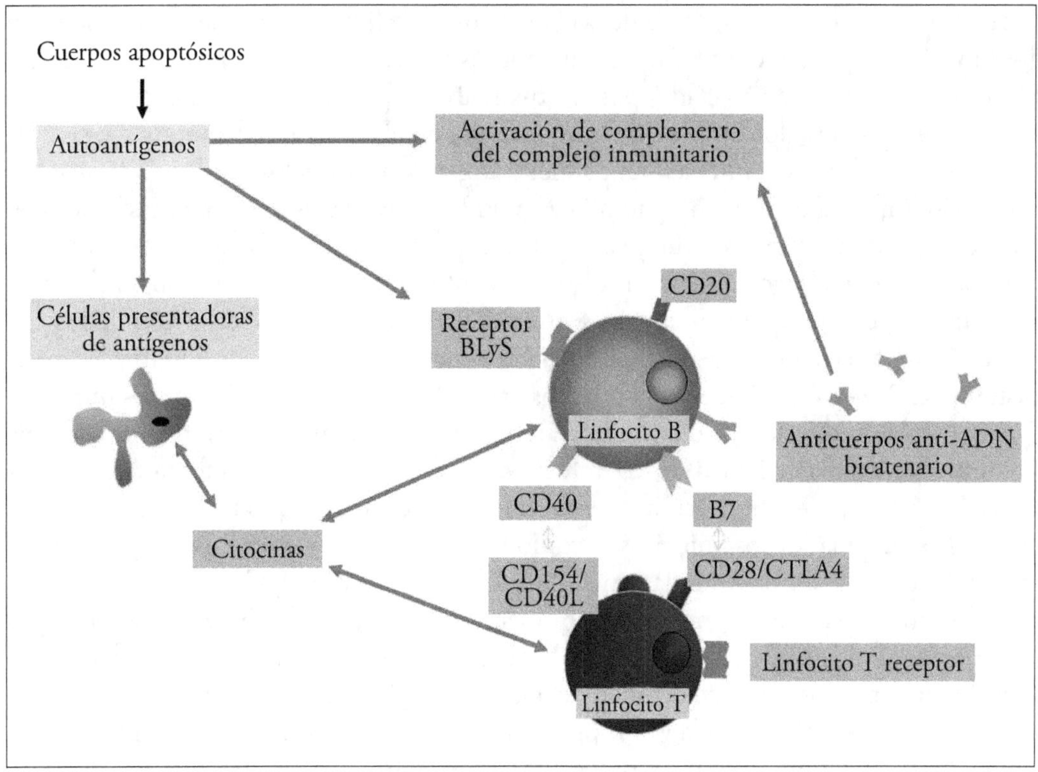

Figura 2. Patogenia mediada por los autoanticuerpos que podrían convertirse en dianas terapéuticas.

4　Autoanticuerpos patógenos del lupus, colaboración de los linfocitos T y patrones citocínicos

La serología del lupus se caracteriza por una enorme cantidad de autoanticuerpos, de los que se han descrito más de 120, aunque sólo unos pocos han presentado indicios de potencial patógeno en los estudios con animales y con seres humanos. Entre ellos, destacan los anticuerpos contra el ADN bicatenario, los nucleosomas, Sm, C1q y la α-actinina, que están implicados en la nefritis lúpica,[5-11] contra Ro y La en los síndromes lúpicos neonatales y el lupus cutáneo,[12-13] contra las proteínas de unión a los fosfolípidos en el síndrome antifosfolipídico[14] y contra los receptores del N-metil-D-aspartato (NMDA) en el lupus del sistema nervioso central.[15] Lo más normal es que los autoanticuerpos patógenos sean anticuerpos IgG con gran afinidad por el antígeno correspondiente, cuya especificidad viene determinada por el antígeno.[16] De todos modos, a partir de lo observado recientemente en enfermos tratados con rituximab (un anticuerpo monoclonal anti-CD20 que reduce los linfocitos B), se ha llegado a la conclusión de que pueden conseguirse mejorías espectaculares y sumamente rápidas con apenas pequeñas reducciones de las concentraciones de anticuerpos anti-ADN.[17] Estos casos, a pesar de tener carácter anecdótico, permiten pensar que la reducción de las poblaciones de linfocitos B que interactúan con los linfocitos T puede ser más importante que las células plasmáticas productoras de anticuerpos que no se ven afectadas por el rituximab, ya que carecen de CD20.

Por consiguiente, los linfocitos T son cruciales en el desarrollo del lupus. Los receptores de los linfocitos T interactúan con los antígenos presentados por las moléculas del complejo principal de histocompatibilidad (CPH) de las células presentadoras de antígenos, que pueden ser tanto linfocitos B como células dendríticas o células derivadas de monocitos y macrófagos. Dicho proceso está controlado por la interacción entre moléculas coestimulantes que emiten una segunda señal que facilita la activación de los linfocitos T. Como ejemplos de estos sistemas cabe citar el ligando CD40-CD40 y las interacciones CD28-B7, si bien existen muchos otros. A su vez, la activación de los linfocitos T conlleva la producción de citocinas que refuerzan todavía más la activación del sistema inmunitario, con la actividad de los linfocitos B y la producción de autoanticuerpos.

Así pues, los patrones citocínicos revisten una importancia capital en la patogenia del lupus. Las citocinas de los linfocitos T, como la IL-10 y el interferón γ, pueden fomentar la proliferación de linfocitos B, la conversión del isotipo IgM en IgG y las mutaciones somáticas producidas por los antígenos que desencadenan la producción de autoanticuerpos IgG de alta afinidad.[18] Los linfocitos B y T autorreactivos sobreviven gracias al fracaso del proceso de supresión, la imposibilidad de inducir anergia o anomalías en la corrección de los receptores. Asimismo, cada vez se presta más atención a la función de los linfocitos T reguladores en el lupus, ya que los datos disponibles apuntan a que los enfermos de lupus presentan una cantidad inferior o una disfunción de dichas poblaciones celulares.[19]

Otros estudios recalcan la sobreexpresión de la vía del interferón de tipo I en los pacientes, que ha sido bautizada como el «distintivo del interferón». Un estudio a gran escala ha descrito de manera convincente como significativo factor de riesgo genético del LES un haplotipo común del factor regulador de interferón 5 (IRF5) que aumenta la expresión de diversas isoformas únicas del IRF5.[20]

Las anomalías en la transducción de señales también pueden ser importantes en la patogenia del LES; por ejemplo, en los linfocitos T extraídos de enfermos de LES se ha observado la reducción de la expresión de la cadena ζ del TCR y la PKC θ, la reducción de la fosforilación proteica dependiente de la PKC, la afectación de la translocación de NF-kB p65 y la escasa producción de IL 2.2

5 Genética

La predisposición genética al lupus se hereda como un rasgo complejo con el que pueden estar asociados varios genes. Concretamente, un intervalo del brazo largo del cromosoma 1, 1q23-24, está vinculado con el LES en diversas poblaciones. Existe el consenso unánime de que el LES activo se caracteriza clínicamente por un aumento de la velocidad de sedimentación globular con concentraciones normales de proteína C reactiva (PCR). Tanto la PCR como el complemento y la proteína amiloidea P en suero son importantes para la eliminación de los residuos apoptósicos; además, se han cartografiado los genes de la PCR en el cromosoma 1, 1q23-24, en el llamado locus de la pentraxina. Russel y cols. han examinado la herencia de polimorfismos en el locus de la pentraxina en un estudio de las asociaciones familiares del LES y han descubierto un marcado desequilibrio del ligamiento dentro de cada uno de los genes de la PCR y del amiloide sérico P.[22] Han demostrado que un alelo de la *PCR* 4 está asociado con el LES. Además, dos haplotipos guardan una asociación significativa con la reducción de la expresión de PCR basal: *PCR* 2 y *PCR* 4 y un alelo de *PCR* 4 se asociaron con la producción de ANA. A partir de estas observaciones, los autores plantean que existe una explicación de índole genética para la relación entre las concentraciones reducidas de PCR, la producción de anticuerpos antinucleares y la contribución de los mismos al desarrollo del lupus en los seres humanos.

Otro estudio a gran escala de enfermos de lupus y familias con varios miembros afectados indica que un polimorfismo de nucleótido simple (SNP) dentro del gen de muerte celular programada 1 (PDCD1) está asociado con el desarrollo del lupus en las poblaciones europeas y mexicanas. Los autores han demostrado que el alelo asociado de este SNP altera el punto de unión de un factor de transcripción ubicado en un potenciador intrónico, lo cual apunta a la existencia de un mecanismo por el cual puede contribuir a la aparición del LES.[23]

Las asociaciones más habituales con el LES son las de los alelos de clase II HLA DR3 (DRB1*0301) y HLA DR2 (DRB1*1501) y sus respectivos haplotipos en las poblaciones de raza blanca.[24] Los genes de la deficiencia de complemento, sobre todo los alelos nulos C4A y C4B, están asociados en todos los casos con el riesgo de padecer LES, pero el desequilibrio del ligamiento con haplotipos ancestrales no permite esclarecer si dichas deficiencias son causales. Recientemente, un análisis pangenómico de una gran cantidad de pacientes y controles ha confirmado las asociaciones con la región del HLA en 6p21.3, lo cual representa el extenso desequilibrio de ligamiento con los conocidos haplotipos del HLA A1, B8 y DR3 en las poblaciones de raza blanca.[25] Otras asociaciones que confirmaban los resultados anteriores fueron las de IRF5, FCGR2A, PTPN22 y STAT4, aunque también se han descrito con ITGAM, PXK, KIAA1542 y rs10798269. Desde el punto de vista fisiopatológico, la ITGAM es importante como parte de la integrina leucocitaria MAC-1 y es un receptor del producto de la degradación del complemento iC3b, una asociación que podría arrojar luz sobre la patogenia del LES.

6 Factores ambientales

La luz del sol es el factor que más claramente agrava el LES, si bien se han barajado otros, como la sílice cristalina, que acaparó la atención de diversos estudios del sudeste de los Estados Unidos, en los cuales se planteó que la exposición laboral a esta sustancia constituía un riesgo de padecer lupus. Un estudio de casos y controles descubrió que más pacientes (19 %) que controles (8 %) tenían antecedentes de exposición media o elevada a la sílice por actividades agrícolas o comerciales, lo cual señala que dicha sustancia puede estar asociada con la aparición del LES en cierta proporción de personas, aunque a menudo resulta difícil cuantificar con precisión la exposición en el ámbito laboral.[26] Otro estudio encontró asociaciones con la exposición laboral al mercurio que refirieron los propios enfermos, quienes habían manipulado pesticidas para tareas agrarias o trabajaban en odontología, pero la cifra real de pacientes expuestos era relativamente pequeña. Además, a diferencia del caso de la esclerodermia, no se observó asociación con el empleo de disolventes.[27]

También se ha identificado el virus de Epstein-Barr (VEB) como posible factor en el desarrollo del lupus. El VEB puede residir en los linfocitos B e interactuar con ellos. Gross y cols.[28] han descubierto una elevada frecuencia de linfocitos B infectados por el VEB en los enfermos de lupus, en comparación con los controles, principalmente linfocitos B de memoria. No se estableció relación alguna con el tratamiento inmunodepresor, en tanto que los pacientes con brotes activos de lupus presentaban más linfocitos infectados que aquéllos en las fases de remisión. Aunque otros estudios han planteado que el VEB puede desempeñar una función causal en el LES, los autores de éste se muestran más precavidos y no interpretan los hallazgos de mayor incidencia de células infectadas, mayor viremia y mayor expresión génica vírica como una prueba de la implicación directa del VEB en el desarrollo del LES, sino que sostienen que la desregulación inmunitaria del LES también puede dar lugar a una expresión aberrante del VEB.[28] Por el contrario, los estudios realizados con un modelo murino han descubierto que la introducción directa de la proteína íntegra del antígeno nuclear 1 del VEB puede desencadenar la producción de anticuerpos IgG contra Sm y contra el ADN bicatenario, lo cual respalda el supuesto papel del VEB en la aparición del lupus.[29] Con todo, sigue dándose la paradoja de que aunque el 90 % de la población adulta está infectada por el VEB, la prevalencia del LES sigue siendo baja, cosa que nuevamente pone de relieve el carácter multifactorial de la patogenia de este trastorno.

7   Factores hormonales

El LES es una enfermedad que afecta a las mujeres en edad fértil, así que parecería evidente que los estrógenos estén implicados en su patogenia. Sin embargo, los niños pequeños y los varones también pueden sufrir lupus, y no deja de sorprender que los varones aquejados de lupus sufran formas más intensas de la enfermedad, con un mayor riesgo de afectación renal, de cardiopatías y de mortalidad. Otras hormonas, como la prolactina y los andrógenos, también pueden estar relacionadas, aunque sigue sabiéndose muy poco de la función de las hormonas en el desarrollo del lupus.

Se han descrito muchos casos anecdóticos de exacerbación del lupus o de aumento del riesgo de padecerlo por causa de estrógenos exógenos. En el *Nurses' Health Study*, se asoció el consumo de anticonceptivos orales con una ligera elevación del riesgo de LES, con un riesgo relativo de 1,9 frente a las mujeres que nunca los habían tomado.[30] El tratamiento hormonal sustitutivo (THS) se ha asociado con un aumento del riesgo de padecer LES,[31,32] aunque otro estudio no consiguió demostrarlo.[33] Diversos estudios de menor escala indican que es improbable que el THS aumente el riesgo de brotes de LES, aunque en general se trata de pequeños estudios retrospectivos de series de casos. Con toda probabilidad, el estudio prospectivo que zanjará esta cuestión es el SELENA, en el que se ha asignado aleatoriamente tratamiento con placebo o con THS a mujeres con LES.[34] Aunque no se ha observado un aumento de los brotes importantes en el grupo de THS, sí se ha producido una cantidad significativamente superior de brotes leves o moderados en comparación con el grupo que recibió el placebo. Además, diversas mujeres, incluida una del grupo de placebo, sufrieron acontecimientos trombóticos. La balanza se ha inclinado en contra de la administración prolongada de THS, aunque es posible que siga siendo útil en períodos cortos para mujeres con LES que no presentan anticuerpos antifosfolipídicos y que sufren una intensificación de los síntomas derivada de la menopausia. El estudio aportará información para las pacientes y para los facultativos acerca de los posibles riesgos del THS, confirmando que dicho tratamiento está contraindicado para mujeres con anticuerpos antifosfolipídicos.

Por otro lado, se ha desaconsejado a las enfermas de lupus el consumo de la píldora anticonceptiva combinada que contiene estrógenos, ya que se han descrito casos aislados de brotes graves de la enfermedad, algo que parece lógico en vista de que el LES posee un componente hormonal y es un trastorno que aqueja principalmente a las mujeres jóvenes. Dos estudios aleatorizados controlados han investigado el consumo de la píldora anticonceptiva en mujeres con lupus. Petri y cols. aleatorizaron a 183 mujeres con lupus inactivo o en bajo grado de actividad estable para recibir durante un año una píldora anticonceptiva combinada de estrógeno en dosis reducidas o un placebo[35] (todas las participantes utilizaron otros métodos anticonceptivos válidos). No se observaron diferencias en las tasas de brotes intensos o leves-moderados entre los grupos de tratamiento, de modo que los autores mantienen que pueden ofrecerse estos anticonceptivos a las mujeres con lupus que necesitan una anticoncepción eficaz, sobre todo si toman citotóxicos, para aliviar los brotes de la enfermedad en períodos menstruales y para prevenir la osteoporosis producida por los glucocorticoesteroides.

Además, Sánchez-Guerrero y cols. aleatorizaron a 162 mujeres con lupus para que recibiesen la píldora anticonceptiva combinada, la píldora de progestina o un dispositivo intrauterino de cobre,[36] y no detectaron diferencias en las puntuaciones de la actividad de la enfermedad ni en las tasas de brotes. En el estudio participaron pacientes asintomáticas con anticuerpos antifosfolipídicos y 4 pacientes (2 en cada uno de los grupos de tratamiento hormonal) sufrieron acontecimientos trombóticos venosos.

En su conjunto, estos estudios brindan tranquilidad a aquellas mujeres con lupus leve y estable que no presentan anticuerpos antifosfolipídicos y que desean tomar la píldora anticonceptiva. Aun así, los dos estudios subrayan el riesgo trombótico inherente de los enfermos de lupus, inclusive cuando no presentan anticuerpos antifosfolipídicos.

8 Epidemiología

Los estudios epidemiológicos no sólo aportan información útil sobre la prevalencia del LES, sino que también ahondan el conocimiento de la fisiopatología de la enfermedad. Los estudios más sorprendentes de la epidemiología del lupus demostraron que los anticuerpos se desarrollan años antes de que aparezcan las manifestaciones clínicas del lupus y del síndrome antifosfolipídico.[37,38] Los investigadores utilizaron el banco de suero del Departamento de Defensa de los Estados Unidos, que contiene alrededor de 30 millones de muestras del personal de servicio, extraídas a intervalos periódicos, y a partir de los datos de 130 personas con LES, demostraron que 72 pacientes habían generado autoanticuerpos contra el ADN un promedio de 2,7 años antes del diagnóstico e inclusive 9,3 años antes. Asimismo, describieron la prevalencia de los anticuerpos antinucleares, anti-Ro, anti-La, anti-Sm, anti-RNP y antifosfolipídicos con anterioridad al desarrollo clínico del LES. Los anticuerpos antinucleares se produjeron antes que los anti-ADN y un número significativo de los pacientes portadores presentaban un aumento de los títulos de anti-ADN inmediatamente antes del diagnóstico. Cabe señalar que los anticuerpos anti-Sm y anti-RNP aparecieron poco antes del diagnóstico, lo cual permite pensar que se produce una progresión creciente de la autoinmunidad que culmina en el cuadro clínico.

Este grupo de investigadores también analizó los criterios clínicos que aparecen antes del diagnóstico de LES.[38] Demostraron que las primeras manifestaciones son el exantema discoide y las convulsiones, que aparecieron 1,74 y 1,70 años antes del diagnóstico, respectivamente. La artritis fue la manifestación que apareció con más frecuencia antes del diagnóstico. En los pacientes con nefropatía, los anticuerpos anti-ADN bicatenario se asociaron con la nefropatía y en la mayoría de pacientes aparecieron antes que los signos de nefritis. Puesto que los pacientes llevaban años con autoanticuerpos circulantes pero se mantuvieron en buen estado de salud, los datos indican que los autoanticuerpos en sí no necesariamente producen la enfermedad clínica, sino que posiblemente intervengan otros factores de carácter genético y ambiental. En el futuro, quizás resulte posible predecir la aparición de las manifestaciones clínicas del lupus mediante la valoración clínica y el control del desarrollo de los diversos autoanticuerpos que caracterizan a la enfermedad.

La incidencia del lupus aumenta, posiblemente por el reconocimiento de las formas más leves de la enfermedad. Por ejemplo, Uramoto y cols. estudiaron la incidencia del LES en Rochester (Minesota, Estados Unidos) y advirtieron que se había triplicado, pasando de 1,51 por cada 100.000 habitantes en la cohorte de 1950-1979 a 5,56 entre 1980 y 1992.[39] En este estudio, aunque la supervivencia era peor que la de la población general, se observó una clara mejoría de las tasas de supervivencia con respecto a la cohorte de 1950-1979.[39] Por otro lado, existen datos que permiten pensar que los enfermos de lupus hoy en día tienen formas más leves de la enfermedad y una mejor supervivencia que los pacientes descritos en las publicaciones de décadas pasadas, probablemente porque hoy en día se diagnostican precozmente dichas formas menos graves.[40] Sin embargo, a pesar de la mejora de la supervivencia, el cansancio y otros indicadores de la calidad de vida no han mejorado.

Recientemente, una revisión de 32 estudios ha resumido la incidencia y la prevalencia del LES en diversos países y ha documentado el incremento de la carga de la enfermedad, sobre todo en las poblaciones de raza no blanca.[41] Aunque se observó una gran variación en la prevalencia del lupus a nivel mundial, las más altas se describieron en Italia, España y Martinica, así como entre la población afrocaribeña del Reino Unido.

El LES es más frecuente entre mujeres de ascendencia africana, pero se cree poco común en el África Occidental, lo cual indica que los factores ambientales contribuyen al desarrollo de la enfermedad en las mujeres cuyos antepasados emigraron de esa región geográfica. Sin embargo, cuando se abordó este punto entre mujeres que habían emigrado recientemente de África Occidental, la prevalencia del lupus resultó parecida a la de las mujeres afrocaribeñas, pero mucho menor entre las mujeres europeas.[42] Todo ello señala que en realidad el LES no es poco frecuente en África Occidental y que existe una base genética que configura el mayor riesgo de lupus entre estas mujeres.

9 Patogenia de las complicaciones orgánicas

Es posible que algunos procesos patológicos sean específicos del desarrollo de determinados trastornos orgánicos en el lupus. El presente apartado resume brevemente los procesos patogénicos de la nefritis lúpica, de los trastornos del sistema nervioso central y del lupus cutáneo. Los demás capítulos del libro ofrecen explicaciones más detalladas

9.1 *Nefritis lúpica*

La compleja patogenia de la nefritis lúpica sigue sin entenderse bien. Por lo que atañe a la histopatología, el tejido renal en la nefritis lúpica presenta indicios claros de depósitos de inmunoglobulinas en las membranas basal tubular y glomerular e inflamación, con activación de complemento y formación de depósitos que provocan las lesiones renales y, a la larga, la fibrosis. Desde la perspectiva serológica, los pacientes con nefritis lúpica presentan concentraciones elevadas de anticuerpos contra el ADN bicatenario nativo y concentraciones reducidas de complemento. Tanto los modelos animales como los estudios en seres humanos aportan cada vez más datos que demuestran que algunos anticuerpos anti-ADN pueden ser patógenos en la aparición de la nefritis. De todos modos, como muchos pacientes con persistencia de las concentraciones elevadas de anticuerpos anti-ADN nunca padecen nefropatías evidentes, parece obvio que son muchos otros factores los que intervienen también.

Recientemente, una revisión ha resumido los datos disponibles hoy en día en torno a los anticuerpos anti-ADN nefritógenos.[43] Normalmente se trata de las subclases IgG1 e IgG3, capaces de activar el complemento o fijarse a los receptores Fc. Además, se ha demostrado que las mutaciones somáticas de la cadena pesada CDR con residuos de aminoácidos cargados, como la arginina, las asparaginas y la lisina, también son nefritógenas. Los anticuerpos anti-ADN pueden depositarse en la membrana basal glomerular, mediante la interacción con el ADN, los nucleosomas u otros posibles antígenos, como la laminina, el sulfato de heparina, el colágeno de tipo IV, la proteína ribosómica P y la α-actinina. En los demás capítulos del libro se ofrecen más detalles sobre la fisiopatología de la nefritis lúpica.

9.2   Lupus del sistema nervioso central

La afectación del sistema nervioso central (SNC) en el lupus sigue suponiendo un verdadero desafío en cuanto a la patogenia, la evaluación y el tratamiento.

DeGiorgio y cols. llevaron a cabo un asombroso estudio en el que demostraron que los anticuerpos anti-ADN reconocen un pentapéptido que también se encuentra presente en el dominio extracelular de las subunidades NR2a y NR2b del receptor del N-metil-D-aspartato (NMDA) tanto de ratones como de seres humanos, que se fija al neurotransmisor glutamato.[15] Además, demostraron que el receptor NR2 es reconocido tanto por los anticuerpos anti-ADN murinos como por los humanos, y que dichos anticuerpos anti-ADN de reacción cruzada pueden facilitar la apoptosis neuronal. En una extensión de los estudios, descubrieron que el líquido cefalorraquídeo de una paciente con LES y deterioro cognitivo progresivo contenía dichos anticuerpos y orquestaba la muerte neuronal a través de una vía apoptósica. Por tanto, es posible que los anticuerpos del lupus puedan reaccionar con el ADN y los receptores del NMDA, acceder al líquido cefalorraquídeo y provocar anomalías en el SNC. Los estudios clínicos, empero, han arrojado resultados contradictorios: por ejemplo, Harrison y cols. no hallaron asociación alguna entre la presencia de anticuerpos anti-NR2a y la disfunción cognitiva, los síntomas depresivos o la ansiedad, cosa que indica que dichos anticuerpos quizás no ejerzan un efecto directo sobre la función cognitiva u otras manifestaciones neuropsiquiátricas del LES.[44]

El diagnóstico del lupus del SNC es eminentemente clínico, con pruebas más detalladas para descartar otras causas del complejo sintomático. En general, las pruebas de diagnóstico por imagen han sido decepcionantes, y no se ha determinado una exploración concreta que sirva para diagnosticar de manera concluyente la presencia de lupus del SNC. Es posible que resulten útiles otras técnicas más sofisticadas, como la espectroscopia por resonancia magnética, al identificar reducciones de las concentraciones de N-acetilaspartato e incrementos de las de mioinositol en la materia blanca de aspecto normal y anómalo en pacientes con lupus neuropsiquiátrico.[45]

La clasificación del Colegio Estadounidense de Reumatología para el lupus del SNC ha cambiado notablemente, desde las convulsiones y la psicosis hasta los 19 síndromes clasificables en la actualidad.[46] Cada vez cobra más validez la distinción entre las manifestaciones del SNC por lupus y el síndrome antifosfolipídico (SAF) o de Hughes.[47] Se ha descrito una larga serie de manifestaciones neuropsiquiátricas atribuibles al SAF, entre las que cabe destacar los accidentes cerebrovasculares, las convulsiones,[48] los trastornos del movimiento, la mielopatía transversa,[49] los síndromes desmielinizantes, los accidentes isquémicos transitorios, la disfunción cognitiva, la discapacidad visual y las cefaleas, incluidas las migrañas.[47] Sanna y cols. utilizaron la nomenclatura del SAF para evaluar la prevalencia de los trastornos del SNC en una gran cohorte de afectados por el LES y descubrieron que la enfermedad cerebrovascular, las cefaleas y las convulsiones guardan una correlación con los anticuerpos antifosfolipídicos.[50] El diagnóstico diferencial entre la esclerosis múltiple y la desmielinización asociada al SAF puede ser difícil a partir de las pruebas de imagen,[51] aunque la electroencefalografía puede aportar pistas para detectar la insuficiencia cerebrovascular.[52]

Las convulsiones son un rasgo importante: por ejemplo, es más probable que las convulsiones en los enfermos de lupus estén asociadas al SAF que a la «vascultis cerebral», que tanto se diagnostica últimamente. El espectro de trastornos convulsivos es muy amplio: un estudio de 500 pacientes con SAF señalaba que los pacientes con LES y SAF tienen más posibilidades de sufrir epilepsia, que la epilepsia se correlaciona con los acontecimientos isquémicos focales (ictus o accidente isquémico transitorio) y la amaurosis fugaz, y que los pacientes con SAF y epilepsia presentan una frecuencia más elevada de valvulopatías y livedo reticularis.[48] Las cefaleas y las convulsiones mejoran al instituirse el tratamiento anticoagulante, lo cual apunta a la base trombótica de dichas manifestaciones clínicas.[53]

9.3　*Lupus cutáneo*

Las lesiones cutáneas se cuentan entre las manifestaciones iniciales más habituales del LES y la fotosensibilidad es característica. La relación entre la radiación ultravioleta (UV) y la apoptosis de las células cutáneas ha ayudado a entender cómo aparecen las lesiones cutáneas del lupus. Los rayos UV inducen la apoptosis de los queratinocitos y la fijación de los anticuerpos anti-Ro y anti-La a sus respectivos antígenos, presentes en las vesículas apoptósicas de cultivos de queratinocitos humanos.[54] Las lesiones cutáneas de los enfermos de lupus presentan concentraciones elevadas de células apoptósicas y un aumento de la expresión de p53.[55] Esta fosfoproteína nuclear puede desencadenar la apoptosis de los queratinocitos. De la misma manera, los linfocitos T citotóxicos y los linfocitos citolíticos naturales (NK) son capaces de inducir la apoptosis de las células cutáneas mediante diversas vías, como la liberación de perforina, granzimas y citocinas proinflamatorias o la activación de Fas mediante el ligando de Fas.[56] La radiación UV también estimula la producción de citocinas y quimiocinas, reforzando aún más el proceso inflamatorio que se produce en la piel.[57] El interferón α induce la activación de las células dendríticas plasmacitoides en la piel (que activan los linfocitos T autorreactivos) y la expresión de ligandos quimiocínicos de las células inflamatorias cutáneas.[58]

9.4   Riesgo cardiovascular

En los últimos cinco años, se ha publicado una enorme cantidad de estudios sobre la prevalencia y los factores de riesgo de la ateroesclerosis acelerada en el LES. Tres estudios de casos y controles han confirmado que los pacientes con LES sufren ateroesclerosis prematura, independientemente de los tradicionales factores de riesgo de enfermedades cardiovasculares.[59-61] El mismo lupus parece constituir un factor de riesgo del desarrollo de la ateroesclerosis y una hipótesis lógica sostiene que la actividad patológica inflamatoria a lo largo de períodos prolongados provoca lesiones endoteliales y vasculares y predispone a la ateroesclerosis. Aparte del tratamiento intensivo de la actividad patológica, la reducción radical de los factores de riesgo es fundamental para mejorar el desenlace, y Wajed y cols. han planteado unas directrices orientativas para controlarlos.[62] En este sentido, los autores sugieren que el LES debería considerarse una arteriopatía coronaria, equivalente en gran medida a la diabetes mellitus. Aun así, sigue sin quedar clara cuál es la contribución de los anticuerpos antifosfolipídicos a la ateroesclerosis acelerada en el LES. Aunque la investigación ha aportado datos científico-estadísticos que señalan que dichos anticuerpos intervienen en la ateroesclerosis acelerada, los estudios epidemiológicos y de casos y controles han sido incapaces de demostrarlo. Tampoco queda clara la relación con los glucocorticoides: aunque las dosis elevadas de glucocorticoides se asocian claramente con la intolerancia a la glucosa, la hipertensión, la obesidad central y la dislipidemia, es posible que las dosis bajas y otros tratamientos como los antipalúdicos y los inmunodepresores en realidad reduzcan el riesgo de ateroesclerosis, al suavizar las lesiones vasculares.[59]

El riesgo de acontecimientos cardiovasculares aumenta considerablemente, pero el número total de pacientes que los sufren es relativamente reducido, dado que el LES es mucho menos frecuente que la diabetes mellitus. Svenungsson y cols. demostraron que los pacientes con LES y antecedentes de acontecimientos cardiovasculares presentaban un patrón distintivo de factores de riesgo, con un mayor grosor de la íntima-media de la carótida, un aumento de las concentraciones circulantes de LDL oxidadas, triglicéridos y lipoproteína (a), una reducción del colesterol HDL y un aumento de las concentraciones de α1-anitripsina y homocisteína; además, tenían más probabilidades de presentar el anticoagulante lúpico, osteoporosis y mayores dosis acumulativas de prednisolona que los controles con LES.[63]

Además de los anticuerpos antifosfolipídicos y el mismo lupus como factores de riesgo, se ha demostrado que los alelos de la lectina de fijación a la manosa están asociados con un mayor riesgo de padecer lupus y trombosis arterial en los pacientes con lupus.[64]

10 Conclusión

Continuamos sabiendo muy poco acerca de la fisiopatología del lupus y desentrañar sus complejidades resulta sumamente dificultoso, si más no por la enorme heterogeneidad de la enfermedad. Parece darse una potente interacción entre los genes, la raza, el medioambiente, las hormonas y el sistema inmunitario que da lugar al espectro clínico del trastorno, que abarca desde las formas cutáneas leves hasta los cuadros multisistémicos y potencialmente mortales. El presente libro pretende abordar todos estos desafíos de manera más detallada.

BIBLIOGRAFÍA

1. D'Cruz DP, Khamashta MA, Hughes GR. Systemic lupus erythematosus. Lancet 2007; 369: 587-96.

2. Arbuckle MR, McClain MT, Rubertone MV, Scofield RH, Dennis GJ, James JA, Harley JB. Development of autoantibodies before the clinical onset of systemic lupus erythematosus. N Engl J Med 2003; 349: 1526-533.

3. Yung RL, Johnson KJ, Richardson BC. New concepts in the pathogenesis of drug-induced lupus. Lab Invest 1995; 73: 746-59.

4. Munoz LE, Gaipl US, Franz S, Sheriff A, Voll RE, Kalden JR, Herrmann M. SLE-a disease of clearance deficiency? Rheumatology (Oxford) 2005; 44: 1101-107.

5. ter Borg EJ, Horst G, Hummel EJ, Limburg PC, Kallenberg CG. Measurement of increases in anti-double-stranded DNA antibody levels as a predictor of disease exacerbation in systemic lupus erythematosus: a long-term, prospective study. Arthritis Rheum 1990; 33: 634-43.

6. Amoura Z, Koutouzov S, Chabre H, Cacoub P, Amoura I, Musset L, Bach JF, Piette JC. Presence of antinucleosome autoantibodies in a restricted set of connective tissue diseases: antinucleosome antibodies of the IgG3 subclass are markers of renal pathogenicity in systemic lupus erythematosus. Arthritis Rheum 2000; 43: 76-84.

7. Kalaaji M, Fenton KA, Mortensen ES, Olsen R, Sturfelt G, Alm P, Rekvig OP. Glomerular apoptotic nucleosomes are central target structures for nephritogenic antibodies in human SLE nephritis. Kidney Int 2007; 71: 664-72.

8. Ng KP, Manson JJ, Rahman A, Isenberg DA. Association of antinucleosome antibodies with disease flare in serologically active clinically quiescent patients with systemic lupus erythematosus. Arthritis Rheum 2006; 55: 900-04.

9. Alba P, Bento L, Cuadrado MJ, Karim Y, Tungekar MF, Abbs I, Khamashta MA, D'Cruz D, Hughes GR. Anti-dsDNA, anti-Sm antibodies, and the lupus anticoagulant: significant factors associated with lupus nephritis. Ann Rheum Dis 2003; 62: 556-60.

10. Siegert CE, Daha MR, Swaak AJ, van der Voort EA, Breedveld FC. The relationship between serum titers of autoantibodies to C1q and age in the general population and in patients with systemic lupus erythematosus. Clin Immunol Immunopathol 1993; 67: 204-09.

11. Becker-Merok A, Kalaaji M, Haugbro K, *et al.* Alpha-actinin-binding antibodies in relation to systemic lupus erythematosus and lupus nephritis. Arthritis Res Ther 2006; 8: R162.

12. Buyon JP, Clancy RM. Maternal autoantibodies and congenital heart block: mediators, markers, and therapeutic approach. Semin Arthritis Rheum 2003; 33: 140-54.

13. Sontheimer RD, Maddison PJ, Reichlin M, Jordon RE, Stastny P, Gilliam JN. Serologic and HLA associations in subacute cutaneous lupus erythematosus, a clinical subset of lupus erythematosus. Ann Intern Med 1982; 97: 664-71.

14. Bertolaccini ML, Hughes GR. Antiphospholipid antibody testing: which are most useful for diagnosis? Rheum Dis Clin North Am 2006; 32: 455-63.

15. DeGiorgio LA, Konstantinov KN, Lee SC, Hardin JA, Volpe BT, Diamond B. A subset of lupus anti-DNA antibodies cross-reacts with the NR2 glutamate receptor in systemic lupus erythematosus. Nat Med 2001; 7: 1189-193.

16. Haley J, Mason LJ, Nagl S, Giles I, Latchman DS, Isenberg DA, Rahman A. Somatic mutations to arginine residues affect the binding of human monoclonal antibodies to DNA, histones, SmD and Ro antigen. Mol Immunol 2004; 40: 745-58.

17. Leandro MJ, Edwards JC, Cambridge G, Ehrenstein MR, Isenberg DA. An open study of B lymphocyte depletion in systemic lupus erythematosus. Arthritis Rheum 2002; 46: 2673-677.

18. Houssiau FA, Lefebvre C, Vanden Berghe M, Lambert M, Devogelaer JP, Renauld JC. Serum interleukin 10 titers in systemic lupus erythematosus reflect disease activity. Lupus 1995; 4(5): 393-95.

19. Valencia X, Yarboro C, Illei G, Lipsky PE. Deficient CD4+CD25(high) T regulatory cell function in patients with active systemic lupus erythematosus. J Immunol 2007; 178: 2579-588.

20. Graham RR, Kozyrev SV, Baechler EC, Reddy MV, Plenge RM, Bauer JW, Ortmann WA, Koeuth T, Escribano MF, The Argentine and Spanish Collaborative Groups, Pons-Estel B, Petri M, Daly M, Gregersen PK, Martin J, Altshuler D, Behrens TW, Alarcon-Riquelme ME. A common haplotype of interferon regulatory factor 5 (IRF5) regulates splicing and expression and is associated with increased risk of systemic lupus erythematosus. Nat Genet 2006; 38: 550-55.

21. Fujii Y, Fujii K, Tanaka Y. Attempt to correct abnormal signal transduction in T lymphocytes from systemic lupus erythematosus patients. Autoimmun Rev 2006; 5: 143-44.

22. Russell AI, Cunninghame Graham DS, Shepherd C, Roberton CA, Whittaker J, Meeks J, Powell RJ, Isenberg DA, Walport MJ, Vyse TJ. Polymorphism at the C-reactive protein locus influences gene expression and predisposes to systemic lupus erythematosus. Hum Mol Genet 2004; 13: 137-47.

23. Prokunina L, Castillejo-López C, Oberg F, Gunnarsson I, Berg L, Magnusson V, Brookes AJ, Tentler D, Kristjansdottir H, Grondal G, Bolstad AI, Svenungsson E, Lundberg I, Sturfelt G, Jonssen A, Truedsson L, Lima G, Alcocer-Varela J, Jonsson R, Gyllensten UB, Harley JB, Alarcon-Segovia D, Steinsson K, Alarcon-Riquelme ME. A regulatory polymorphism in PDCD1 is associated with susceptibility to systemic lupus erythematosus in humans. Nat Genet 2002; 32: 666-69.

24. Fernando MM, Stevens CR, Walsh EC, De Jager PL, Goyette P, Plenge RM, Vyse TJ, Rioux JD. Defining the role of the MHC in autoimmunity: a review and pooled analysis. PLoS Genet 2008; 4(4): e1000024.

25. International Consortium for Systemic Lupus Erythematosus Genetics (SLEGEN), Harley JB, Alarcón-Riquelme ME, Criswell LA, Jacob CO, Kimberly RP, Moser KL, Tsao BP, Vyse TJ, Langefeld CD, Nath SK, Guthridge JM, Cobb BL, Mirel DB, Marion MC, Williams AH, Divers J, Wang W, Frank SG, Namjou B, Gabriel SB, Lee AT, Gregersen PK, Behrens TW, Taylor KE, Fernando M, Zidovetzki R, Gaffney PM, Edberg JC, Rioux JD, Ojwang JO, James JA, Merrill JT, Gilkeson GS, Seldin MF, Yin H, Baechler EC, Li QZ, Wakeland EK, Bruner GR, Kaufman KM, Kelly JA. Genome-wide association scan in women with systemic lupus erythematosus identifies susceptibility variants in ITGAM, PXK, KIAA1542 and other loci. Nat Genet 2008; 40(2): 204-10.

26. Parks CG, Cooper GS, Nylander-French LA, Sanderson WT, Dement JM, Cohen PL, Dooley MA, Treadwell EL, St Clair EW, Gilkeson GS, Hoppin JA, Savitz DA. Occupational exposure to crystalline silica and risk of systemic lupus erythematosus: a population-based, case-control study in the southeastern United States. Arthritis Rheum 2002; 46: 1840-850.

27. Cooper GS, Parks CG, Treadwell EL, St Clair EW, Gilkeson GS, Dooley MA. Occupational risk factors for the development of systemic lupus erythematosus. J Rheumatol 2004; 31: 1928-933.

28. Gross AJ, Hochberg D, Rand WM, Thorley-Lawson DA. EBV and Systemic Lupus Erythematosus: A New Perspective. J Immunol 2005; 174: 6599-607.

29. Sundar K, Jacques S, Gottlieb P, Villars R, Benito ME, Taylor DK, Spatz LA. Expression of the Epstein-Barr virus nuclear antigen-1 (EBNA-1) in the mouse can elicit the production of anti-dsDNA and anti-Sm antibodies. J Autoimmun 2004; 23: 127-40.

30. Sánchez-Guerrero J, Karlson EW, Liang MH, Hunter DJ, Speizer FE, Colditz GA. Past use of oral contraceptives and the risk of developing systemic lupus erythematosus. Arthritis Rheum 1997; 40: 804-08.

31. Sánchez-Guerrero J, Liang MH, Karlson EW, Hunter DJ, Colditz GA. Postmenopausal estro-

gen therapy and the risk for developing systemic lupus erythematosus. Ann Intern Med 1995; 122: 430-33.

32. Meier CR, Sturkenboom MC, Cohen AS, Jick H. Postmenopausal estrogen replacement therapy and the risk of developing systemic lupus erythematosus or discoid lupus. J Rheumatol 1998; 25: 1515-519.

33. Cooper GS, Dooley MA, Treadwell EL, St Clair EW, Gilkeson GS. Hormonal and reproductive risk factors for development of systemic lupus erythematosus: results of a population-based, case-control study. Arthritis Rheum 2002; 46: 1830-839.

34. Buyon JP, Petri MA, Kim MY, Kalunian KC, Grossman J, Hahn BH, Merrill JT, Sammaritano L, Lockshin M, Alarcon GS, Manzi S, Belmont HM, Askanase AD, Sigler L, Dooley MA, Von Feldt J, McCune WJ, Friedman A, Wachs J, Cronin M, Hearth-Holmes M, Tan M, Licciardi F. The effect of combined estrogen and progesterone hormone replacement therapy on disease activity in systemic lupus erythematosus: a randomized trial. Ann Intern Med 2005; 142: 953-62.

35. Petri M, Kim MY, Kalunian KC, Grossman J, Hahn BH, Sammaritano LR, Lockshin M, Merrill JT, Belmont HM, Askanase AD, McCune WJ, Hearth-Holmes M, Dooley MA, Von Feldt J, Friedman A, Tan M, Davis J, Cronin M, Diamond B, Mackay M, Sigler L, Fillius M, Rupel A, Licciardi F, Buyon JP; OC-SELENA Trial. Combined oral contraceptives in women with systemic lupus erythematosus. N Engl J Med 2005; 353: 2550-558.

36. Sánchez-Guerrero J, Uribe AG, Jiménez-Santana L, Mestanza-Peralta M, Lara-Reyes P, Seuc AH, Cravioto MD. A trial of contraceptive methods in women with systemic lupus erythematosus. N Engl J Med 2005; 353: 2539-549.

37. McClain MT, Arbuckle MR, Heinlen LD, Dennis GJ, Roebuck J, Rubertone MV, Harley JB, James JA. The prevalence, onset, and clinical significance of antiphospholipid antibodies prior to diagnosis of systemic lupus erythematosus. Arthritis Rheum 2004; 50: 1226-232.

38. Heinlen LD, McClain MT, Merrill J, Akbarali YW, Edgerton CC, Harley JB, James JA. Clinical criteria for systemic lupus erythematosus precede diagnosis, and associated autoantibodies are present before clinical symptoms. Arthritis Rheum 2007; 56: 2344-351.

39. Uramoto KM, Michet CJ Jr, Thumboo J, Sunku J, O'Fallon WM, Gabriel SE. Trends in the incidence and mortality of systemic lupus erythematosus, 1950-1992. Arthritis Rheum 1999; 42: 46-50.

40. Trager J, Ward MM. Mortality and causes of death in systemic lupus erythematosus. Curr Opin Rheumatol 2001; 13: 345-51.

41. Danchenko N, Satia JA, Anthony MS. Epidemiology of systemic lupus erythematosus: a comparison of worldwide disease burden. Lupus 2006; 15: 308-18.

42. Molokhia M, Hoggart C, Patrick AL, Shriver M, Parra E, Ye J, Silman AJ, McKeigue PM. Relation of risk of systemic lupus erythematosus to west African admixture in a Caribbean population. Hum Genet 2003; 112: 310-18.

43. Yung S, Chan TM. Anti-DNA antibodies in the pathogenesis of lupus nephritis-the emerging mechanisms. Autoimmun Rev 2008; 7(4): 317.

44. Harrison MJ, Ravdin LD, Lockshin MD. Relationship between serum NR2a antibodies and cognitive dysfunction in systemic lupus erythematosus. Arthritis Rheum 2006; 54: 2515-522.

45. Peterson PL, Howe FA, Clark CA, Axford JS. Quantitative magnetic resonance imaging in neuropsychiatric systemic lupus erythematosus. Lupus 2003; 12: 897-902.

46. The American College of Rheumatology nomenclature for neuropsychiatric lupus syndromes. Arthritis Rheum 1999; 42: 599-608.

47. Hughes GR. Migraine, memory loss, and «multiple sclerosis». Neurological features of the antiphospholipid (Hughes') syndrome. Postgrad Med J 2003; 79: 81-3.

48. Shoenfeld Y, Lev S, Blatt I, Blank M, Font J, von Landenberg P, Lev N, Zaech J, Cervera R, Piette JC, Khamashta MA, Bertolaccini ML, Hughes GR, Youinou P, Meroni PL, Pengo V, Alves JD, Tincani A, Szegedi G, Lakos G, Sturfelt G, Jonsen A, Koike T, Sanmarco M, Ruffatti A, Ulcova-Gallova Z, Praprotnik S, Rozman B, Lorber M, Chapman J, Van-Breda-Vriezman PJ, Damoiseaux J. Features associated with epilepsy in the antiphospholipid syndrome. J Rheumatol 2004; 31: 1344-348.

49. D'Cruz DP, Mellor-Pita S, Joven B, Sanna G, Allanson J, Taylor J, Khamashta MA, Hughes GR. Transverse myelitis as the first manifestation

of systemic lupus erythematosus or lupus-like disease: good functional outcome and relevance of antiphospholipid antibodies. J Rheumatol 2004; 31: 280-85.

50. Sanna G, Bertolaccini ML, Cuadrado MJ, Laing H, Khamashta MA, Mathieu A, Hughes GR. Neuropsychiatric manifestations in systemic lupus erythematosus: prevalence and association with antiphospholipid antibodies. J Rheumatol 2003; 30: 985-92.

51. Cuadrado MJ, Khamashta MA, Ballesteros A, Godfrey T, Simon MJ, Hughes GR. Can neurologic manifestations of Hughes (antiphospholipid) syndrome be distinguished from multiple sclerosis? Analysis of 27 patients and review of the literature. Medicine (Baltimore) 2000; 79: 57-68.

52. Lampropoulos CE, Koutroumanidis M, Reynolds PP, Manidakis I, Hughes GR, D'Cruz DP. Electroencephalography in the assessment of neuropsychiatric manifestations in antiphospholipid syndrome and systemic lupus erythematosus. Arthritis Rheum 2005; 52: 841-46.

53. Hughes GR, Cuadrado MJ, Khamashta MA, Sanna G. Headache and memory loss: rapid response to heparin in the antiphospholipid syndrome. Lupus 2001; 10: 778.

54. Casciola-Rosen L, Rosen L. Ultraviolet light-induced keratinocyte apoptosis: A potential mechanism for the induction of skin lesions and autoantibody production in LE. Lupus 1997; 6: 175-80.

55. Pablos JL, Santiago B, Galindo M, *et al.* Keratinocyte apoptosis and p53 expression in cutaneous lupus and dermatomyositis. J Pathol 1999; 188: 63-8.

56. Nakajima M, Nakajima A, Kayagaki N, Honda M, Yagita H, Okumura K. Expression of Fas ligand and its receptor in cutaneous lupus: implication in tissue injury. Clin Immunol Immunopathol 1997; 83: 223-29.

57. Meller S, Winterberg F, *et al.* Ultraviolet radiation-induced injury, chemokines, and leukocyte recruitment: An amplification cycle triggering cutaneous lupus erythematosus. Arthritis Rheum 2005; 52: 1504-516.

58. Farkas L, Beiske K, Lund-Johansen F, *et al.* Plasmacytoid dendritic cells (natural interferon-alpha/beta-producing cells) accumulate in cutaneous lupus erythematosus lesions. Am J Pathol 2001; 159: 237-43.

59. Roman MJ, Shanker BA, Davis A, Lockshin MD, Sammaritano L, Simantov R, Crow MK, Schwartz JE, Paget SA, Devereux RB, Salmon JE. Prevalence and correlates of accelerated atherosclerosis in systemic lupus erythematosus. N Engl J Med 2003; 349: 2399-406.

60. Asanuma Y, Oeser A, Shintani AK, Turner E, Olsen N, Fazio S, Linton MF, Raggi P, Stein CM. Premature coronary-artery atherosclerosis in systemic lupus erythematosus. N Engl J Med 2003; 349: 2407-415.

61. El-Magadmi M, Bodill H, Ahmad Y, Durrington PN, Mackness M, Walker M, Bernstein RM, Bruce IN. Systemic lupus erythematosus: an independent risk factor for endothelial dysfunction in women. Circulation 2004; 110: 399-404.

62. Wajed J, Ahmad Y, Durrington PN, Bruce IN. Prevention of cardiovascular disease in systemic lupus erythematosus-proposed guidelines for risk factor management. Rheumatology (Oxford) 2004; 43: 7-12.

63. Svenungsson E, Jensen-Urstad K, Heimburger M, Silveira A, Hamsten A, de Faire U, Witztum JL, Frostegard J. Risk factors for cardiovascular disease in systemic lupus erythematosus. Circulation 2001; 104: 1887-893.

64. Ohlenschlaeger T, Garred P, Madsen HO, Jacobsen S. Mannose-binding lectin variant alleles and the risk of arterial thrombosis in systemic lupus erythematosus. N Engl J Med 2004; 351: 260-67.

Capítulo 2

Epidemiología y clasificación del lupus eritematoso sistémico

R. CERVERA,[1] L. PALLARÉS[2]

[1]Servicio de Enfermedades Autoinmunes
Hospital Clínic
Barcelona

[2]Unidad de Enfermedades Autoinmunes Sistémicas
Servicio de Medicina Interna
Hospital Son Dureta
Palma de Mallorca

Dirección para correspondencia
Hospital Clínic
Dr. R. Cervera
rcervera@clinic.ub.es

1 Introducción

El lupus eritematoso sistémico (LES) es conocido desde hace más de cinco siglos, aunque su denominación ha sufrido diversas variaciones a lo largo de los años debido al mejor conocimiento e individualización de la enfermedad. Con la introducción de los criterios clasificatorios a partir de los años setenta del pasado siglo, se han podido efectuar estudios epidemiológicos que han permitido conocer mejor la incidencia y la prevalencia de esta enfermedad, así como de sus principales manifestaciones clínicas y serológicas y su tasa de supervivencia.[1]

2 Perspectiva histórica

En las primeras descripciones de los siglos XV y XVI se utilizaba el término *lupus* (lesión parecida a la mordedura de lobo) para referirse a unas ulceraciones faciales que se extendían de manera progresiva y destructiva. En el año 1833, Biett individualizó estas lesiones cutáneas de otras parecidas (lupus tuberculoso) e introdujo el término *eritema centrífugo,* que corresponde a la forma discoide de la enfermedad. Veinte años después, Hebra y Cazenave adoptaron por primera vez la denominación *lupus eritematoso* y señalaron el predominio de la enfermedad en el sexo femenino así como la afección articular. Posteriormente, en 1872, Kaposi describió las lesiones faciales «en vespertilio», características de la enfermedad, así como la posibilidad de afectación sistémica grave. Entre 1895 y 1904, Jodassohn en Viena y Osler en Baltimore describieron diversas complicaciones viscerales de la enfermedad y su carácter crónico.

Baehr, Klemperer y Schifrim, en 1935, recogieron una serie de casos con la finalidad de llevar a cabo un análisis clínico y anatomopatológico combinado. En este estudio, que es la descripción más completa de la enfermedad aparecida hasta entonces, surge el concepto de *LES* como enfermedad progresiva y grave, en ocasiones mortal, que afecta principalmente a las mujeres en edad fértil. A partir de 1941, la atención de diversos investigadores se centra de manera especial sobre las manifestaciones sistémicas del LES, tras introducir Klemperer, Pollack y Baehr el concepto de *enfermedad del colágeno* al considerar que el trastorno fundamental de estas afecciones asentaba en el tejido conectivo.

Así se llega a 1948, año en el que tuvo lugar un avance de singular importancia: Hargraves describe la célula LE, uno de los elementos de mayor relevancia en el diag-

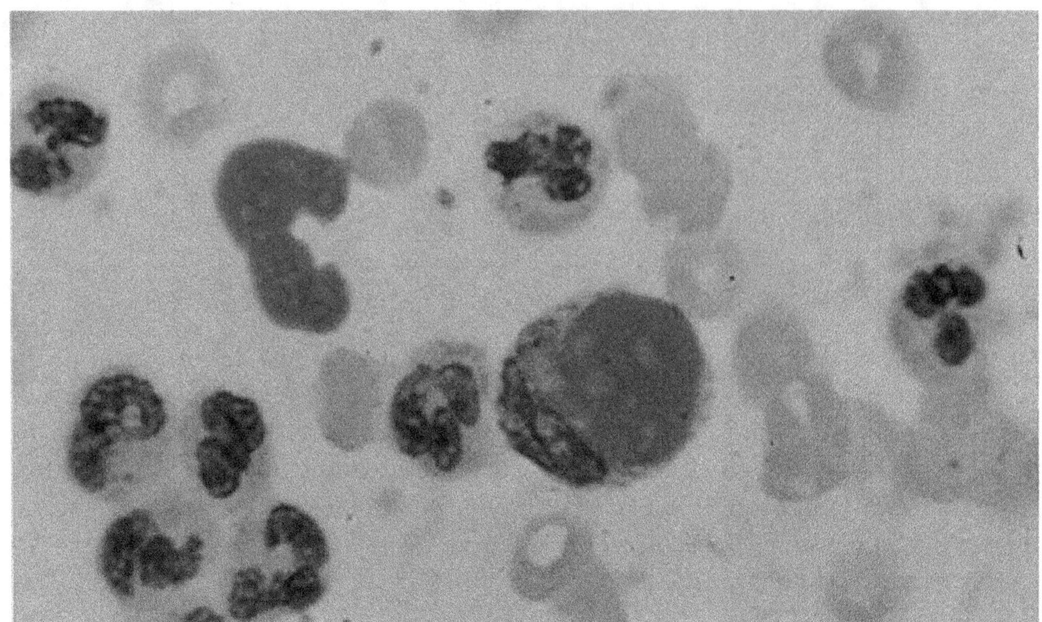

Figura 1. Célula LE.

nóstico de la enfermedad (véase la figura 1). Otro hito importante para el diagnóstico de la enfermedad lo constituyó la determinación por Friou de los anticuerpos antinucleares mediante inmunofluorescencia. A partir de 1960 se empezaron a identificar los anticuerpos dirigidos contra el ADN en pacientes con afección renal o con actividad clínica y una década después se reconocieron diversos anticuerpos dirigidos contra antígenos extraíbles del núcleo (anti-ENA). La descripción en 1980 de los anticuerpos antifosfolipídicos (AAF) ha aumentado el abanico de autoanticuerpos con interés clínico y patogenético que aparecen en esta enfermedad.

Gran parte de las investigaciones sobre el LES en estos últimos años han estado catalizadas por las observaciones y experiencias efectuadas en el laboratorio con modelos animales, especialmente murinos. Asimismo, se han llevado a cabo largos estudios epidemiológicos que han conducido al reconocimiento de la amplia variabilidad clínica y pronóstica de la enfermedad.

3 Clasificación

La heterogeneidad clínica y serológica del LES, junto con la ausencia de cuadros patognomónicos o de pruebas de laboratorio específicas, ha incentivado desde hace años el interés por la elaboración de unos criterios que sean útiles, si no para el diagnóstico de todos los pacientes, al menos para su clasificación de modo uniforme. Ello motivó a un grupo de expertos de la *American Rheumatism Association* (actualmente, *American College of Rheumatology*) a elaborar unos primeros criterios clasificatorios del LES en 1971. Once años más tarde, en 1982, éstos fueron modificados y transformados en unos nuevos criterios que representan un avance notable en la sensibilidad y especificidad diagnóstica del LES.[2] Más recientemente, el mismo grupo de expertos procedió a la sustitución de las células LE por los AAF como criterio serológico (véase la tabla 1).[3] Para la clasificación de un paciente como afectado de LES se requiere la presencia, simultánea o progresiva, de cuatro de los once criterios. Es importante remarcar que estos criterios son clasificadores, pero no deben reemplazar el proceso diagnóstico ante la sospecha del LES ni tampoco el inicio del tratamiento adecuado, aun cuando no se cumplan los cuatro criterios.

1. Eritema malar «en vespertilio».
2. Lesiones cutáneas discoideas.
3. Fotosensibilidad.
4. Aftas orales.
5. Artritis.
6. Serositis (pleuritis o pericarditis).
7. Nefropatía (proteinuria superior a 0,5 g/día o cilindruria).
8. Afección neurológica (convulsiones o psicosis).
9. Alteraciones hematológicas (leucopenia, linfopenia, trombocitopenia o anemia hemolítica).
10. Alteraciones serológicas (anticuerpos anti-ADN nativo, anti-Sm o anticuerpos antifosfolipídicos).
11. Anticuerpos antinucleares.

Tabla 1. Criterios del American College of Rheumatology (ACR) para la clasificación del LES.

4　Epidemiología

Con la introducción de los criterios clasificatorios, son muy abundantes los centros que publican series de 100 o más pacientes con LES, por lo que, en la actualidad, esta enfermedad no sólo ha dejado de ser una rareza clínica, sino que se trata de una afección de diagnóstico relativamente frecuente en el medio hospitalario. Incluso, en determinados países de Extremo Oriente, como China o el sudeste asiático, el LES es una enfermedad muy común, por lo que se ha convertido en la enfermedad autoinmune sistémica más diagnosticada.

Este fenómeno corre paralelo al desarrollo de diversas pruebas diagnósticas inmunológicas, como la determinación de los anticuerpos antinucleares, anti-ADN, anti-ENA o AAF, lo cual ha permitido describir muchos casos benignos o atípicos, que hubieran pasado inadvertidos durante largo tiempo. La utilización desde 1982 de unos criterios más sensibles para la clasificación del LES también ha permitido detectar más pacientes con esta enfermedad. Sin embargo, es posible que la incidencia y la prevalencia reales del LES sean incluso superiores a las reflejadas en la bibliografía, debido a las dificultades que, en ocasiones, todavía plantea hoy su diagnóstico. Asimismo, la aparición en los últimos años de publicaciones que incluyen series más amplias de pacientes con LES ha hecho surgir la hipótesis de que posiblemente está incrementándose su incidencia. Resulta sugestiva la posibilidad de que ello sea debido, al menos en parte, a factores ambientales. Por ejemplo, es debatible cuál puede ser el efecto de un descenso en el 40 % de la capa de ozono de la atmósfera en el índice de aparición de nuevos casos de LES, enfermedad caracterizada por su sensibilidad a los rayos ultravioleta, los cuales se ha demostrado que incrementan los fenómenos de apoptosis en las células dérmicas.

4.1   Incidencia y prevalencia en la población general

4.1.1   Incidencia

Las cifras de incidencia del LES en la población general varían según las características de la población estudiada, en función de la edad, el sexo y la raza o la procedencia étnica o nacional.[4-31] En Europa, la incidencia anual descrita oscila entre 2,2 casos/100.000 habi-

Área (Referencia)	Año de estudio	Incidencia (casos/100.000 habitantes/año)
Nueva York (4)	1965	2
San Francisco (5)	1973	7,6
Baltimore (6)	1977	4,6
Rochester (7)	1979	2,2
Suecia (8)	1982	4,5
Nottingham (10)	1990	4
Islandia (11)	1990	5,8
Pensilvania (12)	1990	2,8
Birmingham (13)	1991	3,8
Rochester (14)	1992	5,8
Wisconsin (27)	2001	5,1
Asturias (28)	2002	2,2
Francia (29)	2004	5
Norte de Portugal (31)	2007	2,3

Tabla 2. Incidencia de aparición del LES en la población general en diversos estudios epidemiológicos llevados a cabo en Europa y Estados Unidos.

tantes en el estudio practicado en Asturias (España)[28] y 5,8 casos en otro estudio efectuado en Islandia.[11] En Estados Unidos, la incidencia anual oscila entre los 2,2 casos/100.000 habitantes descritos en 1979 en el área rural de Rochester (Minnesota)[7] y los 7,6 casos en la ciudad de San Francisco (California)[5] (véase la tabla 2).

4.1.2　Prevalencia

Los diversos estudios sobre prevalencia del LES en la población general también muestran marcadas diferencias. En Europa, los estudios de Hochberg[17] en Inglaterra y el País de Gales (Reino Unido) cifraron en 1982 la prevalencia en 12,5 casos/100.000 habitantes entre las mujeres de todas las edades, que se incrementó a 17,7 casos entre las edades de 15 a 64 años. Los estudios más recientes de Hopkinson *et al*[10] indican una prevalencia de 24,6 casos/100.000 habitantes en Nottingham (Reino Unido) y los de Johnson *et al*[13] de 27,7 casos en Birmingham (Reino Unido). La mayor prevalencia ha sido descrita en Suecia, donde se alcanzaron los 36,3 casos/100.000 habitantes.[8] En España, López *et al*[28] han descrito una prevalencia de 34,1 casos/100.000 habitantes en su estudio elaborado en Asturias en 2002. En Estados Unidos, las prevalencias descritas oscilan entre los 14,6 casos/100.000 habitantes en la ciudad de Nueva York en 1965[4] y los

Área (Referencia)	Año de estudio	Prevalencia (casos/100.000 habitantes)
Nueva York (4)	1965	14,6
San Francisco (8)	1973	50,8
Finlandia (15)	1978	28
Rochester (7)	1980	40
Inglaterra-Gales (17)	1982	12,5
Suecia (8)	1982	36,3
Hawaii (18)	1989	41,8
Leicester (19)	1989	26,1
Nottingham (10)	1990	24,6
Birmingham (13)	1991	27,7
Irlanda del Norte (20)	1993	25,4
Wisconsin (27)	2001	78,5
Asturias (28)	2002	34,1
Queensland (30)	2003	45,3
Francia (29)	2004	40
Norte de Portugal (31)	2007	18,8

Tabla 3. Prevalencia del LES en la población general en diversos estudios epidemiológicos llevados a cabo en Europa y Estados Unidos.

78,5 casos/100.000 habitantes en Wisconsin según datos de 2001.[27] Los datos de otros continentes son más escasos, pero en un amplio estudio epidemiológico realizado en Japón, Fukase[21] detectó una prevalencia de 18,2 casos/100.000 habitantes y en otro estudio llevado a cabo en Queensland (Australia), Bossingham[30] observó una prevalencia de 45,3 casos/100.000 habitantes en la población general, pero que alcanzaba los 92,8 casos/100.000 habitantes en la población indígena (véase la tabla 3).

Las diferencias en incidencias y prevalencias entre los diferentes estudios pueden ser debidas a diversos motivos:

1. Los criterios de inclusión utilizados.
2. Morbimortalidad diferente por causas socioeconómicas.
3. Diferencias reales por razones genéticas o medioambientales.

4.2   *Epidemiología de las manifestaciones clínicas y serológicas*

4.2.1   *Manifestaciones clínicas e inmunológicas*

En las tablas 4 y 5 se describen las prevalencias de las diferentes manifestaciones clínicas e inmunológicas del LES en una serie de 1.000 pacientes procedentes de diversos países europeos (estudio «Euro-Lupus»).[22] La astenia es la manifestación sistémica más habitual y está presente en prácticamente todos los pacientes. La afectación cutánea (eritema malar y fotosensibilidad) y articular son las manifestaciones orgánicas más frecuentes y aparecen en la mayoría de los pacientes. Asimismo, afectaciones potencialmente graves

Manifestación	Prevalencia (%)	Manifestación	Prevalencia (%)
Artritis	84	Síndrome seco	16
Eritema malar	58	Livedo reticularis	14
Fiebre	52	Trombosis	14
Fotosensibilidad	45	Linfadenopatía	12
Nefropatía	39	Lesiones discoides	10
Serositis	36	Miositis	9
Fenómeno de Raynaud	34	Anemia hemolítica	8
Afección neurológica	27	Afección pulmonar	7
Úlceras orales	24	Lesiones cutáneas subagudas	6
Trombocitopenia	22	Corea	2

Tabla 4. Prevalencia de las principales manifestaciones clínicas detectadas en una serie de 1.000 pacientes europeos con LES.[22]

Parámetro	Prevalencia (%)
Anticuerpos antinucleares	96
Anticuerpos anti-DNA nativo	78
Anticuerpos anti-Ro (SSA)	25
Anticuerpos anti-La (SSB)	19
Anticuerpos anti-RNP	13
Anticuepros anti-Sm	10
Factor reumatoide	18
Anticuerpos anticardiolipina IgG	24
Anticuerpos anticardiolipina IgM	13
Anticoagulante lúpico	15

Tabla 5. Prevalencia de las principales alteraciones inmunológicasdetectadas en una serie de 1.000 pacientes europeos con LES.[22]

como la renal, serosítica, neurológica y hematológica son también relativamente frecuentes. Similares prevalencias han sido descritas en otras series nacionales de diferentes países europeos y americanos,[23-32] así como en las series españolas.[33]

4.2.2 Edad de inicio de los síntomas

En la mayoría de los pacientes, la sintomatología del LES aparece entre los 15 y los 40 años, con una edad promedio entre los 29 y los 32 años.[22] Sin embargo, el LES puede aparecer en el 8-15 % de los casos en la pubertad (antes de los 15 años) y en un porcentaje similar en edades avanzadas (después de los 55 años) (véase la figura 2).[22-25] Llama la atención en algunos estudios llevados a cabo recientemente en Estados Unidos, países escandinavos y Reino Unido que la edad media del diagnóstico del LES se está elevando hasta los 41-47 años.[6,11,26]

Resulta interesante el hallazgo repetido en diversos estudios de que la edad de inicio de los síntomas puede modificar el espectro clínico e inmunológico con el que se manifiesta el LES. Así, el estudio «Euro-Lupus» objetivó que los pacientes que iniciaban la enfermedad en la infancia presentaban mayor incidencia de nefropatía como manifestación inicial y una menor prevalencia de factor reumatoide, mientras que aquellos pacientes que iniciaban la enfermedad en la edad avanzada presentaban una menor incidencia de eritema malar, artritis y nefropatía como manifestaciones iniciales, lo cual dificultaba su diagnóstico, ya que suelen ser estas manifestaciones las que despiertan la sospecha de LES en los clínicos.[22]

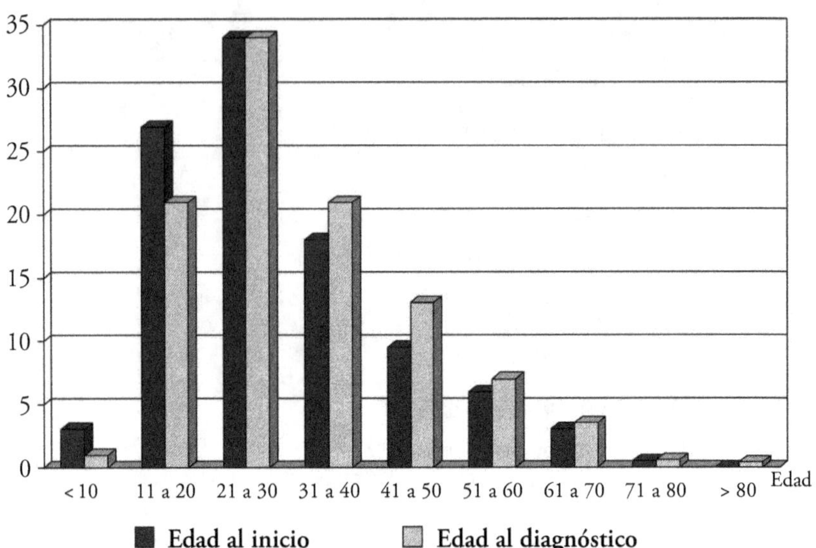

Figura 2. Distribución por décadas de la edad de inicio de la enfermedad en 1.000 pacientes europeos con LES.

4.2.3   Sexo

El LES, al igual que otras enfermedades autoinmunes, se presenta con mayor frecuencia en las mujeres, lo cual queda reflejado de manera patente en todas las grandes series. Así, en la mayor serie norteamericana,[27] con 1.103 pacientes, el 88 % eran de sexo femenino y en la mayor serie europea,[22] con 1.000 pacientes, el 91 % eran también mujeres. En general, este porcentaje oscila entre el 78 y el 96 % en las diversas series y también se mantiene en las series españolas.[28-30] Estos datos indican que la relación mujer/varón es de aproximadamente 10/1.

También se ha observado que el sexo puede modificar el patrón de presentación del LES. Así, se ha detectado una mayor incidencia de serositis como manifestación inicial del LES en los hombres.[22]

4.2.4   Incidencia familiar

Estudios en familiares de enfermos con LES, particularmente en gemelos homocigotos, revelan una incidencia de la enfermedad superior a la esperada por el azar, lo que sugiere la influencia de factores hereditarios en su origen. No obstante, la frecuencia en familiares es baja y oscila, según las series, entre el 3 y el 8 %. Estudios recientes indican que no existen diferencias notorias en las manifestaciones clínicas entre los pacientes con LES que tienen otros familiares afectos (LES familiar) y aquellos que no (LES esporádico).[36]

4.2.5   Influencias étnicas y sociales

Desde hace años se sabe que la prevalencia del LES es superior en determinados grupos étnicos, como las mujeres norteamericanas de raza negra y china.[4] Estos datos han sido confirmados en un estudio reciente efectuado en Birmingham (Reino Unido), donde se ha observado que la prevalencia del LES en mujeres afrocaribeñas es de 206 casos/100.000 habitantes, mientras que en mujeres asiáticas es de 90,6/100.000 y en blancas de 36,2/100.000.[13] En cambio, hasta hace una década, los casos descritos en África o Asia eran escasos. Aunque no se dispone todavía de estadísticas fiables, actualmente se considera que estas diferencias se deben fundamentalmente a las condiciones socioeconómicas que favorecen o dificultan el diagnóstico y tratamiento correctos. Por ejemplo, dado que esta enfermedad afecta sobre todo a mujeres jóvenes, con una edad de inicio de entre los 15 y los 40 años, se comprende que su incidencia sea mayor en países con un rápido crecimiento de su población. Asimismo, en los países o en los grupos sociales con peores condiciones económicas son más frecuentes las formas clínicas más graves.[37]

5   Supervivencia

Diversos estudios han analizado la tasa de supervivencia y las principales causas de muerte en los pacientes con LES.[38-61] A lo largo de los últimos 40 años, la supervivencia de pacientes con LES ha aumentado significativamente. Mientras que estudios llevados a cabo en 1955[51] mostraban un índice de supervivencia de menos del 50 % a los cinco años, estudios más recientes indican que alrededor del 93 % de pacientes con LES sobreviven más de cinco años y el 85 % sobreviven más de 10 años.[52-55] En el estudio «Euro-Lupus» se constató una supervivencia superior a los cinco años en el 95 % de los casos[40] y superior a 10 años en el 93 %,[62] ligeramente superiores a las descritas en los estudios norteamericanos, probablemente debido a un período de observación más reciente (1990-2000) y a un sistema sanitario más homogéneo en Europa. De hecho, ambos factores podrían también redundar en un mejor tratamiento de los pacientes con LES en la presente década (diagnóstico más rápido, tratamientos inmunodepresores utilizados más apropiadamente y avances en la terapia médica en general).

El incremento de la supervivencia en pacientes con LES se ha acompañado de una variación en las causas de muerte.[40,56-59] En 1976, Urowitz *et al*[58] describieron un patrón bimodal de mortalidad, en el que destacaba la actividad inflamatoria como causa principal de muerte en los pacientes con diagnóstico de LES reciente, mientras que las complicaciones cardiovasculares de naturaleza ateromatosa eran la causa más destacable en aquéllos con larga evolución de la enfermedad. En los estudios epidemiológicos más recientes se observa que, aunque cerca de un tercio de los fallecimientos puede atribuirse a la actividad del LES, las complicaciones de la terapia y otras manifestaciones no inflamatorias del LES se están convirtiendo en causas importantes de muerte en estos pacientes. Éste es el caso de los problemas trombóticos relacionados con el síndrome antifosfolipídico, responsable del 27 % de las muertes en el estudio «Euro-Lupus»[40,62] o de patología relacionada con la ateromatosis acelerada que presentan muchos pacientes. Sin embargo, es importante enfatizar que la determinación de la causa de muerte de los pacientes con LES puede ser complicada en muchos casos. La compleja naturaleza de esta enfermedad puede enmascarar o ser enmascarada por otros procesos. Además, muchos pacientes presentan, frecuentemente, complicaciones multisistémicas en sus últimos días de vida, como afectación renal, cardíaca, pulmonar y hematológica, simultáneamente, al igual que otras complicaciones añadidas, como infecciones o yatrogenia.[40]

Diversos estudios[40,47-49,52,54,60-62] han intentado identificar factores pronósticos que puedan afectar la mortalidad en el LES, como el sexo, la edad, la raza o la procedencia étnica o nacional y las condiciones socioeconómicas o culturales. En el estudio prospectivo «Euro-Lupus» se constató que sólo la aparición de nefropatía al inicio de la enfermedad confería un peor pronóstico con una menor probabilidad de supervivencia. Sin embargo, el 92 % de los pacientes con nefropatía al principio del estudio sobrevivieron después de un seguimiento de cinco años[40] (véase la figura 3). Otros estudios efectuados en Estados Unidos han observado que los pacientes de raza negra y aquéllos con peores condiciones socioeconómicas o bajo nivel cultural tienen un curso más agresivo y presentan mayor mortalidad.

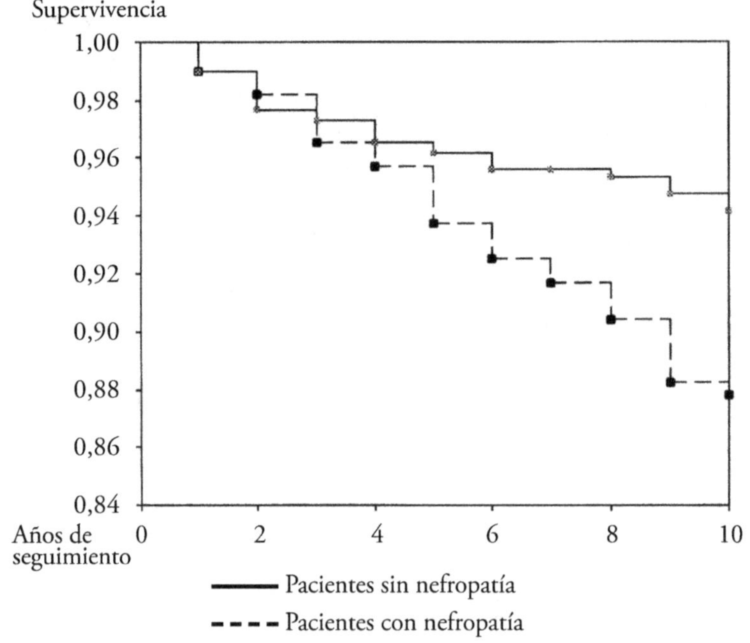

Figura 3. Curvas de supervivencia dependiendo de la presencia o ausencia de nefropatía en 1.000 pacientes europeos con LES.

BIBLIOGRAFÍA

1. Font J, Khamashta MA, Vilardell M. Lupus eritematoso sistémico (2ª edición). MRA Ediciones, Barcelona, 2002.

2. Tan EM, Cohen AS, Fries J, *et al.* The 1982 revised criteria for classification of SLE. Arthritis Rheum 1982; 25: 1271-272.

3. Hochberg MC. Updating the American College of Rheumatology revised criteria for the classification of systemic lupus erythematosus. Arthritis Rheum 1997; 40: 1725.

4. Siegel M, Lee SL. The epidemiology of systemic lupus erythematosus. Semin Arthritis Rheum 1973; 3: 1-54.

5. Fessel WJ. Systemic lupus erythematosus in the community: incidence, prevalence, outcome and first symptoms; the high prevalence in black women. Arch Intern Med 1974; 134: 1027-035.

6. Hochberg MC, Perlmutter SL, Medsger TA, *et al.* Prevalence of self-reported physician-diagnosed systemic lupus erythematosus in the USA. Lupus 1995; 4: 454-56.

7. Michet CJ, McKenna CH, Elveback LR, Kaslow RA, Kurland LT. Epidemiology of systemic lupus erythematosus and other connective tissue diseases in Rochester, Minnesota, 1950 through 1979. Mayo Clin Proc 1985; 60: 105-13.

8. Nived O, Sturfelt G, Wolheim F. Systemic lupus erythematosus in an adult population in southern Sweden: incidence/prevalence and validity of ARA revised criteria. Br J Rheumatol 1985; 24: 147-54.

9. Nossent JC. Systemic lupus erythematosus on the Caribbean island of Curaçao: An epidemiological investigation. Ann Rheum Dis 1992; 51: 1197-201.

10. Hopkinson ND, Doherty M, Powell RJ. Clinical features and race-specific incidence/prevalence rates of systemic lupus erythematosus in a geographically complete cohort of patients. Ann Rheum Dis 1994; 53: 675-80.

11. Gudmundsson S, Steinsson K. Systemic lupus erythematosus in Iceland 1975 through 1984. A nationwide epidemiological study in an unselected population. J Rheumatol 1990; 17: 1162-167.

12. McCarty DJ, Manzi S, Medsger TA Jr, Ramsey-Goldman R, La Porte PE, Kwoh CK. Incidence of systemic lupus erythematosus. Race and gender differences. Arthritis Rheum 1995; 38: 1260-270.

13. Johnson AE, Gordon C, Palmer RG, Bacon PA. The prevalence and incidence of systemic lupus erythematosus in Birmingham, England. Arthritis Rheum 1995; 38: 551-58.

14. Uramoto KM, Michet CJ, Thumboo J, *et al.* Trends in the incidence and mortality of systemic lupus erythematosus (SLE) 1950-1992. Arthritis Rheum 1997; 40 (suppl 9): S161.

15. Helve T. Prevalence and mortality rates of systemic lupus erythematosus and causes of death in SLE patients in Finland. Scand J Rheumatol 1985; 14: 43-6.

16. Meddings J, Grennan DM. The prevalence of systemic lupus erythematosus (SLE) in Dunedin. N Z Med J 1980; 91: 205-06.

17. Hochberg M. Prevalence of systemic lupus erythematosus in England and Wales, 1981-82. Ann Rheum Dis 1987; 46: 664-66.

18. Maskarinec G, Katz AR. Prevalence of systemic lupus erythematosus in Hawaii: Is there a difference between ethnic groups? Hawaii Med J 1995; 54: 406.

19. Samanta A, Roy S, Feehally J, Symmons D. The prevalence of diagnosed systemic lupus erythematosus in whites and Indian Asian immigrants in Leicester City, UK. Lupus 1992; 1 (suppl): 123.

20. Gourley IS, Patterson CC, Bell AL. The prevalence of systemic lupus erythematosus in Northern Ireland. Lupus 1997; 6: 399-403.

21. Fukase M. The epidemiology of systemic lupus erythematosus in Japan. En: Fukase M (Ed). Systemic lupus erythematosus. University Park Press, Baltimore 1980; pg. 3-10.

22. Cervera R, Khamashta MA, Font J, *et al.* Systemic lupus erythematosus: Clinical and immunological patterns of disease expression in a cohort of 1000 patients. Medicine (Baltimore) 1993; 72: 113-24.

23. Font J, Pallarés L, Cervera R, *et al.* Systemic lupus erythematosus in the elderly: clinical and immunological characteristics. Ann Rheum Dis 1991; 50: 702-05.

24. Nepom BS, Schaller JG. Childhood systemic lupus erythematosus. Prog Clin Rheumatol 1984; 1: 33-69.

25. Ting CK, Hsieh KH. A long term immunological study of childhood onset systemic lupus erythematosus. Ann Rheum Dis 1992; 51: 45-51.

26. Jonsson H, Nived O. Estimating the incidence of systemic lupus erythematosus in a defined population using multiple sources of retrieval. Br J Rheumatol 1990; 29: 185-88.

27. Naleway AL, Davis ME, Greenlee RT, Wilson DA, McCarty DJ. Epidemiology of systemic lupus erythematosus in rural Wisconsin. Lupus 2005; 14: 862-66.

28. López P, Mozo L, Gutiérrez C, Suárez A. Epidemiology of systemic lupus erytheamtosus in a northern Spanish population: gender and age influence on immunological features. Lupus 2003; 12: 860-63.

29. Piette JC, Papo T, Amoura Z, Godeau P. Lupus erythematosus systemique. Traité de Medicine. 4ª ed. París, 2004.

30. Bossingham D. Systemic lupus erythematosus in the far north of Queensland. Lupus 2003; 12: 327-31.

31. Vasconcelos C. Epidemiologia clínica do lupus eritematoso sistémico. Tesis Doctoral. Oporto, 2007.

32. Ginzler EM, Diamond HS, Weiner M, *et al.* A multicenter study of outcome in systemic lupus erythematosus. Arthritis Rheum 1982; 25: 601-17.

33. Font J, Pallarés L, Cervera R, *et al.* Lupus eritematoso sistémico: estudio clínico e inmunológico de 300 pacientes. Med Clin (Barc) 1993; 100: 601-05.

34. Villar J, Sánchez de Cos J, Pachón J, *et al.* Lupus eritematoso diseminado. Valoración de las manifestaciones clínicas y biológicas en 54 casos. Rev Clin Esp 1980; 159: 21-6.

35. Cabré J, Pedreira JD, Esteban R, Martín C, Martínez-Vázquez JM. Manifestaciones clínicas, biológicas y evolutivas del lupus eritematoso sistémico. Med Clin (Barc) 1977; 68: 223-28.

36. Michel M, Johanet C, Meyer C, et al. Familial lupus erythematosus: Clinical and immunological features of 125 multiplex families. Medicine (Baltimore) 2001; 80: 153-58.

37. Symmons DPM. Frequency of lu-pus in people of African origin. Lupus 1995; 4: 176-78.

38. Gladman DD. Prognosis and treatment of systemic lupus erythematosus. Curr Op Rheumatol 1996; 8: 430-37.

39. Boumpas DT, Fessler BJ, Austin HA III, Balow JE, Klippel JH, Lockshin MD. Systemic lupus erythematosus: Emerging Concepts. Part 2: Dermatologic and joint disease, the antiphospholipid syndrome, pregnancy and hormonal therapy, morbidity and mortality, and pathogenesis. Ann Intern Med 1995; 123: 42-53.

40. Cervera R, Khamashta MA, Font J, Sebastiani GD, Gil A, Lavilla P, *et al.* Morbidity and mortality in systemic lupus erythematosus. A multicenter prospective study of 1,000 patients. Medicine (Baltimore) 1999; 78: 167-75.

41. Vlachoyiannopoulos PG, Karassa FB, Karakostas KX, Drosos AA, Moutsopoulos HM. Systemic lupus erythematosus in Greece. Clinical features, evolution and outcome: a descriptive analysis of 292 patients. Lupus 1993; 2: 303-12.

42. Swaak AJ, Nossent J, Bronsveld W, *et al.* Systemic lupus erythematosus: I. Outcome and survival: Dutch experience with 110 patients studied prospectively. Ann Rheum Dis 1989; 48: 447-54.

43. Ward MM, Pyun E, Studenski S. Long-term survival in systemic lupus erythematosus. Patient characteristics associated with poorer outcomes. Arthritis Rheum 1995; 38: 274-83.

44. Ward MM, Pyun E, Studenski S. Causes of death in systemic lupus erythematosus. Long-term followup of an inception cohort. Arthritis Rheum 1995; 38: 1492-499.

45. Abu-Shakra M, Urowitz MB, Gladman DD, Gough J. Mortality studies in systemic lupus erythematosus. Results from a single center. II. Predictor variables for mortality. J Rheumatol 1995; 22: 1265-270.

46. Drenkard C, Villa AR, Alarcón-Segovia D, Pérez-Vázquez ME. Influence of the antiphospholipid syndrome in the survival of patients with systemic lupus erythematosus. J Rheumatol 1994; 21: 1067-072.

47. Wallace DJ, Podell T, Weiner J, Klinenberg JR, Forouzesh S, Dubois EL. Systemic lupus erythematosus: experience with 609 patients. JAMA 1981; 245: 934-38.

48. Ginzler EM, Diamond HS, Weiner M, *et al.* A multicenter study of outcome in systemic lupus erythematosus. I. Entry variables as predictors of prognosis. Arthritis Rheum 1982; 25: 601-11.

49. Studenski S, Allen NB, Caldwell DS, Rice JR, Polisson RP. Survival in systemic lupus erythematosus: a multivariate analysis of demographic factors. Arthritis Rheum 1987; 30: 1326-332.

50. Karlson EW, Daltroy LH, Lew RA, *et al.* The relationship of socioeconomic status, race, and modifiable risk factors to outcomes in patients with systemic lupus erythematosus. Arthritis Rheum 1997; 40: 47-56.

51. Merrell M, Shulman LE. Determination of prognosis in chronic disease, illustrated by systemic lupus erythematosus. J Chron Dis 1955; 1: 12-32.

52. Pistiner M, Wallace DJ, Nessim S, Metzger AL, Klineberg JR. Lupus erythematosus in the 1980s: A survey of 570 patients. Semin Arthritis Rheum 1991; 21: 55-64.

53. Gripenberg M, Helve T. Outcome of systemic lupus erythematosus. A study of 66 patients over 7 years with special reference to the predictive value of anti-DNA antibody determination. Scand J Rheumatol 1991; 20: 104-09.

54. Seleznick MJ, Fries JF. Variables associated with decreased survival in systemic lupus erythematosus. Semin Arthritis Rheum 1991; 21: 73-80.

55. Abu-Shakra M, Urowitz MB, Gladman DD, Gough J. Mortality studies in systemic lupus erythematosus. Results from a single center. I. Causes of death. J Rheumatol 1995; 22: 1259-264.

56. Kellum RE, Hasericke JR. Systemic lupus erythematosus, a statistical evaluation of mortality based on a consecutive series of 229 patients. Arch Intern Med 1964; 113: 200-07.

57. Estes D, Christian C. The natural history of systemic lupus erythematosus by prospective analysis. Medicine (Baltimore) 1971; 50: 85-95.

58. Urowitz MB, Bookman AAM, Koehler BE, Gordon DA, Smythe HA, Ogryzlo MA. The bimodal mortality pattern of systemic lupus erythematosus. Am J Med 1976; 60: 221-25.

59. Rubin LA, Urowitz MB, Gladman DD. Mortality in systemic lupus erythematosus: the bimodal pattern revisited. Q J Med 1985; 55: 87-98.

60. Reveille JD, Bartolucci A, Alarcón GS. Prognosis in systemic lupus erythematosus. Negative impact of increasing age at onset, black race, and thrombocytopenia, as well as causes of death. Arthritis Rheum 1990; 33: 37-48.

61. Fries JF, Weyl S, Hellman HR. Estimating prognosis in disease activity. Am J Med 1974; 57: 561-66.

62. Cervera R, Khamashta MA, Font J, *et al.* Morbidity and mortality in systemic lupus erythematosus during a 10-year period. A comparison of early and late manifestations in a cohort of 1,000 patients. Medicine (Baltimore) 2003; 82: 299-308.

Capítulo 3

Manifestaciones cutáneas del lupus eritematoso

I. BIELSA,[1] C. HERRERO[2]

[1]Servicio de Dermatología
Hospital Universitari Germans Trias i Pujol
Badalona

[2]Servicio de Dermatología
Hospital Clínic
Barcelona

Dirección para correspondencia
Hospital Clínic
Dra. C. Herrero
cherrero@clinic.ub.es

1 Concepto

El término «manifestaciones cutáneas del lupus eritematoso» (LE) incluye todas las lesiones que aparecen como consecuencia de la actividad lúpica en la piel.[1] Son, en su conjunto, la expresión clínica más visible de esta enfermedad y una de las más frecuentes.

2 Nomenclatura y clasificación

Las manifestaciones cutáneas del LE son muy variadas tanto en el aspecto clínico como en el microscópico. Ello confiere cierta dificultad al clasificarlas y facilita el uso de una prolífica terminología, en muchas ocasiones, mal aplicada. En la tabla 1 se recoge una propuesta personal de su clasificación que se basa en la experiencia propia y la extraída de la literatura.[1,2] En un primer grupo se englobarían todas las lesiones cutáneas específicas de la enfermedad que traducen, desde el punto de vista microscópico, la presencia de una dermatitis de la interfase como cambio más prominente. Cualquiera de estas lesiones permite establecer por sí misma el diagnóstico de lupus eritematoso y se identifica con el término genérico de lupus eritematoso cutáneo (LEC). A su vez, en el LEC se distinguen tres subgrupos importantes –el lupus eritematoso cutáneo crónico (LECC), el lupus eritematoso cutáneo subagudo (LECS) y el lupus eritematoso cutáneo agudo (LECA)–, que se definen por las características clínicas y evolutivas de las lesiones cutáneas y, como veremos más adelante, tienen un significado pronóstico; en cada subgrupo se identifican distintas variantes. Un segundo grupo estaría constituido por un número amplio de lesiones cutáneas muy polimorfas, que no son exclusivas del LE, ya que pueden verse en el contexto de otras enfermedades autoinmunes, y no permiten por sí solas establecer el diagnóstico de LE. Se recogen con el término genérico de lesiones cutáneas inespecíficas y la microscopia de las mismas no es específica de la enfermedad. Finalmente, consideramos un tercer grupo provisional de lesiones cutáneas de difícil clasificación, entendiendo como tal las lesiones para las que no existe, hasta el momento, unanimidad al decidir en cuál de los grupos anteriores deberían incluirse.

3 Etiopatogenia

El LE es una enfermedad que se caracteriza por la formación de autoanticuerpos que se dirigen contra diversas estructuras del organismo; sin embargo, los mecanismos patogénicos que inducen la lesión de uno u otro órgano no son idénticos. La epidermis es una importante diana de las reacciones autoinmunes específicas del LE. La afección de la piel y sus características están condicionadas por múltiples factores, algunos genéticos y otros adquiridos o ambientales, entre los que se incluyen la radiación ultravioleta (UV), determinados fármacos, las hormonas o las infecciones víricas. La mayoría de lesiones cu-

Lesiones cutáneas específicas o lupus eritematoso cutáneo (con dermatitis de la interfase en la microscopia)	

• Lupus eritematoso cutáneo crónico
  a. Lupus eritematoso discoide localizado
  b. Lupus eritematoso discoide generalizado
  c. Lupus eritematoso hipertrófico o verrucoso
  d. Paniculitis lúpica	

• Lupus eritematoso cutáneo subagudo
  a. Anular
  b. Papuloescamoso	

• Lupus eritematoso cutáneo agudo	
Lesiones cutáneas inespecíficas (sin dermatitis de la interfase en la microscopia)	

• Vasculares
  a. Vasculitis leucocitoclástica
    – Púrpura palpable
    – Urticaria
  b. Vasculopatía
    – Atrofia blanca (vasculitis liveloide)
    – Lesiones tipo enfermedad de Degos
	c. Livedo *reticularis*
	d. Tromboflebitis
	e. Fenómeno de Raynaud
	f. Eritemalgia

• Lesiones ampollares
  a. LES bulloso
  b. Enfermedad ampollar primaria asociada (penfigoide, epidermólisis ampollar adquirida, porfiria cutánea tarda)	

• Cutis laxa o anetodermia	
• Mucinosis papular de Gold	
• Pustulosis amicrobiana de las flexuras	
Lesiones cutáneas de difícil clasificación	
• Lupus eritematoso túmido	
• Perniosis lúpica	

Tabla 1. Manifestaciones cutáneas del lupus eritematoso.

táneas específicas del LE se desencadenan o empeoran por la acción de la radiación UV; no obstante, la susceptibilidad individual a la radiación UV es variable y está genéticamente determinada, lo que explica la diversidad en el tipo de lesiones y en su extensión y gravedad. La secuencia de fenómenos inflamatorios que conducen al establecimiento y persistencia de las lesiones no se halla claramente establecida, pero su conocimiento se ha incrementado en los últimos años, sobre todo en el LECS. La relación entre el LECS, los anticuerpos anti-Ro y anti-La y el fenotipo HLA-B8, DR-3, DRw52 está bien establecida.[3,4] Recientemente, se ha demostrado la relación de este mismo fenotipo con el TNF-2, más en concreto la relación del haplotipo DRB1*0301-B*08 con el polimorfismo –308A del TNF-alfa. Este polimorfismo condiciona un aumento de producción de esta citocina. Se ha demostrado que las radiaciones UV sobre la piel pueden inducir:

a) La apoptosis de los queratinocitos.
b) La expresión de antígenos nucleares en la superficie de los cuerpos apoptóticos, capaces de estimular una respuesta autoinmune.
c) La síntesis de numerosas citocnas por las células epidérmicas (TNF-alfa, IL-1alfa, IL-6, IL8 e IL10).

Todo ello, actuando conjuntamente, puede desencadenar una reacción inflamatoria que activa las moléculas de adhesión y otras citocinas con capacidad de activar las célu-

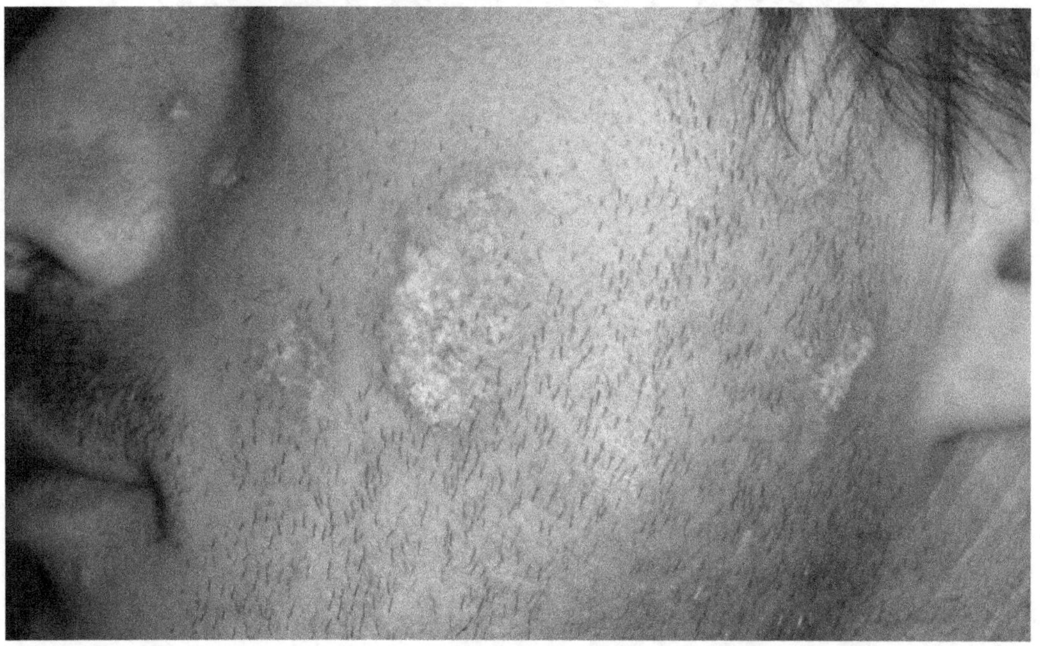

Figura 1. Placas eritematosas cubiertas de abundante descamación adherida, bien delimitadas, típicas del LED.

las de Langerhans y atraer linfocitos T y macrófagos, con el consecuente desarrollo de las lesiones cutáneas.[5] La eliminación deficiente de los cuerpos apoptóticos por los macrófagos, por déficit de C1q u otros factores, podría ser la causa del mantenimiento y perpetuación de la reacción inflamatoria autoinmune.[6]

4 Manifestaciones cutáneas

4.1 Manifestaciones cutáneas específicas o lupus eritematoso cutáneo

4.1.1 Lupus eritematoso cutáneo crónico

Definen a este grupo de lesiones el carácter crónico de las mismas y la tendencia a dejar alguna cicatriz cuando curan.[7] La variante más común de LECC es el llamado lupus eritematoso discoide (LED). A su vez, estos pacientes se dividen en dos grupos: los que presentan lesiones limitadas a la cabeza y el cuello (LED localizado), y los que desarrollan,

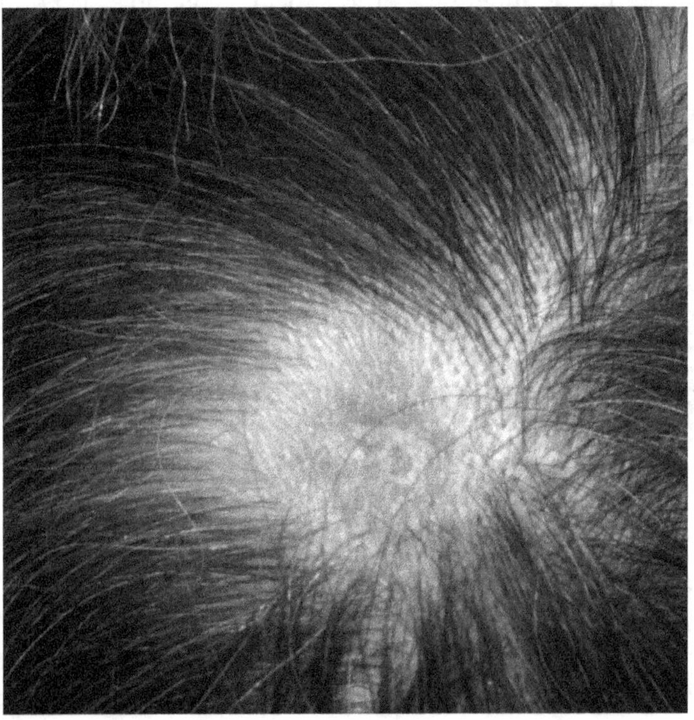

Figura 2. Cuando las lesiones de LED asientan en el cuero cabelludo ocasionan una alopecia definitiva o cicatrizal.

además, lesiones en otras localizaciones (LED generalizado). Otras formas de LECC menos frecuentes son la variante hipertrófica o verrucosa y el LE profundo o paniculitis lúpica (véase la tabla 1).

4.1.1.1 Lupus eritematoso discoide

Se caracteriza por pápulas o placas bien delimitadas, muchas veces redondeadas, eritematosas, cubiertas por una descamación adherida, de intensidad variable; en ocasiones, es posible observar los tapones córneos formados por pequeños cúmulos de queratina en el interior del *ostium* folicular (véase la figura 1). Estas lesiones siguen una evolución tórpida, dejando en su zona central áreas de despigmentación, telangiectasias y atrofia o cicatriz. Esta apariencia clínica permite sospechar el diagnóstico con facilidad, si bien los hallazgos microscópicos acaban por confirmarlo. Entre ellos destacan la degeneración vacuolar o hidrópica de la capa basal, cierto grado de atrofia de la epidermis y un infiltrado compuesto por linfocitos, dispuesto de manera parcheada alrededor de los vasos y los anejos.[8] Por todo ello, resulta innecesario realizar, en la mayoría de las ocasiones, un estudio de inmunofluorescencia directa (IFD) para establecer el diagnóstico.[9] La luz solar puede exacerbar las lesiones o, incluso, en algunos pacientes inducirlas, pero raramente el paciente relaciona la aparición de las mismas con la exposición a la radiación ultravioleta.

La distinción entre LED localizado (lesiones limitadas al polo cefálico) y LED generalizado (lesiones extensas que pueden afectar cualquier zona del tegumento) tiene su interés desde el momento en que difieren en cuanto a su comportamiento clínico y pronóstico. En la forma localizada es muy infrecuente que el paciente desarrolle manifestaciones sistémicas de la enfermedad, es habitual que no tengan títulos positivos de anticuerpos antinucleares (ANA) o leucopenia, y en más de la mitad de los casos es posible que la enfermedad remita. Por el contrario, en la forma generalizada menos del 10 % de los pacientes llegarán a tener enfermedad inactiva, es más frecuente que afecte a los varones, hasta en el 30 % pueden presentar ANA o alguna anomalía hematológica acompañante y pueden desarrollar lesiones en las palmas lo cual genera una importante incapacidad funcional.

Las lesiones de LED pueden asentar en el cuero cabelludo u otras zonas pilosas, dejando como consecuencia de la inflamación una alopecia cicatrizal (véase la figura 2). También pueden localizarse en las mucosas o semimucosas, con más frecuencia en la semimucosa del labio, dando lugar a unas lesiones muy similares en la clínica y la microscopia al LED cutáneo. Por otro lado, el riesgo de complicaciones sistémicas de estas lesiones es similar al que se observa en los pacientes con LED localizado o generalizado. Deben distinguirse de las ulceraciones orales y nasales, inespecíficas desde el punto de vista clínico y microscópico, que pueden verse en el lupus eritematoso sistémico (LES), en general, activo.[10]

4.1.1.2 Lupus eritematoso discoide hipertrófico

En esta variante de LED, la escama gruesa y adherida es reemplazada por una hiperqueratosis masiva que confiere a la lesión un aspecto parecido al de una verruga o, incluso, un carcinoma epidermoide. Afortunadamente, suelen acompañar a otras lesiones típicas de LED, lo que facilita el diagnóstico. Si bien estas lesiones tienen una evolución muy tórpida y responden con dificultad al tratamiento, en raras ocasiones se acompañan de enfermedad sistémica.[11]

4.1.1.3 Lupus eritematoso profundo o paniculitis lúpica

Es una variante de LECC poco frecuente, que se caracteriza por la inflamación del panículo adiposo, dando lugar, desde el punto de vista microscópico, a una paniculitis de tipo lobulillar. Afecta con más frecuencia a las mujeres en la edad media de la vida y es clásico que se inicie o agrave tras un traumatismo, ya sea la biopsia de la lesión, la punción de electrodos al realizar un electromiograma, una inyección o una cicatriz de cualquier causa. En la clínica, aparecen unos nódulos o placas de aspecto inflamatorio, a veces, dolorosos, indistinguibles de una paniculitis de cualquier otro tipo. La piel suprayacente puede ser normal, mostrar un leve eritema o presentar lesiones típicas de LED, necrosis o ulceración.[12] Dos datos permiten sospechar el origen lúpico de una paniculitis; por un lado, la localización de las lesiones, ya que tienen predilección por la región proximal de las extremidades, los hombros, las nalgas, la cara y, con menos frecuencia, el tronco, el cuero cabelludo, las mamas o, inclusive, la región periorbitaria;[13,14] por otro, el desarrollo de profundas depresiones en la piel afecta como consecuencia de la desaparición del panículo adiposo tras la curación del proceso inflamatorio (véase la figura 3). Por ello estas lesiones pueden resultar muy deformantes a la vez que difíciles de tratar. El diagnóstico diferencial debe hacerse con otras paniculitis, lo cual no resulta difícil en la mayoría de las ocasiones si se hace una correcta correlación clínico-microscópica. Esta correlación es importante porque los cambios microscópicos de paniculitis lúpica son bastante característicos, pero no específicos. El infiltrado inflamatorio, que asienta de manera predominante en el lobulillo, está constituido esencialmente por linfocitos; es característica, pero no exclusiva, la presencia de folículos linfoides en el lobulillo, polvo nuclear entre el infiltrado linfocitario y la hialinización alrededor de los adipositos, los septos e, inclusive, los vasos.[15] El linfoma T subcutáneo tipo paniculitis, un linfoma cutáneo de células T muy infrecuente, puede compartir muchos de estos cambios, lo que complica su distinción.[16] En los casos de difícil interpretación, puede resultar de ayuda la demostración del depósito de inmunoglobulinas en la unión dermoepidérmica mediante IFD. En la mayor parte de los pacientes con una paniculitis lúpica la enfermedad se limita a la piel y sólo algunos de ellos presentan otras complicaciones viscerales y cumplen criterios de LES.[17]

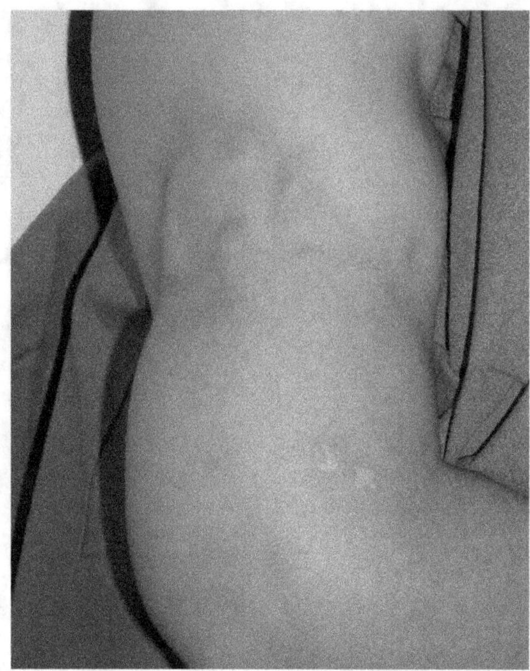

Figura 3. Importante depresión de la piel como consecuencia de la completa desaparición del tejido adiposo en la paniculitis lúpica.

4.1.2   *Lupus eritematoso cutáneo subagudo*

El término LECS describe un grupo de lesiones cutáneas específicas de LE, caracterizadas por máculo-pápulas eritematosas, de extensa localización, que afectan la parte superior del tórax, el escote y la espalda, el cuello, la zona de extensión de brazos y antebrazos, el dorso de las manos, respetando los nudillos, y en raras ocasiones la cara. Estas lesiones aparecen en forma de brotes, a veces recurrentes y habitualmente desencadenados por la exposición al sol, que curan sin dejar cicatriz atrófica permanente. Pueden adoptar dos aspectos clínicos distintos:

1. Extensión periférica con curación central, por lo que adquieren una morfología anular (LECS-anular) (véase la figura 4).
2. Formación de pápulas o placas uniformemente papuloescamosas (LECS-papuloescamoso) (véase la figura 5).

Los pacientes exhiben, en general, un tipo u otro de lesiones, pero en algunos casos pueden coexistir en un mismo paciente.[18]

Este tipo de LEC es más frecuente en mujeres, de edades comprendidas predominantemente entre los 18 y los 40 años, aunque también se observan en pacientes de más de

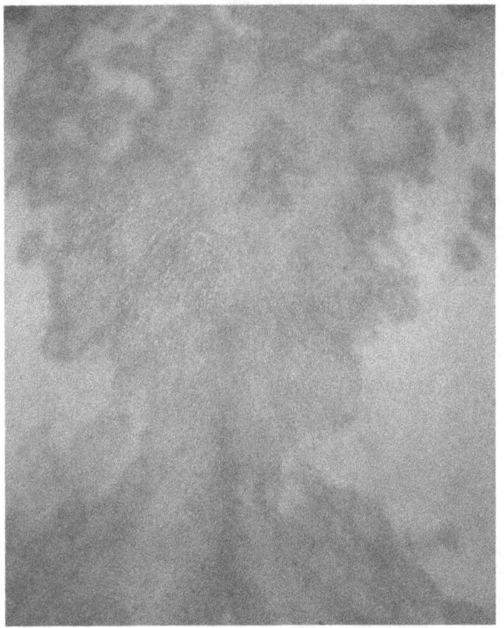

*Figura 4. Lesiones circulares típicas
del LECS anular.*

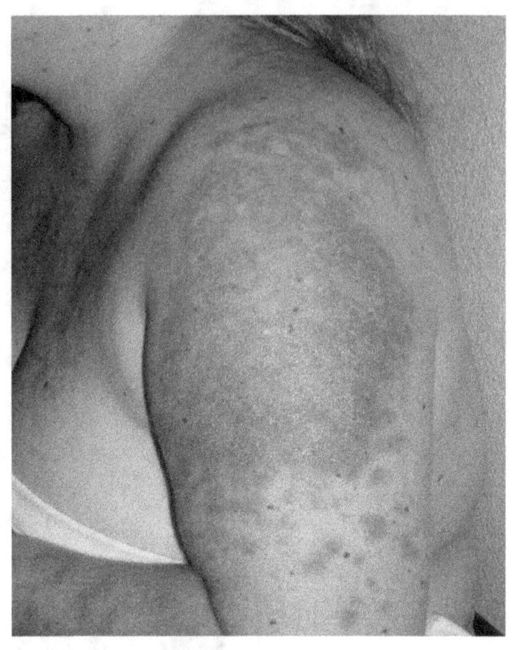

*Figura 5. Lesiones papuloescamosas que confluyen
en el LECS psoriasiforme.*

60 años. En algunos pacientes se observa la coincidencia de este tipo de lesiones cutáneas con las propias del LECC (lupus discoide) o del LECA (eritema en vespertilio). La concomitancia con lesiones de LECA sugiere la posibilidad de otras manifestaciones orgánicas del LE y el desarrollo de un LES, mientras que la coincidencia con lesiones tipo LECC ocurre sobre todo en pacientes con la enfermedad limitada a la piel.

Además de la exposición a la radiación UV, entre los factores desencadenantes de este cuadro cutáneo se encuentra también una amplio listado de fármacos, la mayoría de ellos con acción fotosensibilizante (tiacidas, bloqueadores de los canales del calcio, captopril, antiinflamatorios no esteroideos, hipolipemiantes, griseofulvina, terbinafina, cinarizina, entre otros).[19,20]

El cuadro anatomopatológico es el propio de una dermatitis de interfase. El infiltrado inflamatorio, compuesto básicamente por linfocitos T y macrófagos, se dispone alrededor de los vasos superficiales de la dermis y en la zona subepidérmica, en estrecho contacto con la epidermis, la cual también infiltran, por lo que se observa exocitosis de estas células. Habitualmente, la vacuolización de las células de la capa basal es evidente y se observan numerosos queratinocitos necróticos; estos cambios en la epidermis suelen ser más acentuados que en el LECC.[21,22] A veces, la lesión de la epidermis es tan intensa que puede provocar necrosis no sólo de las células de la capa basal sino también de toda la epidermis. Asimismo, es posible la formación de ampollas por la extensa vacuolización de la capa basal y el edema subepidérmico, con aparición de un cuadro clínico similar a la necrólisis epidérmica tóxica (NET).[23] La IFD puede mostrar el depósito granular de IgG a lo largo de la membrana basal, así como un depósito en forma de pequeños puntos fluorescentes *(dust-like pattern)* en las células de la capa basal.[24]

Aproximadamente el 70 % de los pacientes con LECS son portadores de anticuerpos anti-Ro/SSA y anti-La/SSB. Los anticuerpos anti-DNA de doble cadena, anti-Sm y anti-RNP son poco frecuentes en este grupo de LEC.[26] La mayoría de estos pacientes son de un fenotipo de HLA característico, HLA-A1, B8, DR3[3,4] y presentan un predominio del polimorfismo –308A en el gen del TNF alfa. Algunos de los pacientes presentan además déficit de los factores del complemento C2, C4 o C1q.[5]

Los pacientes con LECS presentan manifestaciones sistémicas que permiten el diagnóstico de LES en un 50 % de los casos, pero sólo en un porcentaje inferior al 10 % la afección sistémica comporta un pronóstico grave.[9,25] En la mayoría de los casos, la afección sistémica se manifiesta en forma de alteraciones musculoesqueléticas. Sin embargo, algunos pacientes han presentado glomerulonefritis, trombocitopenia o afección del sistema nervioso central. El riesgo de enfermedad sistémica grave es superior en los pacientes con LECS papuloescamoso, en los que presentan eritema en vespertilio de forma concomitante, en los que presentan vasculitis y en los que muestran títulos de anticuerpos ANA y anti-DNA elevados.

Con el paso de los años, un porcentaje importante de estos pacientes (45 %) desarrollan xerostomía, xeroftalmía y otros signos compatibles con síndrome de Sjögren,[25] enfermedad que comparte el mismo patrón inmunogenético. En ocasiones, el LECS se asocia también a otros procesos autoinmunes como la artritis reumatoide y la tiroiditis de Hashimoto, entre otros.

La asociación de las características lesiones cutáneas del LECS con un cuadro sistémico poco grave y un patrón inmunológico marcado por la presencia de anticuerpos anti-Ro y anti-La ha permitido considerar que el término LECS no describe sólo un determinado tipo de lesiones cutáneas sino también un subtipo clínico de LE, con un comportamiento clínico y evolutivo muy característico, así como con unas bases inmunogenéticas muy homogéneas.

El síndrome de Rowell fue descrito en 1963[27] para caracterizar un tipo de pacientes con lesiones cutáneas tipo eritema multiforme y portadores de ANA de patrón moteado, dirigidos contra extractos tisulares, que fueron denominados anticuerpos anti-Sj-T. La posterior identificación de estos anticuerpos con los anticuerpos anti-Ro y la similitud en la descripción de las lesiones cutáneas tipo eritema multiforme con las lesiones anulares del LECS confirman que estos casos corresponden a este tipo de LEC.[28] En ocasiones, el desarrollo de una respuesta inflamatoria aguda, intensa y fulminante, con presentación de una necrosis epidérmica masiva y ampollas, ocasiona un cuadro indistinguible de la necrólisis epidérmica tóxica (NET). Esta grave forma clínica puede ser la expresión de un LECS desencadenado por fármacos, pero también se ha observado en el curso de un LECS en ausencia de un factor desencadenante claro. Algunos autores sugieren que, en estos casos, la NET puede ser la expresión inicial de una enfermedad sistémica grave. Para describir este proceso se ha propuesto la denominación de síndrome agudo de pan-epidermólisis apoptótica (ASAP–*acute syndrome of apoptotic pan-epidermolysis*), que designaría un cuadro clínico grave caracterizado por la aparición de un despegamiento epidérmico de forma aguda y extensa, como resultado de una apoptosis masiva de los queratinocitos, sobre todo de la capa basal epidérmica, que puede presentarse en el contexto de diversas situaciones (reacción a fármacos, reacción de injerto contra el huésped), entre las que se encuentra el lupus eritematoso.[29,30]

4.1.3   *Lupus eritematoso cutáneo agudo*

Corresponde al clásico *rash* malar o eritema en alas de mariposa que consiste en máculas y pápulas eritematosas, confluentes, a veces acompañadas de edema, distribuidas de forma bilateral y simétrica en las mejillas y el dorso de la nariz (véase la figura 6). En ocasiones, esta erupción puede ser más extensa y afectar a otras áreas de la cara como el mentón y la frente, o inclusive el tronco y las extremidades.[2] En cualquier caso, son lesiones de aparición aguda, en numerosas ocasiones fotoinducidas, y evolución fugaz, ya que suelen resolverse en pocas semanas sin dejar la más mínima cicatriz, en especial si se instaura el tratamiento adecuado de la enfermedad sistémica, la cual está presente casi

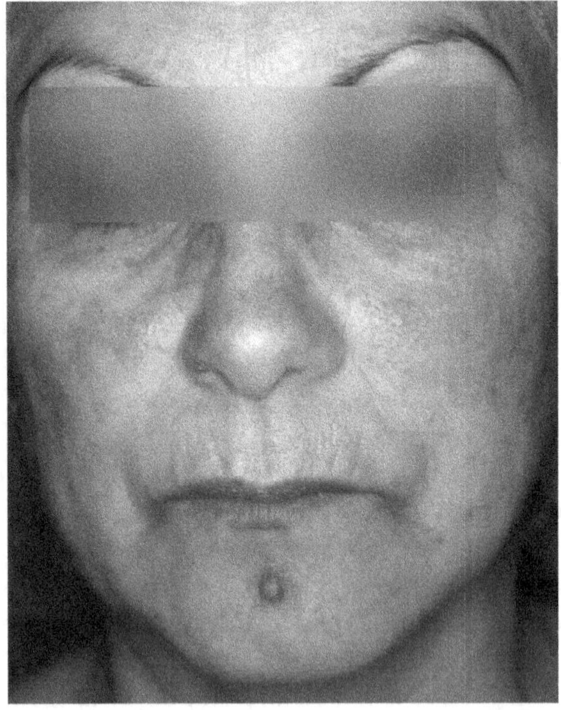

Figura 6. Máculas eritematosas en la cara con una distribución en alas de mariposa características del LECA.

siempre cuando aparece este tipo de lesión cutánea. Se desarrollan con frecuencia en el transcurso de un LES ya diagnosticado, aunque a veces pueden constituir la primera manifestación de la enfermedad.

En la microscopia se observan los cambios propios de las lesiones cutáneas específicas de LE, pero suelen ser más sutiles y, a veces, de más difícil interpretación.[4,22] Es útil realizar una IFD en la piel enferma y en la sana, ya que la probabilidad de identificar depósitos de inmunoglobulinas en la membrana basal es elevada en este contexto. Es preferible utilizar piel no fotoexpuesta para evitar los falsos positivos.[31] Se ha demostrado que estos depósitos en la piel sana no fotoexpuesta correlacionan bien con la enfermedad renal activa; sin embargo, se trata de una técnica engorrosa para el paciente y resulta innecesaria para este fin, dada la disponibilidad de otras pruebas serológicas de fácil realización.

4.2   Manifestaciones cutáneas inespecíficas

4.2.1   Vasculitis

Es la manifestación vascular más representativa e implica inflamación y daño de la pared de los vasos, casi siempre de pequeño tamaño. En la clínica, se traduce en forma de una púrpura palpable o bien, en algunas ocasiones, de una urticaria (vasculitis urticarial). En este caso, a diferencia de la urticaria clásica, los habones son más persistentes, menos pruriginosos y dejan pigmentación residual al resolverse. Otra manifestación peculiar de vasculitis que se asocia al LE, y también a otros procesos autoinmunes, es la que aparece en forma de lesiones eritematovioláceas, dolorosas, en los pulpejos de los dedos, de las manos y de los pies, que incluso pueden ulcerarse como consecuencia de la isquemia secundaria a la lesión del capilar. De manera excepcional, se ha descrito la necrosis completa del tercio distal de los dedos sin que exista ningún otro factor precipitante de isquemia como pudiera ser la presencia de crioglobulinas o anticuerpos antifosfolípidos.[32] En la práctica, estas lesiones de vasculitis acral son difíciles de distinguir de la perniosis lúpica, otra manifestación cutánea de LE de distribución acra que, como veremos más adelante, no traduce la presencia desde el punto de vista microscópico de una vasculitis.

La presencia de anticuerpos antifosfolípidos en el contexto de un LE también puede ser responsable de la aparición de lesiones necróticas en la piel, ulceraciones tipo pioderma gangrenoso o *livedo reticularis* como consecuencia de los fenómenos de trombosis y obstrucción de la luz vascular que se relacionan con estos anticuerpos.[33]

Todas estas manifestaciones de vasculitis ocurren con mayor frecuencia en los pacientes con enfermedad sistémica de LE que en los que la enfermedad se limita a la piel. En este último contexto, la vasculitis de pequeño vaso se presenta con mayor frecuencia en el LECS que cursa con anticuerpos anti-Ro y se acompaña de un síndrome de Sjögren.[34]

4.2.2 Lesiones ampollares

El desarrollo de ampollas en el LE se debe a tres situaciones completamente distintas. Por un lado, la lesión ampollar puede ser la traducción clínica de un importante daño dermoepidérmico en la microscopia de una lesión cutánea específica de LE (edema intenso en la dermis papilar, vacuolización de la capa basal muy acentuada o necrosis de una determinada área de la epidermis).[22] Esto puede ocurrir, sobre todo, en las lesiones del LECS adquiriendo, entonces, un aspecto clínico muy similar al del eritema multiforme (síndrome de Rowell) o la necrólisis epidérmica tóxica (véase en el apartado LECS).

Por otro lado, existe el llamado LES ampollar. En este caso, la erupción ampollar, que se observa siempre en el contexto de un LES, se debe a la existencia de una verdadera ampolla subepidérmica junto a un infiltrado rico en neutrófilos en la dermis papilar. En la etiopatogenia de estas lesiones parece que están involucrados unos anticuerpos circulantes en sangre periférica que se dirigen frente al colágeno tipo VII, principal componente de las fibras de anclaje, las cuales se sitúan por debajo de la lámina densa. Este tipo de erupción es frecuente en las mujeres de raza negra y las ampollas, que predominan en la porción superior del tórax y la raíz de las extremidades superiores, pueden ser grandes y tensas como las del penfigoide, o bien más pequeñas y arracimadas como las de la dermatitis herpetiforme. Pueden asentar sobre una piel inflamada o normal, a veces se acompañan de un leve prurito, y cuando curan no dejan cicatriz ni quistes de milio.[35]

El LES ampollar debe distinguirse de la tercera situación clínica que puede ser responsable del desarrollo de ampollas en el LE: la asociación con una enfermedad ampollar primaria como un penfigoide ampollar, una epidermólisis bullosa adquirida o una porfiria cutánea tarda. Distinguir entre alguna de estas enfermedades ampollares primarias asociada al LES y un LES ampollar es un problema todavía no resuelto.

4.2.3 Anetodermia

Consiste en la desaparición de las fibras elásticas de la dermis, lo que condiciona la aparición de áreas más o menos circunscritas de piel laxa. Este proceso de elastólisis, que también se denomina chalazodermia, cutis laxa o dermatochalasia según afecte zonas más o menos extensas de piel, puede ocurrir de forma primaria, es decir, no es posible identificar ninguna otra enfermedad asociada, o bien de forma secundaria a procesos muy diversos. La asociación de anetodermia y LE parece ser más que una coincidencia, si bien la relación entre ambos procesos no siempre se puede demostrar. En general, las lesiones consisten en áreas redondeadas y bien circunscritas de piel laxa, de tamaño variable –entre pocos milímetros a varios centímetros–, localizadas en la cara, el cuello, los brazos, la parte superior del tronco o en los muslos. En ocasiones, puede objetivarse un leve eritema al inicio del proceso, pero por lo común las lesiones de anetodermia se instauran sin la observación previa de cambios inflamatorios en la piel. Desde el punto de vista microscópico, se demuestra la completa desaparición de las fibras elásticas y en algunos casos puede observarse un infiltrado inflamatorio perivascular en la dermis. También se ha demostrado mediante IFD el depósito de inmunoglobulinas y complemento en la unión dermoepidérmica como ocurre en las lesiones de LE. Es frecuente que ocurra en mujeres jóvenes –entre 20 y 40 años–, afectas de un LES o bien con enfermedad exclusivamente cutánea. En los últimos años, se ha ido consolidando la asociación de estas lesiones a la presencia de anticuerpos antifosfolípidos tipo anticoagulante lúpico, los cuales podrían desempeñar, según algunos autores, un papel etiopatogénico en el desarrollo de estas lesiones de anetodermia.[36,37] Sea cual sea la causa de la aparición de las mismas, su observación obliga a considerar la posibilidad de un LE como enfermedad de base asociada y la presencia de anticuerpos antifosfolípidos con o sin criterios de un síndrome antifosfolípido primario.

4.2.4   Mucinosis papular de Gold

La presencia microscópica de mucina en la dermis es un fenómeno que se observa con frecuencia en las lesiones específicas de LE. Sin embargo, de forma ocasional, estos depósitos son intensos y no se acompañan de otros cambios microscópicos propios de esta enfermedad. Esta situación se conoce como mucinosis papular de Gold y su reconocimiento clínico es importante porque puede ocurrir sin otros signos cutáneos típicos de LE. Son lesiones en forma de pápulas y nódulos, asintomáticos, del color de la piel normal, que asientan en el cuello, el tronco o la porción proximal de las extremidades.[38] En la literatura se recogen casos anecdóticos en los que el depósito de mucina puede ser masivo constituyendo grandes masas tumorales en el tronco, o bien siguiendo una disposición periorbicular.[39]

El depósito de mucina en la piel de los pacientes con LE parece que se debe a un incremento en la producción de glicosaminoglicanos por parte de los fibroblastos dérmicos. Esta disfunción de los fibroblastos podría estar desencadenada por algún mecanismo de autoinmunidad aún no bien conocido.[40]

4.2.5   Pustulosis amicrobiana de las flexuras

Es una peculiar erupción pustulosa, crónica y recidivante que consiste en la aparición de pústulas estériles que rápidamente confluyen y se transforman en placas húmedas y erosivas.[41,42] Asientan de forma característica en los grandes pliegues como el inguinal, el axilar y el submamario, siendo también habituales el pliegue retroauricular y los interdigitales, especialmente, de los pies. Asimismo, resulta muy llamativa la localización de las lesiones en el conducto auditivo externo y el cuero cabelludo. En algún caso, se ha descrito el desarrollo de paroniquia y onicodistrofia coincidiendo con la afección de los pliegues interdigitales de los pies. Junto con la erupción cutánea puede aparecer fiebre, mal estado general y artralgias. Recientemente, se ha descrito la afectación gastrointestinal.[43] A pesar de que en la descripción original las dos pacientes se hallaban afectas de un LES, no siempre las pacientes que presentan esta dermatosis cumplen criterios de LES sino que pueden tener enfermedad limitada a la piel, a las articulaciones o simplemente ser portadoras de ANAs en la sangre periférica. También se ha asociado a otros procesos autoinmunes como la esclerodermia, el síndrome seco, la enfermedad celiaca, la trombocitopenia idiopática y la miastenia *gravis*. Los brotes suelen repetirse de forma periódica y no parecen seguir un curso paralelo a los episodios de actividad del LE.

En la microscopia es típico hallar una pústula espongiforme intraepidérmica con un infiltrado en la dermis rico en neutrófilos.[41,42] Si bien parece clara la asociación de esta entidad anatomoclínica con el LE u otra enfermedad autoinmune, se desconoce cuál es el motivo de esta asociación. Diversos datos clínicos y analíticos sugieren la posibilidad de que estos pacientes desarrollen un trastorno en la funcionalidad y el quimiotactismo de los polimorfonucleares que facilitaría el crecimiento de *Staphylococcus aureus*, un microorganismo que con frecuencia se identifica en las lesiones más exudativas y que, si bien es posible que no tenga un papel etiológico inicial, sí es responsable de algunas de las características clínicas y evolutivas de este cuadro. En la actualidad, se engloba dentro del amplio espectro de las dermatosis neutrofílicas, un grupo de dermatosis reactivas que tienen en común la presencia de neutrófilos como célula protagonista de la respuesta inflamatoria y la asociación a numerosas enfermedades sistémicas y neoplásicas. Como tratamiento se ha propuesto el uso de glucocorticoides orales, sulfona, y, como alternativas más seguras, la combinación de cimetidina y ácido ascórbico y los suplementos de zinc.

4.3 Lesiones cutáneas de difícil clasificación

4.3.1 *Lupus eritematoso* tumidus

En los últimos años, viene definiéndose en la literatura el llamado LE túmido, que consiste en pápulas, placas o nódulos eritematosos, sin descamación ni otro cambio epidérmico en la superficie (véase la figura 7), que asientan en las zonas fotoexpuestas y claramente se desencadenan o empeoran con la exposición solar.[44,45] A pesar de que es una situación clínica frecuente en la práctica diaria, su clasificación dentro del LEC es discutida y, más aún, podría debatirse si constituye una verdadera variante de LEC o es una forma benigna de infiltración linfocitaria o una mucinosis idiopática. La mayoría de los autores consideran al LE túmido una variante de LECC, pero por definición el LECC cura siempre dejando alguna cicatriz, algo que nunca ocurre en el LE túmido. Sí comparte con el LECC que casi nunca se acompaña de anomalías viscerales ni de anticuerpos en

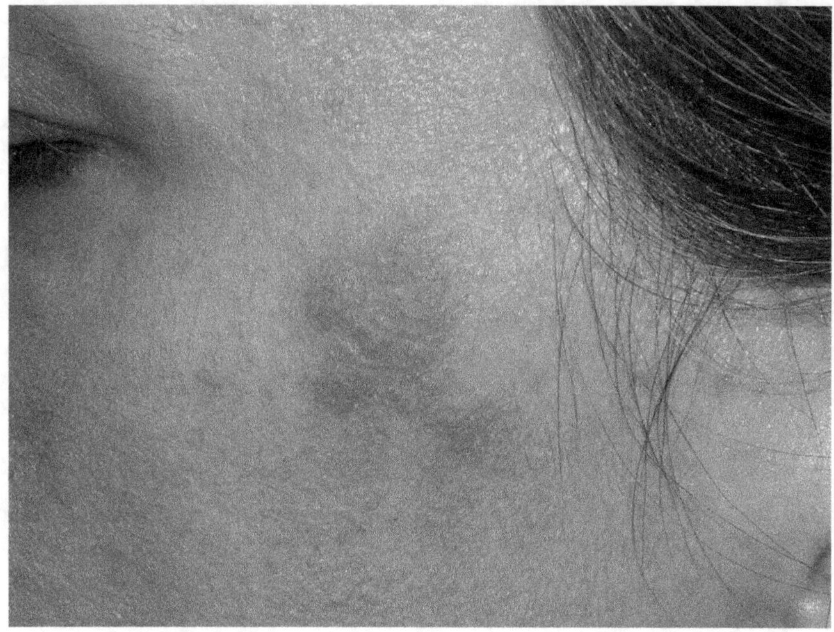

*Figura 7. Pápulas eritematosas, infiltradas, sin descamación en su superficie,
que curan sin dejar cicatriz (LE* tumidus).

sangre periférica. Desde el punto de vista microscópico, es característica la ausencia o presencia leve[46] de cambios en la interfase dermoepidérmica y predomina el infiltrado compuesto de linfocitos alrededor de los capilares y los anejos, así como la presencia de mucina en la dermis. Otros cuadros descritos con anterioridad como infiltración linfocitaria de Jessner y mucinosis reticular eritematosa se hallan, probablemente, dentro del espectro del LE túmido.[47]

4.3.2 Perniosis lúpica

También llamada LE perniosiforme o lupus perniosiforme de Hutchinson, consiste en máculas, pápulas y nódulos eritematovioláceos o purpúricos, que resultan dolorosos, pueden ulcerarse y tienen una distribución acral, afectando sobre todo los dedos de las manos y los pies (véase la figura 8) y, a veces, los muslos, los pabellones auriculares, la nariz, los codos o las rodillas. Se desencadenan con el frío durante la estación invernal. Estas lesiones pueden ser la única manifestación cutánea de un LE, pero es frecuente que se presenten junto a otras lesiones cutáneas de LE, de cualquier tipo, o incluso que el paciente cumpla criterios de LES. Según algunos autores, es requisito para su diagnóstico demostrar en las lesiones cambios microscópicos, ya sea en la HE o mediante IFD, propios del LE.[48] No obstante, estos cambios no siempre están presentes y, en este caso, su distin-

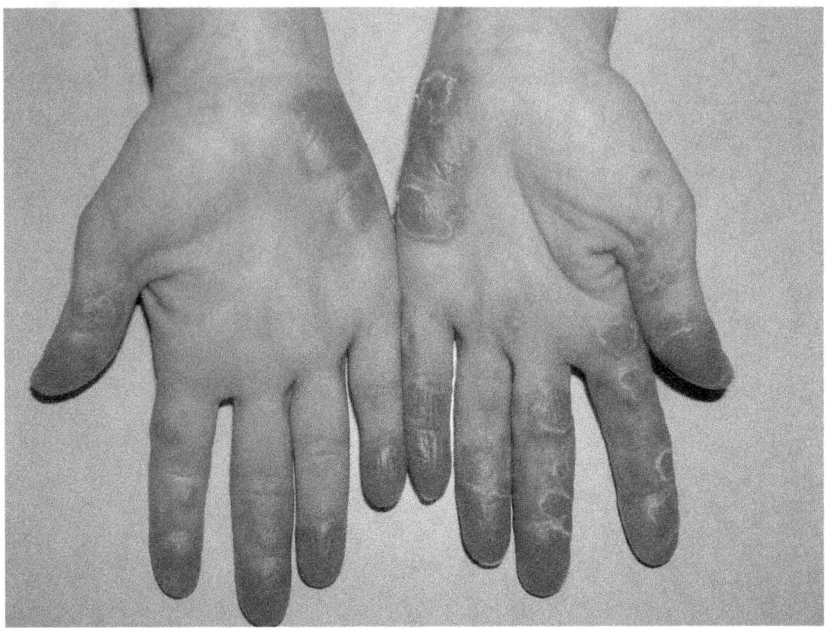

Figura 8. Lesiones eritematosas en la cara palmar de los dedos y en la eminencia hipotenar, propias del LE perniosiforme de Hutchinson.

ción con la perniosis idiopática no es fácil. La clínica en ambos casos es superponible y en la microscopia parece que predomina el edema y el infiltrado inflamatorio en la dermis superficial y profunda, más intenso alrededor de las glándulas ecrinas, en el caso de la perniosis idiopática, mientras que en la de origen lúpico el infiltrado inflamatorio de la dermis se acompaña con frecuencia de vacuolización de la capa basal.[49,50] A pesar de todo, los límites entre ambas situaciones no siempre son claros, por lo que la realización rutinaria de una biopsia ante el diagnóstico clínico de una perniosis, siempre incómoda y dolorosa para el paciente, no parece justificable. Sí es aconsejable realizar unos análisis generales de sangre y orina, además de la determinación de ANA, crioglobulinas, crioaglutininas y criofibrinógeno, así como el seguimiento clínico del paciente, en especial, si se trata de mujeres y la perniosis es intensa y de duración prolongada, más allá de los meses invernales.

5   Pronóstico

El pronóstico de las lesiones cutáneas del LE se halla definido fundamentalmente por dos aspectos. Por un lado, la morbilidad que las propias lesiones cutáneas tienen en cuanto a su extensión, cronicidad, riesgo de cicatrices y desfiguramiento de la apariencia física. Ello puede ocurrir sobre todo en el subtipo de LECC y, en especial, en sus variantes de LED hipertrófico y paniculitis lúpica. Con el objeto de medir o cuantificar la actividad y las secuelas del LEC, así como la respuesta al tratamiento, recientemente se ha propuesto el sistema CLASI (del inglés, *cutaneous lupus erythematosus disease area and severity index*).[51]

Por otro lado, debe considerarse la relación que los diferentes tipos de lesiones cutáneas guardan con la enfermedad sistémica y el riesgo de que ésta resulte más o menos grave. En este sentido, es importante conocer que el LEC puede constituir la única manifestación clínica de la enfermedad. Sin embargo, en cualquier momento pueden aparecer síntomas de enfermedad visceral. El riesgo de que ello ocurra es muy variable y depende del tipo de lesión cutánea que el paciente desarrolle. En el LECC las complicaciones viscerales son raras; sólo entre un 5 y 10 % de los pacientes pueden en algún momento cumplir cuatro o más de los parámetros de la ACR para el diagnóstico de LES y, en general, éstos son los pacientes que desarrollan lesiones extensas de LECC (LECC generalizado). En el LECS, alrededor del 50 % de los enfermos cumplen estos cuatro parámetros, lo que indica una mayor probabilidad de hallar afección visceral o trastornos inmunológicos acompañantes. Sin embargo, esta actividad visceral no suele ser grave y acostumbra a manifestarse en forma de complicaciones músculo-articulares; sólo en el 10 % de los casos cabe esperar complicaciones renales o neurológicas graves. En el LECA, las lesiones cutáneas constituyen, en general, una manifestación clínica más y con poca repercusión en la constelación de síntomas que presentan los pacientes con afección sis-

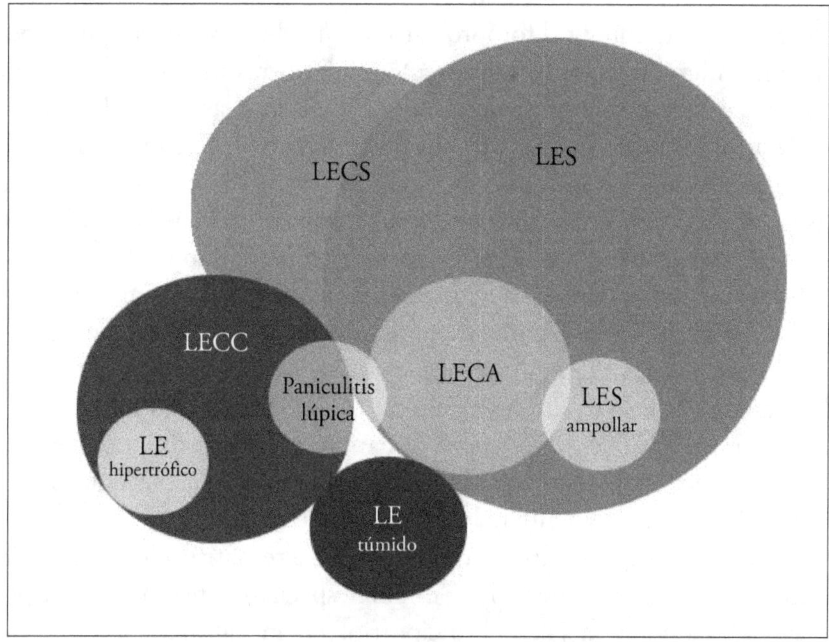

Figura 9. Esquema que ilustra el riesgo de cada uno de los tipos de LEC para desarrollar enfermedad sistémica (LES) (modificado de Callen JP).[9]

témica, y en la mayoría de los casos se trata de pacientes con LES grave. En la figura 9 se representa de una forma gráfica el espectro de la actividad sistémica de un paciente con lesiones cutáneas de LE.

6 Tratamiento

La finalidad del tratamiento del LEC es, ante todo, mejorar la apariencia del paciente y prevenir el desarrollo de cicatrices, la atrofia o los trastornos de la pigmentación. Entre las recomendaciones generales, en primer lugar, es necesario excluir la posibilidad de que se trate de un LEC inducido por fármacos (véase el apartado LECS). En segundo, es importante recomendar a los pacientes fumadores con un LEC que abandonen este hábito, ya que el tabaco podría actuar como agravante de las lesiones cutáneas o bien interferir en el mecanismo de acción de los fármacos antipalúdicos. En caso de no hacerlo, tendría interés incitarles a que participaran en algún programa de deshabituación. Tampoco se conoce si la nicotina en parches o chicles, que con frecuencia se utilizan en estos programas, podría exacerbar las lesiones de LEC, por lo que es recomendable no prescribirla.

Los tres pilares del tratamiento del LEC son la fotoprotección, los corticoides tópicos y los antipalúdicos de síntesis.[52] La fotosensibilidad es un fenómeno frecuente en los pacientes con LEC y los estudios de fotoprovocación han demostrado que el espectro de radiación ultravioleta (UV) capaz de desencadenar lesiones de LE incluye a UVA, UVB y, a veces, la luz visible. Por tanto, el uso de fotoprotectores resulta fundamental en el tratamiento de estos pacientes y el fotoprotector ideal debería ser de amplio espectro y resistente al agua. Además, es importante recomendar otras medidas de fotoprotección como evitar la exposición solar entre las 10 de la mañana y las tres de la tarde, y utilizar prendas de vestir no excesivamente escotadas. El paciente debe conocer la capacidad de los UVA para atravesar los cristales de las ventanas, por lo que resultará útil que aplique las mismas medidas fotoprotectoras cuando deba realizar un viaje largo en coche.

La aplicación tópica de corticoides resulta muy útil cuando las lesiones son escasas y están limitadas a una pequeña área de piel, como ocurre con frecuencia en el LECC y el LE túmido. No suele ser suficiente en el tratamiento de las lesiones a menudo extensas y muy numerosas del LECS. Si prevemos que las lesiones de LE pueden dejar cicatrices y deformaciones importantes, es lícito el uso de corticoides potentes o muy potentes, incluso en la región facial, siempre y cuando se utilicen durante períodos cortos de tiempo que no deben superar las dos semanas. Se puede incrementar la eficacia de los corticoides si se utilizan en cura oclusiva o son intralesionales.

Otros agentes tópicos que podrían utilizarse como alternativa a los corticoides son los retinoides (tretinoina y tazaroteno) en las lesiones especialmente crónicas e hipertróficas, el tacrólimus en las lesiones faciales, el calcipotriol y el imiquimod.

Cuando las lesiones no responden al tratamiento tópico o, por su extensión, éste resulta insuficiente, el tratamiento sistémico de primera línea son los antipalúdicos de síntesis. Se pueden utilizar tres antipalúdicos: sulfato de hidroxicloroquina, fosfato de cloroquina y mepacrina (o quinacrina en EE.UU.). Dado que el sulfato de hidroxicloroquina parece tener menos riesgo de toxicidad ocular respecto al fosfato de cloroquina, suele indicarse aquél como el de primera elección. Si en un plazo de dos o tres meses no se obtiene una respuesta favorable, puede sustituirse por el fosfato de cloroquina. La mepacrina o quinacrina, que no se comercializa en España, puede ser una alternativa en caso de falta de respuesta a los anteriores. No se aconseja su prescripción aislada sino en asociación con alguno de los otros dos antipalúdicos.

Los antipalúdicos tienen especial apetencia por los tejidos ricos en melanina en la piel y el ojo, donde alcanzan concentraciones elevadas. La cloroquina se une más ávidamente al tejido corneal que la hidroxicloroquina, de manera que el 90 % de los pacientes que reciben tratamiento con dosis estándar de cloroquina tienen depósitos corneales, comparado con el 5 % de los pacientes que reciben hidroxicloroquina.[53] Estos depósitos que pueden ocasionar visión borrosa o la percepción de halos de colores alrededor de las luces, sobre todo en la conducción nocturna, son reversibles y no contraindican el tratamiento. La complicación que resulta realmente temible es la afección de la retina, cuya incidencia real no es conocida y su aparición contraindica continuar con el tratamiento. Si se produce una verdadera retinopatía con palidez de la mácula y aparición de varios anillos a su alrededor, la pérdida de visión es irreversible. Los primeros casos se describieron en los años cincuenta y otros numerosos aparecieron en las dos décadas siguientes, probablemente en relación con las altas dosis que en aquella época se prescribían. En la actualidad, parece claro que la incidencia de retinopatía se reduce al mínimo si las dosis de mantenimiento no sobrepasan las recomendadas, que corresponden a algo menos de 4 mg/K/d de cloroquina y 6,5 mg/K/d de hidroxicloroquina, calculando en relación con el peso ideal, y siempre que la función renal y hepática del paciente sea normal. En estas condiciones, los casos de maculopatía asociados a la prescripción de hidroxicloroquina son casi inexistentes. No ocurre así con la cloroquina, cuyo riesgo sigue siendo, en opinión de algunos autores, bajo pero no despreciable. En este caso, se mantiene la recomendación de revisiones oftalmológicas cada seis meses, mientras que en el caso de la hidroxicloroquina es suficiente con un examen ocular durante el primer año de tratamiento, seguido de revisiones cada 12-18 meses.[54]

Los glucocorticoides orales resultan poco eficaces en el tratamiento del LECC y sólo tienen cierta utilidad en el tratamiento de las formas agudas e intensas del LECS, el LECA y en las lesiones de vasculitis que pueden verse en un LE complicado. Si se prescribe es recomendable hacerlo junto con los antipalúdicos y en dosis bajas o intermedias. En general, debería evitarse el uso crónico de glucocorticoides orales o intramusculares a menos que sea necesaria su administración por la enfermedad sistémica.

Los demás fármacos propuestos en el tratamiento del LEC tienen una utilidad limitada.[55] El acitretino, un retinoide oral, puede ser eficaz en los pacientes que desarrollan un LECC hipertrófico o cuando las lesiones asientan en las palmas y las plantas.[56] La talidomida se ha demostrado, en diversos estudios abiertos, que resulta altamente eficaz en el tratamiento del LEC, pero los efectos secundarios que produce son frecuentes (somnolencia, cefalea, vértigos, amenorrea, aumento de peso) y la recaída tras dejar el fármaco es la norma.[57] El efecto secundario más importante es la neuropatía, en general, sensorial que puede limitar la administración del fármaco a largo plazo. El riesgo de neuropatía es dosis dependiente y parece que dosis inferiores a 25 mg/d raramente se asocian a esta complicación. Puede ser reversible, pero se han descrito casos en los que ha progresado a pesar de suspender el fármaco. Se desconoce si es necesario realizar estudios de electromiografía antes de iniciar el tratamiento y de forma periódica. Por otro lado, la talidomida es un conocido e importante teratógeno y, de acuerdo con el laboratorio que lo comercializa, está sometido a un programa de prescripción que intenta prevenir el riesgo de embarazo en los pacientes que reciben el fármaco. Este programa requiere que el médico que realiza la prescripción y la farmacia se registren con la compañía y que el paciente tome las precauciones que se le indican desde el momento de iniciar el tratamiento. El uso de talidomida también se ha asociado a un mayor riesgo de sufrir una trombosis;[58] en este sentido, parece que puede ser útil mantener el tratamiento con antipalúdicos antes de iniciar el de talidomida.[9]

Los agentes inmunodepresores se han descrito útiles en el tratamiento del LEC recalcitrante. La azatioprina es quizás uno de los más utilizados, pero el metotrexato y el micofenolato mofetilo son de los más beneficiosos. En casos aislados se ha descrito que la citarabina, la ciclofosfamida y la ciclosporina también pueden ser eficaces. En un estudio amplio se han observado excelentes resultados con fenitoína oral.[59] La toxicidad fue mínima en frecuencia e intensidad, aunque es necesario recordar que en el pasado se habían descrito casos de LES inducido por este fármaco. La sulfona puede ser de cierta utilidad en el tratamiento de las lesiones tipo vasculitis que pueden acompañar al LE y en las ulceraciones orales. Las inmunoglobulinas endovenosas se han utilizado en algunos pacientes con enfermedad cutánea que había fallado a otros tratamientos. La respuesta fue buena en la mitad de ellos, pero la recaída tras dejar el tratamiento fue rápida.[9] Respecto a los fármacos biológicos, existe muy escasa experiencia en el tratamiento del LEC y, por el momento, ninguno de ellos ha demostrado ser eficaz y seguro en esta enfermedad.

BIBLIOGRAFÍA

1. Sontheimer RD. The lexicon of cutaneous lupus erythematosus-A review and personal perspective on the nomenclature and classification of the cutaneous manifest ations of lupus erythematosus. Lupus 1997; 6: 84-95.

2. Gilliam JN, Sontheimer RD. Distinctive cutaneous subsets in the spectrum of lupus erythematosus. J Am Ac Dermatol 1981; 4: 471-75.

3. Bielsa I, Herrero C, Ercilla G *et al.* Immunogenetics findings in cutaneous lupus erythematosus. J Am Acad Dermatol 1991; 25: 251-57.

4. Sontheimer RD, Maddison PJ, Rechlin M, Jordon RE, Stastny P, Guillian JN. Serologic and HLA association in subacute cutaneous lupus erythematosus, A clinical subset of lupus erythematosus. Ann Intern Med 1982; 97: 664-971.

5. Werth VP. Cutaneous lupus. Insights into pathogenesis and disease classification. Bull NYH Hosp Jt Dis 2007; 65: 200-2004.

6. Orteu CH, Sontheimer RD, Dutz JP. The pathophysiology of photosensitivity in lupus erythematosus. Photodermatol Photoimmunol Photomed 2001; 17: 95-113.

7. Callen JP. Chronic cutaneous lupus erythematosus. Clinical, laboratory, therapeutic and prognostic examination of 62 patients. Arch Dermatol 1982; 118: 412-16.

8. Jerdan MS, Hood AF, Moore GW, Callen JP. Histopathologic comparison of the subsets of lupus erythematosus. Arch Dermatol 1990; 126: 52-55.

9. Callen JP. Cutaneous lupus erythematosus: a personal approach to management. Australas J Dermatol 2006; 47: 13-27.

10. Callen JP. Oral manifestations of collagen vascular disease. Semin Cutan Med Surg 1997; 16: 323-27.

11. Spann CR, Callen JP, Klein JB, Kulick KB. Clinical, serologic and immunogenetic studies in patients with chronic cutaneous (discoid) lupus erythematosus who have verrucous and/or hypertrophic skin lesions. J Rheumatol 1988; 15: 256-61.

12. Martens PB, Moder KG, Ahmed I. Lupus panniculitis: clinical perspectives from a case series. J Rheumatol 1999; 26: 68-72.

13. Cernea SS, Kihara SM, Sotto MN, Vilela MA. Lupus mastitis. J Am Acad Dermatol 1993; 29: 343-46.

14. Cyran S, Douglass MC, Silverstein JL. Chronic cutaneous lupus erythematosus presenting as periorbital edema and erythema. J Am Acad Dermatol 1992; 26: 334-38.

15. Sánchez NP, Peters MS, Winkelmann RK. The histopathology of lupus erythematosus panniculitis. J Am Acad Dermatol 1981; 5: 673-80.

16. Cassis TB, Fearneyhough PK, Callen JP. Subcutaneous panniculitis-like T-cell lymphoma with vacuolar interface dermatitis resembling lupus erythematosus panniculitis. J Am Acad Dermatol 2004; 50: 465-69.

17. Ng PP, Tan SH, Tan T. Lupus erythematosus panniculitis: a clinicopathologic study. Int J Dermatol 2002; 41: 488-90.

18. Sontheimer RD. Subacute cutaneous lupus erythematosus: 25-year evolution of a prototypic subset (subphenotype) of lupus erythematosus defined by characteristic cutaneous, patological immunological and genetic findings. Autoimmunity Reviews 2005; 4: 253-63.

19. Callen JF. Drug-induced cutaneous lupus erythematosus, a distinct syndrome that is frequently unrecognized. J Am Acad Dermatol 2001; 45: 315-16.

20. Callen JF. How frequently are drugs associated with the development or exacerbation of subacute cutaneous lupus? Arch Dermatol 2003; 139: 89-90.

21. Bangert JL, Freeman RG, Sontheimer RD, Guillian JN. Subacute cutaneous lupus erythematosus. Comparative histopathologic findings. Arch Dermatol 1984; 120: 332-37.

22. Bielsa I, Herrero C, Collado A, Cobos A, Palou J, Mascaró JM. Histopathologic findings in cutaneous lupus erythematosus. Arch Dermatol 1994; 130: 54-8.

23. Bielsa I, Herrero C, Font J, Mascaró JM. Lupus erythematosus and toxic epidermal necrolysis. J Am Acad Dermatol 1987; 16: 1265-267.

24. Lipsker D, Dicerase MP, Cribier, Grosshans E, Heid E. The significance of the «dust-like particles» pattern of immunofluorescence. Br J Dermatol 1998; 138: 1039-042.

25. Sontheimer RD. Subacute cutaneous lupus erythematosus: a decade's perspective. Med Clin North Am 1989; 73: 1073-090.

26. Black DR, Hornung CA, Schneider PD, Callen JP. Frequency and severity of systemic disease in patients with subacute cutaneous lupus erythematosus. Arch Dermatol 2002; 138: 1175-178.

27. Rowell NR, Swanson-Beck J, Anderson JR. Lupus erythematosus and erythema multiforme-like lesions. Arch Dermatol 1963; 88: 176-80.

28. Aydogan K, Karadogan SK, Balabam Adim S, Tunalli S. Lupus erythematosus associated with erythema multiforme: report of two cases and review of the literature. JEADV 2005; 19: 621-27.

29. Ting W, Stone MS, Racila D, Scofield RH, Sontheimer RD. Toxic epidermal necrolysis-like acute cutaneous lupus erythematosu an the spectrum of the acute sindrome of apoptotic pan-epidermolysis (ASAP): a case report, concept rewiev and proposal for new classification of lupus erythematosus vesicobullous skin lesions. Lupus 2004; 13: 941-50.

30. Paradela S, Martínez-Gómez W, Fernández-Jorge B *et al*. Toxic epidermal necrolysis-like acute cutaneous lupus erythematosus. Lupus 2007; 16: 741-45.

31. Fabre VC, Lear S, Reichlin M, Hodge SJ, Callen JP. Twenty percent of biopsy specimens from sun-exposed skin of normal young adults demonstrate positive immunofluorescence. Arch Dermatol 1991; 127: 1006-011.

32. Yang SG, Kim KH, Park KC, Youn SW, Joh GY. A case of systemic lupus erythematosus showing acute gangrenous change of fingertips. Br J Dermatol 1996; 134: 185-87.

33. Frances C, Niang S, Laffitte E, Pelletier FL, Costedoat N, Piette JC. Dermatologic manifestations of the antiphospholipid syndrome: two hundred consecutive cases. Arthritis Rheum 2005; 52: 1785-793.

34. Sánchez-Pérez J, Penas PF, Ríos-Buceta L, Fernández-Herrera J, Fraga J, García-Díez A. Leukocytoclastic vasculitis in subacute cutaneous lupus erythematosus: clinicopathologic study of three cases and review of the literature. Dermatology 1996; 193: 230-35.

35. Yell JA, Allen J, Wojnarowska F, Kirtschig G, Burge SM. Bullous systemic lupus erythematosus: revised criteria for diagnosis. Br J Dermatol 1995; 132: 921-28.

36. Disdier P, Harlé JR, Andrac L *et al*. Primary anetoderma associated with the antiphospholipid syndrome. J Am Acad Dermatol 1994; 30: 133-34.

37. Marzano AV, Vanotti M, Alessi E. Anetodermic lupus panniculitis and antiphospholipid antibodies: report of three cases. Acta Derm Venereol 2004; 84: 385-88.

38. Lowe L, Rapini RP, Golitz LE, Johnson TM. Papulonodular dermal mucinosis in lupus erythematosus. J Am Acad Dermatol 1992; 27: 312-15.

39. Maruyama M, Miyauchi S, Hashimoto K. Massive cutaneous mucinosis associated with systemic lupus erythematosus. Br J Dermatol 1997; 137: 450-53.

40. Pandya AG, Sontheimer RD, Cockrelle CL, Takashima A, Piepkorn M. Papulonodular mucinosis associated with systemic lupus erythematosus: Possible mechanism of increased glycosaminoglycan accumulation. J Am Acad Dermatol 1995; 32: 199-205.

41. Saiag P, Blanc F, Marinho E *et al*. Pustulose amicrobienne et lupus érythémateux systémique: un cas. Ann Dermatol Venereol 1993; 120: 779-81.

42. Marzano AV, Capsoni F, Berti E, Gasparini G, Bottelli S, Caputo R. Amicrobial pustular dermatosis of cutaneous folds associated with autoimmune disorders: a new entity? Dermatology 1996; 193: 88-93.

43. Kerl K, Masouye I, Lesavre P, Saurat JH, Borradori L. A case of amicrobial pustulosis of the folds associated with neutrophilic gastrointestinal involvement in systemic lupus eythematosus. Dermatology 2005; 211: 356-59.

44. Ruiz H, Sánchez JL. Tumid lupus erythematosus. Am J Dermatopathol 1999; 21: 356-60.

45. Kuhn A, Richter-Hintz D, Oslislo C, Ruzicka T, Megahed M, Lehmann P. Lupus erythematosus tumidus. A neglected subset of cutaneous lupus erythematosus: report of 40 cases. Arch Dermatol 2000; 136: 1033-041.

46. Vieira V, Del Pozo J, Yebra-Pimentel MT, Martínez W, Fonseca E. Lupus erythematosus tumidus: a series of 26 cases. Int J Dermatol 2006; 45: 512-17.

47. Rémy-Leroux V, Léonard F, Lambert D *et al.* Comparison of histopathologic-clinical characteristics of Jessner's lymphocytic infiltration of the skin and lupus erythematosus tumidus: Multicenter study of 46 cases. J Am Acad Dermatol 2008; 58: 217-23.

48. Su WPD, Perniciaro C, Rogers RS, White JW. Chilblain lupus erythematosus (lupus pernio): Clinical review of the Mayo Clinic experience and proposal of diagnostic criteria. Cutis 1994; 54: 395-99.

49. Viguier M, Pinquier L, Cavelier-Balloy B *et al.* Clinical and histopathologic features and immunologic variables in patients with severe chilblain. Medicine 2001; 80: 180-88.

50. Cribier B, Djeridi N, Peltre B, Grosshans E. A histologic and immunohistochemical study of chilblains. J Am Acad Dermatol 2001; 45: 924-29.

51. Bonilla-Martínez ZL, Albrecht J, Troxel AB *et al.* The cutaneous lupus erythematosus disease area and severity index. Arch Dermatol 2008; 144: 173-80

52. Callen JP. Update on the management of cutaneous lupus erythematosus. Br J Dermatol 2004; 151: 731-36.

53. Easterbrook M. An ophthalmological view on the efficacy and safety of chloroquine versus hydroxychloroquine. J Rheumatol 1999; 26: 1866-868.

54. Jones SK. Ocular toxicity and hydroxychloroquine: guidelines for screening. Br J Dermatol 1999; 140: 3-7.

55. allen JP. Management of antimalarial-refractory cutaneous lupus erythematosus. Lupus 1997; 6: 203-08.

56. Ruzicka T, Sommerburg C, Goerz G, Kind P, Mensing H. Treatment of cutaneous lupus erythematosus with acitretin and hydroxychloroquine. Br J Dermatol 1992; 127: 513-18.

57. Housman TS, Jorizzo JL, McCarty MA, Grummer SE, Fleisher AB. Low-dose thalidomide therapy for refractory cutaneous lesions of lupus erythematosus. Arch Dermatol 2003; 139: 50-54.

58. Llambrich A, Romero D, Iranzo P, Segura S, Moreno JA, Herrero C. Acute myocardial infarction in a patient with cutaneous lupus erythematosus treated with thalidomide. J Eur Acad Dermatol Venereol 2007; 21: 136-37.

59. Rodríguez-Castellanos MA, Rubio JB, Gómez JFB, Mendoza AG. Phenytoin in the treatment of discoid lupus erythematosus. Arch Dermatol 1995; 131: 620-21.

Capítulo 4

Manifestaciones osteoarticulares del lupus eritematoso sistémico

J.A. Gómez-Puerta,[1] J.L. Callejas[2]

[1]Servicios de Reumatología y de Enfermedades Autoinmunes
Hospital Clínic
Barcelona

[2]Unidad de Enfermedades Autoinmunes
Servicio de Medicina Interna
Hospital Clínico San Cecilio
Granada

Dirección para correspondencia
Hospital Clínic
Dr. J.A. Gómez-Puerta
jagomez@clinic.ub.es

1 Introducción

El compromiso osteoarticular es una de las principales manifestaciones del lupus eritematoso sistémico (LES), afectando hasta un 95 % de los pacientes. Incluso las artralgias pueden significar el síntoma de inicio de la enfermedad hasta en un 50 % de los pacientes. En la presente actualización, se describen las diferentes formas de afectación osteoarticular en el LES: la artritis, la artropatía de Jaccoud (AJ), los nódulos reumatoides, la miositis, la fibromialgia, la fatiga crónica, la osteoporosis y las osteonecrosis.

2 Perspectiva histórica

En su descripción original de 1872, Kaposi señaló la afectación articular entre un 53 y un 95 % de los pacientes con LES. Posteriormente, Osler describió con detalle las diferentes manifestaciones articulares, incluyendo la afectación de los pies, los tobillos y las muñecas. Osler indicó que las alteraciones eran fundamentalmente periarticulares con afectación de las bandas tendinosas. No fue hasta 1940 cuando se incluyó la afectación articular en el compromiso sistémico del LES. La primera revisión y el análisis de las manifestaciones musculoesqueléticas en el LES fue realizada por Slocumb en la Clínica Mayo en 1940. El autor hizo énfasis sobre la afectación crónica y, en ocasiones, la deformidad que pueden desarrollar los pacientes. En 1962, Zvalifler describió las deformidades en flexión con desviación cubital de las articulaciones metacarpofalángicas (MCF) en el LES. Años después, Bywaters denominó AJ a esta descripción de Zvalifler, teniendo en cuenta las similitudes con la artropatía relacionada con la fiebre reumática, descrita por Jaccoud en 1867. Desde 1963, se empieza a informar de la coexistencia del LES con la artritis reumatoide (AR), lo cual se conoce como *rupus*. La incidencia actual de dicha coexistencia se estima entre un 0,1 y un 2 %, pero no es posible establecer hasta la fecha si corresponde a una entidad propia, a la coincidencia de dos enfermedades distintas o a un subgrupo de pacientes con LES.[2]

Durante los últimos años se ha avanzado mucho en el conocimiento sobre la afectación musculoesquelética en el LES, lo cual incluye la aparición de nuevas técnicas de imagen para valorar el compromiso articular mediante ecografía o resonancia magnética (RM), o la detección en fases más tempranas de comorbilidades tales como la osteoporosis o las osteonecrosis mediante densitometría ósea (DMO) y RM, respectivamente.

3   Artralgias y artritis

La gran mayoría de pacientes afectos de LES experimentan síntomas articulares durante el curso de su enfermedad, principalmente, rigidez, dolor e inflamación articular. El patrón es recurrente y evanescente, y las deformidades articulares ocurren sólo tras años de evolución de la enfermedad. Es frecuente encontrar una discordancia entre los síntomas que refieren los pacientes con LES y los hallazgos articulares tras la exploración física. Se pueden afectar las grandes y las pequeñas articulaciones. Las más frecuentes son las interfalángicas proximales (IFP) de las manos, las MCF, las rodillas y los codos.[1,3] La afectación en los pies incluye el *hallus valgus*, la subluxación de las articulaciones metatarsofalángicas y el aumento del arco plantar. En algunas ocasiones, pueden afectarse articulaciones atípicas tales como la temporomandibular y la sacroiliaca (esta última especialmente en los hombres). La afectación de dichas articulaciones obliga a descartar un síndrome de «solapamiento» con una AR, una enfermedad mixta de tejido conjuntivo o una espondiloartropatía.[4] La artropatía mutilante es una complicación infrecuente en el LES, la cual se caracteriza por una esclerosis del penacho terminal de las falanges distales (acro-osteoesclerosis) y a menudo se asocia con el fenómeno de Raynaud. Otras veces, pueden aparecer fenómenos de resorción ósea de la falange distal (acro-osteólisis) con trastornos tróficos de la piel de los dedos y las uñas.[1]

En un porcentaje no superior al 10 % se observa una artritis poliarticular, simétrica y persistente por más de seis semanas, que puede acompañarse de rigidez matinal y, en ocasiones, del factor reumatoide (FR) y los anticuerpos antipéptidos cíclicos citrulinados (anti-CCP), lo cual dificulta el diagnóstico diferencial con la AR. En la tabla 1 se resumen las principales diferencias entre la afectación de manos en el LES y la AR.

En los Rx simples de manos se observa edema pericapsular de tejidos blandos que traduce sinovitis alrededor de las articulaciones y, adicionalmente, puede presentarse osteoporosis yuxtaarticular similar a la AR. También se puede encontrar esclerosis acral y, con menos frecuencia, erosiones óseas. El carpo puede presentar inestabilidad en cerca del 15 % de los pacientes, caracterizada por un aumento (> 3 mm) en el espacio interarticular entre el escafoides y el semilunar u otros huesos del carpo. La inestabilidad de la muñeca se demuestra mediante radiografías realizadas con la muñeca en desviación radiocubital.[5]

El compromiso articular en el LES también puede evaluarse mediante otras pruebas de imagen, tales como la ecografía y la RM. Wright y cols.[6] evaluaron por medio de un estudio ecográfico de la mano y la muñeca con power Doppler a 17 pacientes con LES y afectación articular. El 94 % de ellos tenían derrame articular o hipertrofia sinovial en la muñeca. Doce (el 71 %) presentaban derrame articular o hipertrofia sinovial en la segunda o tercera MCF, mientras que en ocho de ellos (el 47 %) se detectaron erosiones en la segunda o tercera MCF, las cuales no habían sido detectadas en los Rx simples en tres pacientes. En 11 de los pacientes (el 65 %) se observaron signos de tenosinovitis. Los autores concluyen que la ecografía con power Doppler es una herramienta de gran utilidad y sensibilidad para valorar la afectación de las manos y muñecas en los pacientes con LES.

	LES	AR
Fenómeno de Raynaud	Alrededor del 30 %	Menos del 10 %
Dolor	Leve a moderado	Moderado a intenso
Sinovitis recurrente	Infrecuente	Frecuente
Deformidad articular	Debido a alteraciones tendinosas	Debido a alteraciones tendinosas y destrucción articular
Desviación cubital de los dedos	Casi siempre reversible	Habitualmente irreversible, con subluxación de las MCF
Muñecas	Habitualmente laxas, con función conservada	Habitualmente subluxadas, con destrucción del carpo
Erosiones en los Rx simples	Muy raras	Frecuentes
Etiología de la deformidad	Alteraciones en las estructuras tendinosas de soporte	Sinovitis, formación de *pannus*, destrucción por lisosomas
FR positivo	Entre el 10 y el 20 %	Entre el 60 y el 70 %
Anti-CCP positivos	Alrededor del 10 %	Entre el 70 y el 80 %

Modificado de *Dubois Lupus Erythematosus.*[4]
Anti-CCP: anticuerpos antipéptidos cíclicos citrulinados.
FR: factor reumatoide.

Tabla 1. Comparación entre la afectación de las manos en el LES y la AR.

Ostendorf y cols.[7] estudiaron mediante RM a 14 pacientes con LES. En todos ellos se detectó edema pericapsular, en siete derrame articular, en seis tenosinovitis edematosa y en cuatro pacientes tenosinovitis proliferativa (de extensores o flexores). En 10 pacientes se identificaron signos de hipertrofia sinovial, mientras que en ocho de ellos se detectaron erosiones óseas (dos de las cuales no habían sido detectadas mediante Rx simples). Cuatro pacientes tenían AJ, todos ellos con edema capsular y tenosinovitis edematosa, pero sin erosiones óseas. Los autores concluyen que la RM permite discriminar de una forma más precisa que las técnicas de imagen convencionales el tipo de afectación articular en el LES (afectación de partes blandas, tendinopatías, erosiones), hecho que podría tener implicaciones sobre el tratamiento.

El líquido sinovial en las articulaciones afectadas suelen ser poco inflamatorio (entre 2.000 y 15.000 células), de predominio linfocítico, con concentraciones de glucosa normales, proteínas normales o aumentadas y concentraciones de complemento normales o disminuidas. En el líquido articular, los ANA pueden estar positivos a títulos bajos, así como también se pueden identificar las células LE.[3,4]

Durante los últimos años, se han realizado diversos estudios que analizan la presencia de los anti-CCP en LES, especialmente en pacientes con artritis erosiva. Mediwake y cols.[8] describieron a 10 pacientes con artritis erosiva en su serie de 231 pacientes con LES, dos de los cuales fueron anti-CCP positivos. Amezcua-Guerra y cols.[9] analizaron la presencia de los anti-CCP en siete pacientes con *rupus,* siete con LES, siete con AR y en siete controles sanos. Los anti-CCP fueron positivos en cuatro de los pacientes con *rupus* (el 57 %), en seis de los pacientes con AR (el 86 %), mientras que fueron negativos en los pacientes con LES y en los controles sanos.

Recientemente, nuestro grupo evaluó la presencia de dos anticuerpos anticitrulinados diferentes en una serie de 119 pacientes con LES.[10] Se determinaron los anticuerpos frente a péptidos sintéticos citrulinados de fibrina (péptido cíclico citrulinado quimérico) (anti-PCCQ) y los anti-CCP de segunda generación (CCP-2). Los anti-CCP fueron positivos (> 25 UI/mL) en 23 pacientes (el 19 %); no obstante, sólo cinco de ellos tuvieron títulos elevados (> 50 UI/mL). Los anti-PCCQ fueron positivos en 25/113 pacientes (el 22 %). Diez pacientes fueron positivos para ambos anticuerpos citrulinados. Todos tenían historia previa de artritis. Los anti-CCP se correlacionaron con artritis mientras que los anti-PCCQ se correlacionaron con historia previa de afectación renal y artritis, y se correlacionaron inversamente con la presencia de los anticuerpos anti-Ro. Cabe mencionar que cuando se aumentó el *cutoff* para ambos anticuerpos (anti-CCP > 29,5 UI/mL y anti-PCCQ > 0,241 U.D.O.), el porcentaje de positividad se redujo a 7 y 8 %, respectivamente (según datos aún no publicados).

El tratamiento de la afectación articular en el LES depende fundamentalmente del grado de afectación y la persistencia de los síntomas y, obviamente, también del grado de afectación sistémica de la enfermedad. Las artralgias intermitentes suelen remitir con antiinflamatorios no esteroideos (AINEs). Para las artritis persistentes suele ser necesario prescribir dosis bajas de glucocorticoides y antimaláricos (cloroquina o hidroxicloroquina). Cuando dicho tratamiento no es suficiente, acostumbra a utilizarse el metotrexato (MTX) semanal a dosis similares que la AR. En ese sentido, Rahman y cols.[11] realizaron un estudio en 17 pacientes con artritis resistente a los antimaláricos. Estos pacientes recibieron MTX durante seis meses y se compararon con un grupo control con similares características pero sin MTX. Tras seis meses de seguimiento, 15 de los 17 pacientes del grupo con MTX (el 88 %) frente a dos de los 17 del grupo control (el 12 %) alcanzaron al menos un 60 % de mejoría en el recuento articular y una mejoría en el SLEDAI. Además del MTX, la azatioprina es una alternativa como tratamiento ahorrador de glucocorticoides en pacientes con LES y afectación articular. Hasta la fecha, se cuenta con poca experiencia sobre la utilidad en la artritis del LES de nuevas terapias tales como el micofenolato de mofetilo o el rituximab.

4 Artropatía de Jaccoud

Según las diferentes series publicadas (véase la tabla 2), entre un 3 y un 10 % de los pacientes con LES padecen AJ. Ésta se presenta tras padecer episodios repetidos de tumefacción articular que conducen a deformidades en las manos, en general con mínimos

Autor	Año/Origen	N.º de pacientes	N.º de pacientes (%) Artropatía de Jaccoud
Aptekar	1974/EE.UU.	150	15 (10)
Kahn	1986/Francia	320	10 (3)
Alarcón-Segovia	1988/México	858	41 (5)
Franceschini	1994/Italia	124	13 (10)
Molina	1995/EE.UU.	939	40 (4)
van Vugt	1998/Holanda	176	8 (4)
Takeishi	2001/Japón	340	15 (4)
Mediwake	2001/Inglaterra	231	6 (3)
Santiago	2008/Brasil	606	21 (3)

Modificado de la referencia 12.

Tabla 2. Prevalencia de la artropatía de Jaccoud en diferentes series publicadas con LES.

signos inflamatorios, poco dolor y escasa pérdida de la función. Estas deformidades consisten en la subluxación de las articulaciones MCF con desviación cubital (deformidad en «ráfaga»), hiperextensión de las IFP (deformidad en «cuello de cisne») y, con frecuencia, hiperextensión de la interfalángica del pulgar (pulgar en «Z»). A diferencia de la AR, las deformidades son reductibles, aunque es posible que con los años la deformidad permanezca fija.[1] En algunas ocasiones, la afectación de las manos puede ser asimétrica (véase la figura 1). La AJ se describe como una artropatía deformante y no erosiva, y así se comporta durante los primeros años tras la instauración de las deformidades; sin embargo, en fases tardías pueden aparecer erosiones en forma de gancho o de hoz, las cuales asientan en las cabezas de los metacarpianos y de los metatarsianos, preferentemente en el lado radial. Tales erosiones no son específicas de la AJ, ya que también pueden presentarse en la AR, la gota, la pseudogota o la artrosis.[12]

En la mayoría de los casos, la AJ afecta a las manos, aunque también puede afectar a los pies, los cuales presentan *hallus valgus*, subluxación de las MTF, ensanchamiento del antepie, dedos en martillo, acabalgamiento de dedos y pie plano con formación de callosidades y problemas mecánicos de apoyo. Al igual que en las manos, estas deformidades son reductibles, pero con el paso del tiempo se convierten en deformidades fijas.[1] También se ha descrito la AJ en las rodillas y los hombros.[12]

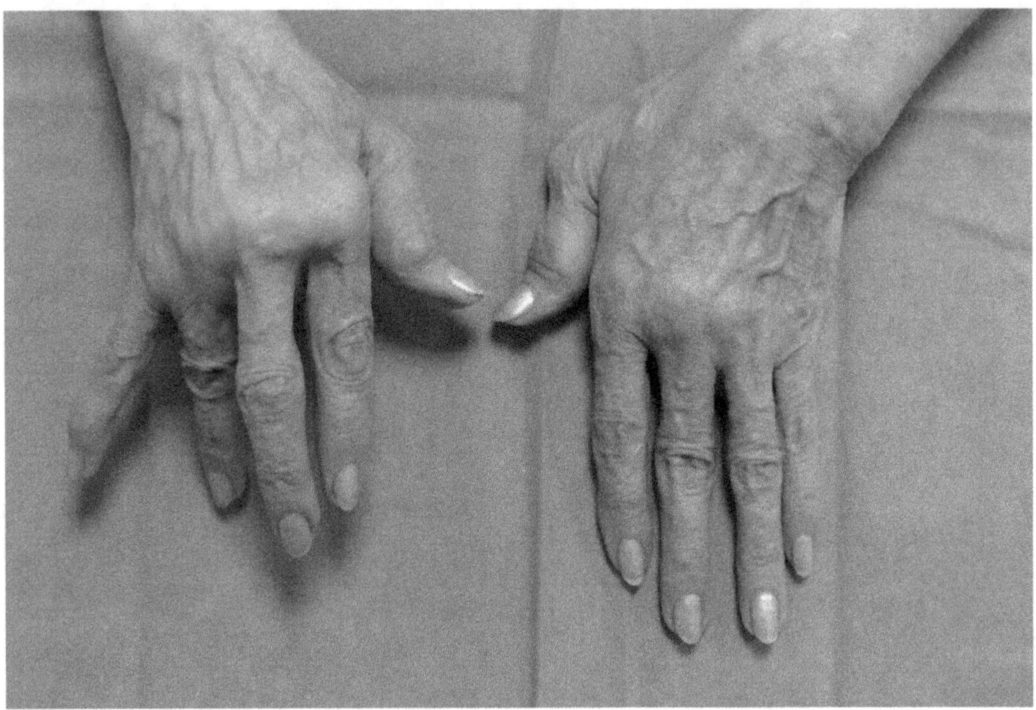

Figura 1. Artropatía de Jaccoud. Se observa afectación asimétrica, con desviación cubital, dedo pulgar en Z, deformidad en cuello de cisne en el quinto dedo y sinovitis de la segunda y la tercera MCF de la mano derecha.

Con respecto a la etiopatogenia de la AJ, se cree que está en relación con la sinovitis persistente y la retracción fibrótica de la cápsula articular. También se han implicado diversos factores relacionados con el colágeno tales como los anticuerpos anticolágeno tipo II, la hiperlaxitud asociada o los cambios en la colagénesis en relación con el hiperparatiroidismo secundario a la insuficiencia renal. Asimismo, se han relacionado en la etiopatogenia con los anticuerpos anti-Ro (SSA) y con el FR. En el estudio histopatológico se describen depósitos de fibrina, corpúsculos de hematoxilina, alteraciones en la microcirculación y erosiones en el cartílago sin la formación de *pannus* observada en la AR.[12]

No existen unos criterios bien establecidos para el diagnóstico de la AJ; sin embargo, gracias a Spronk y cols.[13] disponemos de un índice diagnóstico basado en la presencia de las diferentes deformidades presentes en la AJ. Se considera una AJ si se obtiene una puntuación igual o superior a cinco (véase la tabla 3).

El tratamiento de la AJ no difiere del de la artritis en pacientes con LES. Para ambos grupos es importante realizar rehabilitación y disponer de algunas medidas de soporte que palien el dolor causado por la enfermedad y ayuden a mantener la función de la articulación. Las correcciones quirúrgicas de las deformidades óseas y tendinosas han mostrado resultados dispares.[12]

	N.º de dedos afectados	Puntos
Desviación cubital (> 20)	1-4 5-8	2 3
Deformidad en cuello de cisne	1-4 5-8	2 3
Limitación a la extensión de MCF	1-4 5-8	1 2
Deformidad en «botón»	1-4 5-8	2 3
Deformidad en «Z»	1 2	2 3

El diagnóstico de artropatía de Jaccoud se hace con una puntuación > 5 puntos.
Tomado de la referencia 13.

Tabla 3. Diagnóstico de artropatía de Jaccoud.

5   Nódulos reumatoides

Los nódulos reumatoides (NR) se han relacionado no sólo con la AR seropositiva, sino también con una serie de enfermedades autoinmunes, entre las que se incluyen el reumatismo palindrómico, la artritis crónica juvenil, el síndrome antifosfolipídico primario y el LES.[14]

Los NR son infrecuentes en el LES y, habitualmente, se localizan en el olécranon, las MCF y las IFP. Las características histológicas son similares a las de los NR que ocurren en pacientes con AR. El diagnóstico diferencial de una lesión nodular en un paciente con LES debe incluir la paniculitis, el eritema nudoso, la vasculitis leucocitoclástica, el *lupus tumidus* y la mucinosis, entre otras.[14] En la tabla 4 se recogen los casos previos publicados de pacientes con LES y NR confirmados con un estudio histológico.

La nodulosis acelerada es una complicación bien conocida del tratamiento con el MTX en pacientes con AR, especialmente en aquéllos con FR positivo y vasculitis. Se caracteriza por la rápida aparición de pequeños nódulos (> 5 mm) dolorosos en las manos, los codos y los pies. La histología de los nódulos en la nodulosis acelerada no difiere de la histología de los NR.[15] La primera está claramente relacionada con la utilización del MTX, incluso a dosis bajas, y puede aparecer entre semanas a meses después de la administración del medicamento. Nuestro grupo describió por primera vez la aparición de nodulosis acelerada en una paciente con LES y AJ.[14] La biopsia del nódulo reveló áreas de necrosis fibrinoide en la parte profunda reticular de la dermis, rodeada de un anillo de infiltrado de linfocitos e histicocitos, sin evidencia de trombosis. Parecido a como ocurre en la AR, los NR desaparecieron tras suspender el MTX.

Autor	Género/Edad	Enfermedades asociadas	Manifestaciones de LES
1. Hahn	F/30		Artritis, anemia, leucopenia, LV serositis, GMN membranosa
2. Hahn	M/43	Probable SAF*	Artritis, LV, TVP, GMN membranosa
3. Hahn	F/44	Tiroditis de Hashimoto	Artritis, leucopenia, LV, fenómeno de Raynaud, serositis, miositis
4. Dubois	F/21		Artritis, eritema malar, trombocitopenia GMN proliferativa
5. Dubois	F/34		Artritis, trombocitopenia, lupus discoide, úlceras orales
6. Dubois	M/70	SS	Artritis, artropatía de Jaccoud, pleuritis, trombocitopenia, lupus discoide
7. Dubois	F/55		Artritis, artropatía de Jaccoud, leucopenia, eritema malar
8. Dubois	F/49		Artritis, pleuritis, miocarditis
9. Dubois	F/40		Artritis, artropatía de Jaccoud, pleuritis, esplenomegalia, eritema malar
10. Dubois	F/34		Artritis, eritema malar, lupus discoide, fenómeno de Raynaud
11. Dubois	F/33		Artritis, leucopenia, anemia, alopecia
12. Dubois	F/38	SS	Artritis, eritema malar, pleuritis, carditis, fotosensibilidad, trombocitopenia
13. Scully	M/41		Artritis, artropatía de Jaccoud, LV, GMN esclerosante
14. González	F/21		Artritis, rash malar, alopecia
15. González	F/48		Artritis, eritema malar, úlceras orales, fotosensibilidad, alopecia
16. Schofield	F/21		Artritis, fenómeno de Raynaud
17. Ishikawa	F/13	SAF	Trombocitopenia, leucopenia, púrpura, GMN proliferativa difusa
18. Hassikou	F/43		Artritis, leucopenia, lupus discoide, fotosensibilidad
19. Rivero	F/34	SAF, hipertiroidismo (Enfermedad de Graves)	Artritis, artropatía de Jaccoud, anemia, linfopenia, fenómeno de Raynaud, hipertensión pulmonar

AL: anticoagulante lúpico, AAC: anticuerpos anticardiolipina, AAN: anticuerpos antinucleares,
Ciclof: ciclofosfamida, dsDNA: anticuerpos anti-DNA de doble cadena, F: femenino, FR: factor reumatoide,
GMN: glomerulonefritis, HCQ: hidroxicloroquina, IFP: interfalange proximal, LV: lesión valvular,
M: masculino, MCF: metacarpofalángicas, MTF: metatarsofalángicas, MTX: metotrexato, NR: no referido,

Tabla 4. Características de los pacientes con LES y nódulos cutáneos reumatoides.

Localización de la nodulosis	Perfil inmunológico	Tratamiento
MCF, MTF, IFP	AAN+, FR-, VDRL-	Salicilatos, AINEs, S
Olécranon	AAN+, FR+, VDRL-	Anticoagulación, S, HCQ
Olécranon, MCF	AAN+, FR-, VDRL-	S
Codo	AAN+, FR+, dsDNA+	Cloroquina, salicilatos, S
Codo	Células LE+	Cloroquina, S, esplenectomía
MCF	AAN+, dsDNA+	S
Codo	Células LE+, FR-	S, resección de nódulos
Codo, tendón aquíleo	Células LE+, FR-	S
MCF	Células LE+, FR-	NR
Codo, tendón aquíleo	AAN+, FR+, dsDNA-	NR
Codo	Células LE+, FR+	NR
Codo	Células LE-, ANA-, dsDNA-, FR+	NR
Manos, rodillas	AAN+, FR-, VDRL+	Sales de oro
Olécranon	Células LE+, AAN+ FR-, dsDNA+	NR
Olécranon	Células LE+, AAN+, VDRL+, FR-, dsDNA-	NR
Dedos, codos	AAN+, FR-, dsDNA-	HCQ
Talón	AAN+, dsDNA+, aCL+, AL+	Aspirina
Dedos, codos, párpados	AAN+, dsDNA+, FR-, aCL IgM+	Aspirina, S, Ciclof
Codo, MCF	AAN+, dsDNA+, FR-, RNP+, aCL IgG+	Cloroquina, S, AINE, MTX, anticoagulación

RNP: anticuerpos antirribonucleoproteínas, SAF: síndrome antifosfolipídico, S: esteroides, SS: síndrome de Sjögren, TVP: trombosis venosa profunda. AINE: antiinflamatorios no esteroideos.
§ Presencia simultánea de trombosis en la biopsia del nódulo.
* Paciente con trombosis pero sin anticuerpos antifosfolipídicos.

6   Miopatías

Hasta un 50 % de los pacientes con LES pueden desarrollar signos o síntomas clínicos sugestivos de miopatía, tales como mialgias, dolor al moverse o debilidad muscular.[1] La miopatía puede estar relacionada con una miopatía inflamatoria asociada (en relación con un síndrome de solapamiento o por actividad de la enfermedad) o en relación con diversos fármacos, entre los que se incluyen los glucorticoides, los antimaláricos o los hipolipemiantes. Otras patologías relacionadas con menos frecuencia con la afectación muscular en el LES son las miopatías vacuolares, las miopatías con cuerpos de inclusión y la miastenia *gravis*.[1]

Las enzimas musculares y la electromiografía pueden ser normales en diferentes fases de la enfermedad, lo cual dificulta el diagnóstico. El tratamiento se basa en el control de la enfermedad, siendo de especial utilidad para ello el MTX. De forma similar a la dermatopolimiositis, las inmunoglobulinas endovenosas son una alternativa en los casos de miopatías refractarias.[16]

7   Síndromes somático-funcionales

Los síndromes somático-funcionales (SSF) se definen por la presencia de distintos patrones de quejas corporales sin una etiología concreta tras un adecuado estudio. En los SSF se incluyen la fibromialgia y el síndrome de fatiga crónica (SFC).

7.1   *Fibromialgia*

La fibromialgia se caracteriza por un estado de dolor crónico, generalizado, no articular, con afectación predominante de los músculos y del raquis, con una exagerada hipersensibilidad en múltiples puntos *(tender points),* sin alteraciones orgánicas demostrables. Para diferenciar la fibromialgia de otros síndromes con sintomatología parecida, la ACR sustentó un estudio multicéntrico con el fin de unificar unos criterios clasificatorios que, en la práctica diaria, se han aceptado internacionalmente como criterios diagnósticos.

Desde un punto de vista práctico, existen tres cuestiones fundamentales que responder sobre la fibromialgia y el lupus eritematoso sistémico (LES):

– ¿Tienen las pacientes con fibromialgia mayor riesgo de desarrollar LES?
– ¿Tienen las pacientes con LES mayor riesgo de desarrollar fibromialgia?
– ¿Cómo influye la presencia de una fibromialgia en el LES?

La respuesta a la primera pregunta es claramente no. Las pacientes con fibromialgia no tienen mayor riesgo de desarrollar LES que la población general. Existen varios estudios de seguimiento a largo plazo de pacientes con criterios clasificatorios de fibromialgia y controles sanos, en los que se concluye que ni la positividad de ANA ni el riesgo de LES es superior al de la población general.[17]

En cuanto a la segunda pregunta, el rango de prevalencias descritas de fibromialgia en pacientes con LES es muy variable, oscilando entre el 8,2 y el 61 %.[18] La explicación a esta gran variabilidad se encuentra en diferencias étnicas y factores psicológicos y socioculturales. En España, un estudio con un reducido número de pacientes procedentes de un único centro encontró una prevalencia del 10 %. Lo que sí parece indudable es que los pacientes con LES tienen un mayor riesgo de padecer fibromialgia. De hecho, un reciente estudio lo ha cifrado en 5,77 veces el de la población general (95 % CI; 4,15-8,02).[19]

La tercera pregunta da paso a algunos aspectos interesantes. Con el aumento de la esperanza de vida de los pacientes con LES, consecuencia de los avances en los métodos diagnósticos y en los tratamientos empleados, el impacto de la enfermedad y el tratamiento sobre la «calidad de vida» ha emergido como una aspecto de gran importancia en la evaluación y el tratamiento de estos pacientes. De hecho, el grupo SLICC (Systemic Lupus Internacional Collaborating Clinics) recomienda que en la descripción de la situación clínica de los pacientes con LES se incluya la actividad, el daño acumulado y la calidad de vida. Para determinar la calidad de vida de un paciente existen numerosos test; uno de los más empleados es el Short Form 36 (SF-36), que valora el impacto de los aspectos físicos, psicológicos y sociales en las enfermedades crónicas. En general, las pacientes con LES obtienen peores puntuaciones en las diferentes escalas de calidad de vida que los pacientes con otras enfermedades crónicas. Aunque a priori se podría pensar que la actividad y el daño crónico influirían de manera significativa sobre la calidad de vida de los pacientes con LES, los resultados de los estudios no son concluyentes y en una reciente revisión de la literatura al respecto no se encontró tal asociación.[20] La explicación, si es que la tiene, a estos resultados se sustenta en el uso de distintos instrumentos de medida, la heterogeneidad de los pacientes y, fundamentalmente, en que la mayoría de los estudios son transversales y valoran la calidad de vida en un momento dado de la evolución de la enfermedad en cada paciente. No obstante, en un estudio reciente, en el que se utilizó el SF-36 como escala de medida, y donde se incluyeron 146 pacientes con un seguimiento medio de 8,2 años, se observó que ni la actividad de la enfermedad, medida por SLEDAI (Systemic Lupus Erythematosus Disease Activity Index), ni el daño crónico, medido por SDI (SLICC/ACR Damage Index), ni el uso o la dosis acumulada de glucocorticoides se correlacionaron de forma significativa con la calidad de vida.[21] Sin embargo, no sólo la presencia o no de fibromialgia, sino también el número de puntos dolorosos se ha relacionado con la calidad de vida en las pacientes con LES. Así, en un estudio de 173 pacientes con LES, y usando como escala de calidad de vida el HAQ (Health Status Questionnaire), se observó que los pacientes con más puntos dolorosos obtenían peor puntuación.

En conclusión, la prevalencia de fibromialgia en los pacientes con LES es elevada, siendo el factor más importante implicado en la percepción de su calidad de vida. No existen datos que sugieran que la fibromialgia se relacione con actividad del LES.

7.2   *Síndrome de fatiga crónica (SFC)*

El SFC es una enfermedad de etiología desconocida caracterizada por la presencia de un cansancio crónico, grave y debilitante que imposibilita a quien la padece la realización de las tareas habituales. Para efectuar el diagnóstico, se requiere como criterio mayor la presencia de fatiga de origen inexplicado, de comienzo definido, persistente durante al menos seis meses y que no se alivia con el reposo; y la suma de cuatro de los siguientes criterios menores: deterioro de la memoria o concentración, dolor de garganta, adenopatías cervicales o axilares dolorosas, dolor muscular, fatiga prolongada después del ejercicio, cefaleas, trastorno del sueño en forma de sueño no reparador o insomnio, y malestar durante más de 24 horas tras realizar algún tipo de esfuerzo.

Los pacientes con LES refieren la fatiga como un síntoma común y debilitante de su enfermedad.[22] El problema de la fatiga se basa fundamentalmente en su subjetividad, tanto en el momento de su expresión clínica como en la valoración por parte del profesional médico, siendo además un marcador de actividad en algunas escalas como en el British Isles Lupus Assessment Group (BILAG). Existen múltiples escalas para valorar la fatiga en los pacientes con LES. Recientemente, se ha publicado una revisión sistemática respecto a la utilidad de las diferentes escalas empleadas.[23] En esta revisión se identificaron 34 estudios que usaron 15 instrumentos de medida para la fatiga en pacientes con LES; los autores recomiendan usar el Fatigue Severity Scale (FSS), que valora nueve parámetros, como la mejor escala en función de la validez de sus propiedades psicométricas, por ser la más extendida y haber sido traducida y validada en distintas lenguas.

La fisiopatología de la fatiga en los pacientes con LES es desconocida, si bien se han postulado varias hipótesis psicológicas, que sugieren la influencia de la depresión, los trastornos del sueño y los factores psicosociales. En un intento por encontrar una causa orgánica de la misma, Harboe y cols.[24] realizaron un estudio del SNC mediante RM en 62 pacientes con LES y 62 controles sanos; para valorar la fatiga utilizaron el FSS y cuantificaron las lesiones en la sustancia blanca en la RM usando el método de Scheltens. Observaron un mayor grado de fatiga en las pacientes con LES que en los controles y una correlación positiva con el número de lesiones encontradas.

Desde un punto de vista terapéutico, y a pesar de que la administración de antipalúdicos podría reducir la fatiga en algunos pacientes, el abordaje multidisciplinario es la mejor opción.

8   Osteoporosis

Que la población de pacientes con LES presenta menor densidad mineral ósea (DMO) que la población general es un hecho ampliamente reconocido y fundamentado en numerosos estudios.[25] Ello afecta tanto a hueso cortical como trabecular, si bien en un estudio realizado en el Hospital Clínico San Cecilio de Granada la pérdida de hueso fue mayor en este último, con una prevalencia de osteoporosis del 21,6 %.[26]

Reducción de la movilidad.
Afectación renal.
Tratamiento con glucocorticoides.
Factores endocrinos: 　– amenorrea 　– menopausia precoz 　– niveles plasmáticos de andrógenos disminuidos 　– hiperprolactinemia
Déficit de 25 vitamina D.
Anticoagulación crónica en pacientes con síndrome antifosfolípido.
Tratamiento inmunodepresor / inmunomodulador.
Homocisteína.

Tabla 5. Mecanismos potenciales de la pérdida de masa ósea en pacientes con LES.

Independientemente de los factores de riesgo clásico para el desarrollo de la osteoporosis, que intervienen igual que en la población general, en los pacientes con LES intervienen también factores específicos[27] (véase la tabla 5). Hasta hace poco, el uso de glucocorticoides se consideraba el principal y prácticamente el único de estos factores. Sin embargo, en los últimos años se ha hecho evidente la acusada interrelación existente entre el sistema inmune y el metabolismo óseo, de tal modo que se ha acuñado el término «osteoinmunología» con el que, desde el año 2000, se hace referencia a los conocimientos, cada vez más abundantes, adquiridos en tan novedoso y apasionante campo de investigación interdisciplinario.

El osteoclasto (OC) es la piedra angular del sistema osteoinmune. Esta célula procede de la célula pluripotencial hematopoyética y se halla, por tanto, emparentada con los linfocitos, los hematíes, las plaquetas y los granulocitos. En la interrelación funcional de los sistemas inmune y óseo, desempeña un papel fundamental el sistema osteoprotegerina (OPG), ligando del receptor activador del factor nuclear kappa B (RANKL) y el receptor activador del factor nuclear kappa B (RANK). De forma resumida: el proceso de osteoclastogénesis a partir de los progenitores mieloides requiere de la presencia de RANKL y del factor estimulador de colonias de macrófagos (M-CSF), productos ambos de los osteoblastos (OB) y las células estromales. RANKL se une a su receptor RANK en la superficie de las células precursoras de los osteoclastos y estimula su diferenciación a OC maduros. Los OB también secretan OPG, un receptor soluble similar a RANK que, actuando como señuelo, se fija a RANKL y bloquea su unión al RANK, impidiendo, por tanto, su interacción. La producción de RANKL y OPG se encuentra influida, no sólo por las hormonas calciotropas (1,25 $(OH)_2 D_3$ y PTH), sino también por un gran número de citocinas y mediadores de inflamación que van a ser producidos por células del sistema inmune. En este sentido, es interesante resaltar que muchas de las citocinas proinflamatorias favorecen la resorción ósea: Il-1, TNF-α, Il-6, Il-11, Il-15; y que otras tienen efectos inhibitorios: γ-INF, Il-4, Il-10, Il-12, Il-13, Il-18, GM-CSF. Pero la idea fundamental es que, cuando los linfocitos se encuentran activados, predomina la función activadora.

El tratamiento con glucocorticoides representa una de las principales causas de pérdida de densidad mineral ósea (DMO) en los pacientes con LES. Su administración provoca un descenso rápido de la misma que es máxima en los primeros meses de tratamiento, pero se mantiene a lo largo del tiempo, sin que haya una dosis sin efectos nocivos sobre el hueso.[28] Los mecanismos por los que los glucocorticoides producen un descenso de la DMO son cada vez más conocidos; destacan una disminución en la formación de hueso por supresión de la osteoblastogénesis con incremento en la apoptosis de osteoblastos, y un incremento en la resorción a través de la estimulación del ligando de RANK y regulando a la baja la expresión de RNAm de la osteoprotegerina. Por otro lado, los glucocorticoides reducen la absorción intestinal y renal de calcio, provocando un balance negativo del mismo. Desde un punto de vista práctico, y con objeto de reducir al máximo la pérdida de masa ósea, se recomienda utilizar la menor dosis y durante el menor tiempo posible.

Otro factor que hay que considerar en el desarrollo de la osteoporosis en los pacientes con LES es el déficit de vitamina D. Las posibles causas son múltiples. El uso crónico de glucocorticoides, la afectación en la hidroxilación renal en pacientes con nefritis lúpica y la presencia de fotosensibilidad en un porcentaje importante de pacientes figuran entre las principales. La prevalencia de déficit de vitamina D en pacientes con LES puede ser muy elevada. En un estudio realizado en el Hospital Clínico San Cecilio de Granada, la prevalencia fue del 49 %, y se observó que los pacientes con este déficit presentaban menor masa ósea en hueso cortical y trabecular; también se observó que los pacientes que presentaban fotosensibilidad tenían niveles más bajos de vitamina D y más elevados de paratohormona.[29] El tratamiento con suplementos de vitamina D es, por tanto, de especial importancia en estos pacientes, máxime si se tiene en cuenta el efecto inmunomodulador que parece ejercer esta vitamina.

En los últimos años, se ha despertado un creciente interés por comprobar si existe una posible relación entre la homocisteína y la osteoporosis. Así, en la población general, además de su papel en enfermedades cardiovasculares y en el desarrollo de deterioro cognitivo, la primera se ha correlacionado con un incremento en el riesgo de sufrir fracturas osteoporóticas. En varios estudios se ha comprobado la presencia de concentraciones plasmáticas elevadas de homocisteína en pacientes con LES, si bien su relación con la DMO y la presencia de fracturas no había sido estudiada hasta hace poco tiempo, cuando Rhew y cols. publicaron los resultados de un estudio que incluyó a 100 pacientes, en los que no se observó una correlación ni con la DMO ni con el riesgo de fractura.[30]

Un grupo de especial interés lo constituyen los pacientes con LES de inicio en la infancia y la adolescencia. En un estudio reciente que incluyó a 64 pacientes con LES de inicio antes de los 18 años, la prevalencia de osteopenia y osteoporosis en la columna lumbar fue del 38 y 20 %, respectivamente. A diferencia de los pacientes con LES de inicio en la edad adulta, este grupo tiene un riesgo especial para desarrollar fracturas osteoporóticas al no alcanzar, debido a la constelación de múltiples factores (nutricionales, hormonales, baja estatura, retraso en el inicio de la pubertad y en la maduración ósea, tratamiento con glucocorticoides...), un adecuado pico de masa ósea.[31] El abordaje terapéutico en este grupo de pacientes no está bien establecido; si bien la primera aproximación no difiere de forma significativa de la adoptada con los adultos, resulta aconsejable usar glucocorticoides en la menor dosis y el menor tiempo posible y suplementar con calcio y vitamina D si fuese necesario. Respecto al uso de bisfosfonatos, hay varios estudios realizados en pacientes con LES que muestran resultados dispares respecto a la ganancia de DMO con alendronato.

8.1 Fracturas osteoporóticas

Las pacientes con LES tienen unas cinco veces más riesgo de sufrir una fractura osteoporótica que la población general.[32] La prevalencia de fracturas varía entre el 9,1 y el 12,5 %. En un estudio que incluyó a 90 pacientes con radiografía lateral de la columna, 26 pacientes presentaron fracturas vertebrales siguiendo criterios de Genant (reducción en al menos el 20 % de la altura del cuerpo vertebral en la porción anterior, media o posterior).[33]

Los factores relacionados con el desarrollo de fractura en los pacientes con LES son la disminución de la DMO, el uso de glucocorticoides, la edad al realizar el diagnóstico, el estado menopáusico y la duración de la enfermedad.[34]

9 Osteonecrosis

La osteonecrosis (ON), necrosis aséptica o necrosis isquémica, es una complicación observada en pacientes con LES. Afecta fundamentalmente a la cabeza del fémur, si bien se han descrito otras localizaciones como la cabeza del húmero, la meseta tibial y el escafoides. De nuevo, el uso de glucocorticoides constituye el principal factor de riesgo para su aparición, aunque también se ha relacionado la actividad propia de la enfermedad y el uso previo de ciclofosfamida con el desarrollo de ON.[36] La presencia de alteraciones en el índice de pulsatilidad arterial o el pico de velocidad sistólica en las arterias medial y circunfleja de la cadera podría identificar a un grupo especial de pacientes con riesgo de desarrollarla.[35] Los anticuerpos antifosfolipídicos (AAF) están claramente relacionados con un riesgo más elevado de desarrollar ON en pacientes con LES. Diversos estudios en pacientes con SAF primario y en LES sin exposición previa a glucocorticoides han determinado que los AAF favorecen la aparición de ON en uno o más territorios.[37] En ese sentido, algunos autores proponen el tratamiento anticoagulante preventivo en aquellos pacientes con LES que van a requerir dosis elevadas de glucocorticoides y que sean portadores de los AAF.[38] Por último, la artroplastia total de cadera constituye el tratamiento de elección en pacientes en estadio avanzado de la enfermedad, con dolor y limitación funcional.[37] Dicho tratamiento mejora de forma significativa su calidad de vida.

BIBLIOGRAFÍA

1. Font J, Khamashta MA, Vilardell M. Lupus eritematoso sistémico (2.ª edición). MRA Ediciones, Barcelona, 2002.

2. Fernández A, Quintana G, Matteson EL, Restrepo JF, Rondón F, Sánchez A, Iglesias A. Lupus arthropathy: historical evolution from deforming arthritis to rhupus. Clin Rheumatol 2004; 23: 523-26.

3. Lahita R. Systemic lupus erythematosus (4.ª edición). Elsevier, San Diego, 2004.

4. Wallace DJ, Hahn BH. Duboi's lupus erythematosus (7.ª edición). Lippincott Williams & Wilkins. Baltimore, 2007.

5. Lalani TA, Kanne JP, Hatfield GA, Chen P. Imaging findings in systemic lupus erythematosus. Radiographics 2004; 24: 1069-086.

6. Wright S, Filippucci E, Grassi W, Grey A, Bell A. Hand arthritis in systemic lupus erythematosus: an ultrasound pictorial essay. Lupus 2006; 15: 501-06.

7. Ostendorf B, Scherer A, Specker C, Mödder U, Schneider M. Jaccoud's arthropathy in systemic lupus erythematosus: differentiation of deforming and erosive patterns by magnetic resonance imaging. Arthritis Rheum 2003; 48: 157-65.

8. Mediwake R, Isenberg DA, Schellekens GA, van Venrooij WJ. Use of anti-citrullinated peptide and anti-RA33 antibodies in distinguishing erosive arthritis in patients with systemic lupus erythematosus and rheumatoid arthritis. Ann Rheum Dis 2001; 60: 67-8.

9. Amezcua-Guerra LM, Springall R, Márquez-Velasco R, Gómez-García L, Vargas A, Bojalil R. Presence of antibodies against cyclic citrullinated peptides in patients with rhupus: a cross-sectional study. Arthritis Res Ther 2006; 8: R144.

10. Gómez-Puerta JA, Plasín MA, Espinosa G, Pérez ML, Haro I, Cervera R, Sanmartí R. Antibodies to citrullinated human fibrinogen synthetic peptides in patients with systemic lupus erythematosus. 7th European Lupus Meeting, Amsterdam 2008. (Abstract.)

11. Rahman P, Humphrey-Murto S, Gladman DD, Urowitz MB. Efficacy and tolerability of methotrexate in antimalarial resistant lupus arthritis. J Rheumatol 1998; 25: 243-46.

12. Santiago MB, Galvão V. Jaccoud arthropathy in systemic lupus erythematosus: analysis of clinical characteristics and review of the literature. Medicine (Baltimore) 2008; 87: 37-44.

13. Spronk PE, ter Borg EJ, Kallenberg CG. Patients with systemic lupus erythematosus and Jaccoud's arthropathy: a clinical subset with an increased C reactive protein response? Ann Rheum Dis 1992; 51: 358-61.

14. Rivero MG, Salvatore AJ, Gómez-Puerta JA, Mascaró JM Jr, Cañete JD, Muñoz-Gómez J, Sanmartí R. Accelerated nodulosis during methotrexate therapy in a patient with systemic lupus erythematosus and Jaccoud's arthropathy. Rheumatology (Oxford) 2004; 43: 1587-588.

15. Hahn BH, Yardley JH, Stevens MB «Rheumatoid» nodules in systemic lupus erythematosus. Ann Intern Med 1970; 72: 49-58.

16. Gómez-Puerta JA, Cucho Venegas M, Cervera Segura R, Font Franco J. Intravenous immunoglobulins in the systemic autoimmune diseases. Rev Clin Esp 2003; 203: 548-54.

17. Kötter I, Neuscheler D, Günaydin I, Wernet D, Klein R. Is there a predisposition for the development of autoimmune diseases in patients with fibromyalgia? Retrospective analysis with long term follow-up. Rheumatol Int 2007; 27: 1031-039.

18. Buskila D, Press J, Abu-Shakra M. Fibromyalgia in systemic lupus erythematosus: prevalence and clinical implications. Clin Rev Allergy Immunol 2003; 25-28.

19. Weir PT, Harlan GA, Nkoy FL, Jones SS, Hegmann KT, Gren LH *et al.* The incidence of fibromyalgia and its associated comorbidities. A population-based retrospective cohort study based on International Classification of Diseases, 9th Revision Codes. J Clin Rheumatol 2006; 12: 124-28.

20. McElhone K, Abbott J, Teh LS. A review of health related quality of life in systemic lupus erythematosus. Lupus 2006; 15: 633-43.

21. Kuriya B, Gladman DD, Ibáñez D, Urowitz MB. Quality of life over time in patients with systemic lupus erythematosus. Arthritis Rheum 2008; 59: 181-85.

22. Zonana-Nacach A, Roseman JM, Mc Gwin Jr *et al.* Systemic lupus erythematosus in three ethnic gropus. Factors associated with fatigue within 5 years of criteria diagnosis. LUMINA study group. Lupus in Minoriry populations: Nature vs Nurture. Lupus 2000; 9: 101-09.

23. Ad hoc committee on systemic lupus erythematosus response criteria for fatigue. Measurement of fatigue in systemic lupus erythematosus: a systematic review. Arthritis Rheum 2007; 57: 1348-357.

24. Harboe E, Greve OJ, Beyer M, Goransson LG, Tjensvoll AB, Maroni S, Modal R. Fatigue is associated with cerebral white matter hyperintensities in patients with systemic lupus erythematosus. J Neurol Neurosurg Psychiatry 2008; 79: 199-201.

25. Formiga F, Moga I, Nolla JM, Pac M, Mitjavilla F, Roig-Escofet D. Loss of bone mineral density in premenopausal women with systemic lupus erythematosus. Ann Rheum Dis 1995; 54: 274-76.

26. Callejas Rubio JL, Ortego N, Conde A, Navas A, Parra J, De la Higuera J. Bone mineral density in systemic lupus erythematosus: comparison with asthmatic patients. Clin Exp Rheumatol 2002; 20(2). S-275.

27. Di Mundo O, Mazzantini M, Delle Sedie A, Mosca M, Bombardieri S. Risk factors for osteoporosis in female patients with systemic lupus erythematosus. Lupus 2004; 13: 724-30.

28. Canalis E, Mazziotti G, Giustina A, Bilezikian JP. Glucocorticoid-induced osteoporosis: pathophysiology and therapy. Osteoporos Int 2007; 18(10): 1319-328.

29. Callejas Rubio JL, Ortego N, Navas A, Espigares MJ, Navarro F, De la Higuera J. Hypovitaminosis D and bone mineral density in systemic lupus erythematosus. Lupus 2001; 10: S-125.

30. Rhew EY, Lee C, Eksarko P, Dyer AR, Tily H, Spies S, Pope R, Ramsey-Goldman R. Homocysteine, bone mineral density and fracture risk over 2 years of follow-up in women with and without systemic lupus erythematosus. J Rheumatol 2008; 35: 230-36.

31. Lilleby V. Bone status in juvenile systemic lupus erythematosus. Lupus 2007; 16: 580-86.

32. Ramsey-Goldman R, Dunn JE, Huang CF *et al.* Frequency of fractures in women with systemic lupus erythematosus: comparison with United States population data. Arthritis Rheum 1999; 42: 882-90.

33. Bultink IE, Lems WF, Kosense PJ, Dijkmans BA, Voskuyl AE. Prevalence of and risk factors for low bone mineral density and vertebral fractures in patients with systemic lupus erythematosus. Arthritis Rheum 2005; 54: 2044-050.

34. Lee C, Almagor O, Dunlop DD, Manzi S, Spies S, Ramsey-Goldman R. Self-reported fractures and associated factors in women with systemic lupus erythematosus. J Rheumatol 2007; 34: 2018-023.

35. Lee CW, Kim HJ, Shin MJ. Evaluation of haemodynamic flow to the hip in patients with systemic lupus erythematosus. Scand J Rheumatol 2007; 36: 36-39.

36. Abu-Shakra M, Buskila D, Shoenfeld Y. Osteonecrosis in patients with SLE. Clin Rev Allergy Immunol 2003; 25: 13-24.

37. Gómez-Puerta JA, Peris P, Guañabens N. Osteonecrosis múltiple. Patogénesis, características clínicas y tratamiento. Semin Fund Esp Reumatol 2007; 8: 185-92.

38. Nagasawa K, Tada Y, Koarada S, Tsukamoto H, Horiuchi T, Yoshizawa S *et al.* Prevention of steroid-induced osteonecrosis of femoral head in systemic lupus erythematosus by anticoagulant. Lupus 2006; 15: 354-57.

Capítulo 5

Nefropatía lúpica

J. Ordi-Ros,[1] M.T. Torres,[1] A. Segarra,[2] M. Vilardell[1]

[1]Servicio de Medicina Interna
Hospital Vall d'Hebron
Barcelona

[2]Servicio de Nefrología
Hospital Vall d'Hebron
Barcelona

Dirección para correspondencia
Hospital Vall d'Hebron
Dr. J. Ordi-Ros
jordi@vhebron.net

1 Introducción y epidemiología de la nefropatía lúpica

Los pacientes con lupus eritematoso sistémico (LES) desarrollan una lesión renal con afectación glomerular y túbulo-intersticial, que se conoce como glomerulonefritis lúpica o nefropatía lúpica (NL). La incidencia es superior al 40 % de los enfermos, aunque esto varía en función de la especialidad clínica de origen de éstos. La NL contribuye negativamente en la calidad de vida y la morbilidad, ya que el desarrollo de la misma comportará un síndrome nefrótico que puede provocar un estado de hipercoagulación, dislipemia e hipertensión arterial, y el empleo de inmunosupresores, para controlarla, significará más efectos secundarios y riesgo de infecciones. No obstante, el impacto de la lesión renal sobre la mortalidad ha descendido mucho por las posibilidades del tratamiento de la NL: la diálisis y el trasplante renal para los casos con evolución a insuficiencia renal crónica terminal (IRCT). También han contribuido a ello los nuevos fármacos para el tratamiento de la hipertensión arterial, los catéteres para los accesos vasculares o peritoneales para la realización de la diálisis, la mejoría de los sistemas de diálisis o los nuevos antibióticos en las infecciones de los accesos, que hacen que la morbimortalidad por la NL se haya reducido.[1] Algunas incógnitas permanecen pendientes de solución, por ejemplo, qué pacientes con LES presentarán una NL y por qué una parte de ellos, y a pesar de las modernas pautas de tratamiento, desarrollarán lesiones renales cicatriciales irreversibles que derivarán en atrofia y fibrosis renal. Asimismo, no tenemos buenos marcadores que predigan esa mala evolución o el riesgo vascular al que son sometidos los pacientes con LES cuando desarrollan una IRCT.[2]

2 Glomerulonefritis lúpica. Clasificación histológica actual

Los cambios morfológicos en la biopsia renal del enfermo con LES comprenden un espectro de lesiones glomerulares, vasculares y túbulo-intersticiales. La actual clasificación de la NL es una modificación de la de 1982 (aceptada por la Organización Mundial de la Salud), que había sido revisada en 1995. La reciente clasificación de la NL ha sido realizada en 2003 por la Sociedad Internacional de Nefrología (SIN) y la Sociedad de Patología Renal (SPR). En ella se consideran seis tipos y fue publicada simultáneamente en 2004 por ambas sociedades.[3,4] Las tipo I y II son consideradas la clase mesangial; la tipo I la definen los depósitos mesangiales sin hipercelularidad y cuando se detecta ésta

Clase I. Nefritis lúpica mesangial a mínimos cambios: los glomérulos son normales a la luz microscópica, pero presentan depósitos de mesangiales por inmunofluorescencia.

Clase II. Nefritis lúpica mesangial proliferativa: en la que existe una hipercelularidad o expansión del mesangio en la microscopia óptica, con depósitos inmunomesangiales. Puede haber depósitos subepiteliales o subendoteliales visibles por inmunofluorescencia o microscopia electrónica, pero no a la luz óptica.

Clase III. Nefritis focal: lesión focal activa o inactiva, segmentaria o global endo o extracapilar que afecta a menos del 50 % de todos los glomérulos, típicamente con depósitos inmunes focales subendoteliales, con o sin afectación del mesangio.
    Clase III A. Lesiones activas o nefritis proliferativa focal activa.
    Clase III A/C. Lesiones activas y crónicas: nefritis proliferativa local y esclerosante.
    Clase III C. Lesiones crónicas inactivas con cicatrices glomerulares: nefritis focal esclerosante.

Clase IV. Nefritis lúpica difusa: lesión difusa activa o inactiva, segmentaria o global endo o extracapilar que afecta a más del 50 % de todos los glomérulos, típicamente con depósitos inmunes subendoteliales con o sin alteraciones mesangiales. Esta clase se divide, a su vez, en segmentaria difusa o nefritis lúpica IVS cuando el 50 % o más de los glomérulos tienen lesiones segmentarias, y la nefritis difusa global IVG cuando la mayoría de los glomérulos tienen lesiones globales. La lesión segmentaria se define como una lesión que abarca menos del 50 % del glomérulo. Esta clase incluye casos con depósitos difusos en hilo de alambre, pero con poca o ninguna proliferación glomerular.
    Clase IV-S(A). Lesiones activas: nefritis lúpica difusa proliferativa segmentaria.
    Clase IV-G(A). Lesiones activas: nefritis lúpica proliferativa difusa global.
    Clase IV-S. Lesiones activas y crónicas: nefritis proliferativa difusa segmentaria y esclerosante.
    Clase IV-S(A/C). Lesión activa y crónica: nefritis difusa proliferativa global y esclerosante.
    Clase IV-S. Lesión crónica inactiva con cicatrices: nefritis difusa esclerosante y segmentaria.
    Clase IV-G. Lesiones crónicas inactivas: nefritis esclerosante.

Clase V. Nefritis lúpica membranosa: depósitos inmunes de forma global o segmentaria o sus secuelas morfológicas a la microscopia óptica y por inmunofluorescencia o microscopia electrónica, con o sin alteraciones mesangiales.
La clase V puede ocurrir en combinación con las clases III o IV y las dos pueden ser diagnosticadas.
La clase V puede mostrar un avanzado grado de esclerosis.

Clase VI. Nefritis lúpica con esclerosis avanzada en la que el 90 % o más de los glomérulos están globalmente esclerosados y no presentan actividad residual.

Tabla 1. Clasificación actual de la nefritis lúpica según la sociedad internacional de nefrología y patología renal.

se la tipifica como de tipo II. La clase III o NL focal cuando están lesionados menos del 50 % de los glomérulos renales; se subdivide en lesiones glomerulares activas y esclerosadas. La tipo IV o NL proliferativa difusa cuando afecta a más del 50 % de los glomérulos obtenidos en la biopsia renal, ya sea con lesiones segmentarias, y entonces se la denomina tipo IV-S, o con afectación global, que se clasifica como tipo IV-G, que a su vez se clasificarán en lesiones activas y esclerosas. La tipo V o NL membranosa. Finalmente, la VI o NL con lesiones renales de esclerosis avanzada.

Las combinaciones de lesiones de NL membranosa y proliferativa, es decir, tipos III y V o tipos IV y V, deberían ser catalogadas de forma individual. En el diagnóstico también debemos incluir la presencia de lesiones vasculares y túbulo-intersticiales. Con esta nueva clasificación se ha pretendido clarificar los diferentes tipos de NL y lograr una mayor correlación clínica con la anatomía patológica. Se escapan algunas lesiones renales infrecuentes como la microangiopatía trombótica, relacionada con los anticuerpos antifosfolípidos,[5] o la glomerulonefritis pauci-inmune, que se ha descrito en algunos lupus con anticuerpos antineutrófilos (ANCA).[6]

Una valoración según la SIN y la SPR (SIN/SPR) tres años después de la publicación de esta clasificación demuestra que la mayor dificultad de la misma estriba en separar las lesiones de la clase segmentaria IV-S de la clase global IV-G. Así, varios estudios han discrepado en identificar un empeoramiento significativo en el pronóstico entre la NL IV-S y la NL IV-G, aunque había diferencias en la forma clínica de presentación y en las lesiones histológicas. No obstante, esta clasificación SIN/SPR ha demostrado una buena reproducibilidad de los resultados interobservador.[7] La respuesta al tratamiento con ciclofosfamida intravenosa ha mostrado que la clase IV-G responde peor a la inducción de respuesta que la clase IV-S.[8]

En la biopsia renal de la NL se describen varios patrones de lesión propios de enfermedades autoinmunes o mediadas por inmunocomplejos. El patrón lesional glomerular está en función del depósito de las inmunoglobulinas, su especificidad antigénica, la capacidad de unión y activación del complemento o de otras proteasas séricas, así como la capacidad para evocar una respuesta inflamatoria celular. Entre los patrones descritos se conocen el mesangial, el endotelial y el epitelial.[3] El patrón mesangial lo conforma la hipercelularidad de la matriz del mesangio, que resulta del acúmulo de inmunocomplejos, como ocurre en la nefropatía por IgA, y de allí el nombre de NL mesangial. El patrón endotelial se caracteriza por la acumulación de leucocitos, la lesión endotelial y la proliferación endocapilar. Los cambios endocapilares suceden en asociación con la patología mesangial porque el mesangio está en continuidad directa con el espacio subendotelial y es accesible a los inmunocomplejos circulantes. Esta combinación de un patrón mesangiocapilar o membranoproliferativo de la lesión es particularmente común en la fase crónica de la NL. En el patrón epitelial los anticuerpos y el complemento sérico infligen citoxicidad en los podocitos, resultando una no exudativa, no proliferativa lesión capilar, como se aprecia en las formas de NL membranosa.

Parece existir una relación entre la clínica y los patrones. Así, el patrón mesangial da una clínica de hematuria macroscópica y proteinuria no de rango nefrótico con alteración mínima del filtrado glomerular (FG); el patrón endocapilar se caracteriza por una reducción brusca del FG, hematuria y moderada proteinuria; y el patrón membranoso se manifiesta con importante proteinuria, a menudo en forma de síndrome nefrótico y conservación o muy gradual reducción del FG. Sin embargo, la coexistencia de varios patrones a la vez dará lugar a una manifestación clínica mucho más compleja.

El concepto de lesiones activas o crónicas no tiene por qué significar un mecanismo patogénico distinto sino más bien una lesión más evolutiva en el tiempo, debida al retraso en realizar la biopsia renal, como se comprueba cuando se realizan segundas o más biopsias renales en un mismo paciente que presenta una NL refractaria al tratamiento. Pero una buena tipificación histológica puede tener implicaciones en la evolución y el pronóstico de una NL. Así, cuantos más signos de esclerosis y afectación difusa hay, peor es el pronóstico.

3   Patogenia de la nefropatía lúpica

3.1   *Patogenia del lupus*

El LES es una enfermedad autoinmune con una patogenia compleja que deriva de la interacción entre anormalidades del sistema inmune, factores exógenos y determinadas anormalidades genéticas más una base hormonal estrogénica. La disregulación inmune se caracteriza por una activación policlonal de linfocitos B (LB), y la formación de anticuerpos autorreactivos dirigidos contra antígenos nucleares y otros antígenos propios. Estos anticuerpos pueden causar lesión orgánica por el reconocimiento antigénico en las dianas celulares, como sucede en la anemia hemolítica o en la trombopenia autoinmune. De forma alternativa, se forman inmunocomplejos compuestos por estos anticuerpos autorreactivos y el antígeno que se unen al complemento con depósito de los mismos y causan daño *in situ*. El subsiguiente daño tisular, por ejemplo en el riñón, se produce por la activación humoral y de mediadores celulares correspondientes a la cascada de la inflamación (activación del complemento, depósito de fibrina e infiltración celular de polinucleares y macrófagos) y por la unión directa a histonas nucleares y los anti-DNA en la membrana basal glomerular, lo que altera sus características físicas en la función glomerular y permeabilidad. Aunque la hiperactividad policlonal de los LB podría sugerir que la producción de autoanticuerpos es inducida por un estímulo inespecífico, ahora sabemos que estos autoanticuerpos son inducidos por linfocitos T colaboradores autorreactivos (respuesta Th). La activación del complemento se considera de forma tradicional inducida por los inmunocomplejos. No obstante, evidencias recientes sugieren que no es necesaria una cascada intacta del complemento para que los inmunocomplejos induzcan lesión, ya que la interacción del anticuerpo-célula efectora con los receptores Fc es esencial. Asimismo, múltiples citocinas, incluyendo entre ellas algunas interleucinas, factores de activación plaquetar y proteínas quimiotácticas de los macrófagos están implicados en la patogénesis de la nefritis lúpica. El conocimiento del mecanismo de lesión puede inducir a la búsqueda de nuevas dianas en el tratamiento del lupus y sus complicaciones.[9]

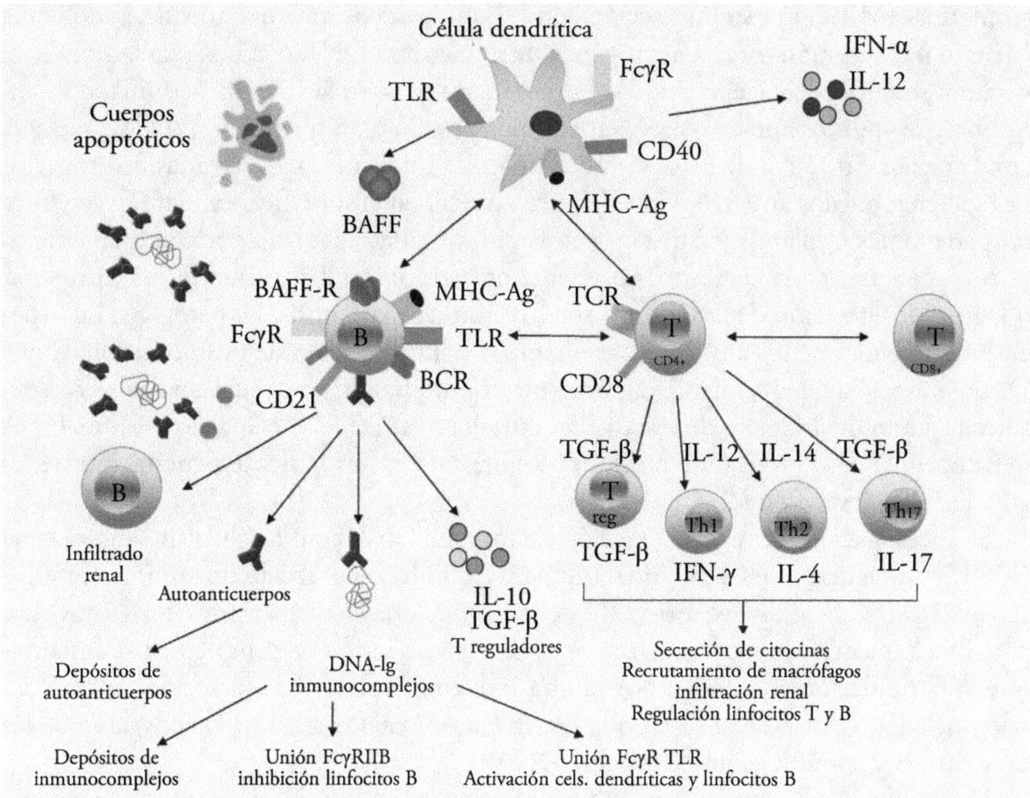

Figura 1. Fisiopatología de la glomerulonefritis lúpica.

3.2 Patogenia de la nefropatía lúpica: anticuerpos anti-DNA y antinucleosomas y complemento

La mayoría de los pacientes con NL III y IV presentan anticuerpos anti-DNA bicatenarios de alta avidez e hipocomplementemia de C3 y/o C4, aunque no suele ser así en las NL II y V. No obstante, el mecanismo por el cual los anti-DNA inducen la lesión renal es mal conocido y, de hecho, en la actualidad se le da más valor a los antinucleosomas. A pesar de ello, la determinación de anti-DNA y el complemento parecen incuestionables en el diagnóstico y seguimiento de la NL.

El secuestro y depósito de los anti-DNA en el parénquima renal parece contribuir a la respuesta inflamatoria de la nefritis lúpica, pero el mecanismo es controvertido. El atrapamiento inespecífico de inmunocomplejos DNA-anti-DNA seguido por una activación del complemento es insuficiente y tampoco se ha podido demostrar que estos IC estén muy aumentados en la circulación sanguínea. La infusión de inmunocomplejos anti-DNA-DNA en modelos animales no ha inducido cambios estructurales ni manifestaciones clínicas de nefritis. Los anti-DNA pueden depositarse en la membrana basal glomerular (MBG) por su interacción con DNA o nucleosomas que son atrapados en la MBG o por su unión directa a antígenos intrínsecos no DNA como son la laminina, el heparan sulfato, el colágeno tipo IV, la proteína p-ribosomal y la alfa actinina, que son reconocidos por los anti-DNA en varios tipos de células. Sin embargo, se desconoce la consecuencia funcional de los anti-DNA unidos a esas moléculas. Algunas investigaciones sugieren que los anti-DNA pueden permanecer en la superficie celular (anticuerpos no penetrantes celulares) y participar en la citotoxicidad mediada por complemento, o pueden penetrar en la célula a través del citoplasma e instalarse en el núcleo, producir una posible alteración de la síntesis proteica e inducir apoptosis. La patogenia de la penetración celular de los anti-DNA mediante la administración de un monoclonal anti-DNA se asoció a hipercelularidad glomerular y proteinuria. La α_1-actinina ha sido identificada como un antígeno de reactividad cruzada en la célula mesangial para anti-DNA nefritógenos, pero si tales interacciones resultan de la subsiguiente penetración de los anti-DNA no está aclarado.[10]

La investigación sobre la interacción de los anti-DNA con la célula mesangial renal (CMR) y la célula epitelial proximal tubular (CET) ha demostrado una unión significativa en su superficie de los anti-DNA séricos policlonales de pacientes con lupus. Los anti-DNA pueden provocar una lisis de la CET en presencia de complemento, mientras que la estimulación con anti-DNA podría inducir apoptosis y la secreción de IL-6. La relevancia patogénica de la IL-6 en la nefritis lúpica viene dada por la activación de los linfocitos B y la producción de los anti-DNA.[11]

Hay evidencias de que los anti-DNA desempeñan un papel importante en la patogenia de la NL; no obstante, hasta ahora no hay consenso al respecto y se cree que sólo una subpoblación de anti-DNA es realmente nefritógena. En la actualidad, se cree que los anticromatina o antinucleosomas tendrían más importancia que los anti-DNA en la NL.[12] El nucleosoma representa el núcleo principal de la cromatina completado con las cinco histonas H2A, H2B, H3, H4 y H1 y una envoltura de DNA. La consecuencia biológica de la transformación de la célula apoptósica en célula necrótica y posterior liberación de cromatina iniciaría el fenómeno de los antinucleosomas. El nucleosoma induciría la respuesta inmune contra el nucleosoma y el DNA. Para ello, se asume que el nucleosoma queda expuesto de forma fisiológica al sistema inmune tanto en el modelo humano como el murino, que es inmunógeno por sí mismo para los linfocitos B y T, y finalmente, que los nucleosomas son la diana de los mismos anticuerpos en la circulación o *in situ*, como sucede en el glomérulo renal. Si esto es correcto, la NL está inducida por anticuerpos que reconocen y se unen a los nucleosomas en los glomérulos afectados.

3.3 *Patogenia de la nefropatía lúpica: anticuerpo anti-C1q*

Algunos estudios han intentado implicar otros autoanticuerpos, los anti-C1q y anti-CLR (región colágena de la fracción C1 del complemento), en la patogenia de la NL.[13] Varios investigadores han demostrado la asociación de anti-C1q y anti-CLR en pacientes con LES. La frecuencia de anti-C1q IgG en estos pacientes oscila entre el 17 y el 46 % de los casos, dependiendo del método, la selección de pacientes y la forma de cuantificación en el laboratorio. La mayor frecuencia, hasta un 74 %, se encuentra en pacientes con NL activa y, en concreto, con formas de glomerulonefritis proliferativas y con depósitos subendoteliales de IC. Los anti-C1q se correlacionan débilmente con los anti-DNA, pero tienden a estar asociados con la hipocomplementemia sérica. Estos anticuerpos no son específicos del lupus y, según nuestra experiencia, no identificaban subtipos de pacientes con lupus ni actividad de la NL.[14]

3.4 Papel de los linfocitos T y B, célula dendrítica e interleucinas

La producción de anticuerpos nefritógenos, el depósito glomerular de inmunocomplejos y la sobreproducción de citocinas, todo ello modulado por las células dendríticas, y los linfocitos B y T, constituyen el eje central de la patogenia de la NL (véase la figura 1). Los linfocitos y sus mediadores solubles participan en todos los niveles de la patogenia de la enfermedad: iniciación, perpetuación, amplificación, regulación, destrucción tisular y brotes del LES.

Los linfocitos T tienen una función principal y otras secundarias en la patogenia de la NL.[15] Activan los linfocitos B para que produzcan anticuerpos nefritógenos, regulan su respuesta y modulan los linfocitos colaboradores y sus funciones efectora y expansora. Los linfocitos T infiltran el riñón, induciendo una lesión directa del parénquima renal por citotoxicidad o indirectamente mediante la activación y atracción de los macrófagos y las células NK *(natural killer)*.

Los linfocitos B tienen funciones reguladoras en la inmunobiología y el lupus.[14] La producción y liberación de autoanticuerpos, una producción y regulación de citocinas y una interacción con los linfocitos T y las células dendríticas completan la patogenia. El depósito glomerular de anticuerpos es el máximo componente de la NL. La unión renal de los anticuerpos a los receptores celulares Fc, con la consiguiente activación y el consumo del complemento y una alteración de la función celular, son una consecuencia de los linfocitos B.

Se ha documentado una disminución de la función de los linfocitos T, bien sea como consecuencia de un defecto intrínseco o de una alteración de las células dendríticas (CD), en pacientes con LES.[16] Así como un defecto en el número de DC circulantes junto con una alta producción de α-interferón en esta enfermedad. Dos subtipos de CD, la plasmocitoide y la mieloide, han sido descritas también en el LES. El factor de necrosis tumoral (TNFα) y la interleucina I (IL-1) son capaces de estimular la CD y provocar daño tisular cutáneo. Mientras que la acumulación sérica y glomerular de la interleucina 18 (IL-18) ocurre sólo en la NL. Un déficit numérico de CD plasmocitoide periférica se correlaciona con niveles altos de citocinas Th1 dependientes y se asocia con la NL.[17] La

IL-18 está aumentada a nivel sérico y glomerular. Ello sugiere los niveles altos de expresión de IL-18R por las CD periféricas, que permite que las CD se deslocalicen en el glomérulo bajo la IL-18 estimulando los linfocitos T locales e induciendo una lesión renal.

4 Presentación clínica, laboratorio, diagnóstico y monitorización de la nefropatía lúpica

4.1 *Análisis de orina*

El inicio de la NL con frecuencia es asintomático. Así, la presencia de edemas por un síndrome nefrótico o por el deterioro de la función renal puede ser un síntoma o signo, no precoz, de la NL. Sin embargo, muchas veces la NL forma parte del brote de la enfermedad, que cursa con manifestaciones extrarrenales, y, por lo tanto, el estudio clínico y de laboratorio del brote nos permitirá detectar la lesión renal. La paciente con lupus y riesgo de NL (anti-DNA bicatenario IgG elevados e hipocomplementemia) debería tener una información básica orientativa que le indicara que está desarrollando un NL y que debe acudir al médico para obtener un diagnóstico precoz de la nefritis. El enfermo debe saber, por ejemplo, que observar espuma en la orina puede ser un signo de exceso de proteínas en orina. Orinar en mayor cantidad por la noche, o nicturia, que por el día puede ser otro signo de lesión tubular. La hinchazón de los párpados y la cara por la mañana es sinónimo de edemas por nefropatía. Otros datos inequívocos son la hipertensión arterial, el aumento de peso por los edemas del síndrome nefrótico, la disminución de la diuresis o, menos frecuente, la presencia de hematuria macroscópica. Un paso más importante es enseñar al paciente a realizarse un autotest de proteínas en orina con las tiras reactivas. Todo ello es en beneficio de los enfermos, si bien para algunos de ellos puede resultar complicado e incluso puede generarles desasosiego, dudas y perjudicar su calidad de vida.

Confirmar una nefropatía es una tarea fácil. Basta con cuantificar las proteínas en orina y el sedimento para valorar el número de leucocitos, hematíes y cilindros.[18] Un rango de proteínas en orina > 3,5 g/día suele dar como resultado un síndrome nefrótico que se define por edema periférico en ausencia de diuréticos, la proteinuria, la hipoalbuminemia y la dislipemia. No todas las NL dan la misma tasa de proteinuria; la NL membranosa es la que produce más proteinuria, seguida de las proliferativas difusas y, en mucha menor cantidad, las focales o mesangiales. La disfunción tubular renal se manifiesta por la pérdida de la capacidad de concentración de la orina y por acidosis tubular; aunque es poco frecuente y rara vez precisan de atención terapéutica especial, a menos que haya hipopotasemia.

El fracaso renal por la pérdida o disminución del filtrado glomerular es excepcional como una manifestación precoz de la NL, y hay que pensar que se ha añadido algún factor prerrenal, postrenal o tóxicos.

El análisis de la orina sigue siendo la prueba más simple y básica para efectuar el diagnóstico y seguimiento de la NL. La valoración en el sedimento de orina de los hematíes, leucocitos y cilindros junto a la cuantificación de las proteínas en orina es lo más fácil y eficaz para confirmar la enfermedad. No obstante, los hematíes en orina no siempre están relacionados con la NL, ya que la mayoría de los pacientes con LES son mujeres y los hematíes pueden estar relacionados con la menstruación. Los hematíes dismórficos o anormales indican patología glómerulo o túbulo-intersticial, mientras que los monomorfos o normales proceden de vías urinarias bajas y se hallan relacionados con infecciones, litiasis o tumores. Los leucocitos no tienen tanto valor en la NL, pero una leucocitaria asintomática y con urocultivo negativo puede ser una manifestación de la misma. Los cilindros granulares o grasos expresan la proteinuria, mientras que los cilindros mixtos, hematíes y leucocitos reflejan una inflamación renal. El concepto de sedimento telescopado es aquel sedimento de orina propio del lupus con todos los elementos y reflejando una enfermedad renal global o una lesión glomerular y túbulo-intersticial.

La proteinuria es la prueba cardinal de la NL. Un examen de la proteinuria en orina de 24 horas junto con el aclaramiento de la creatinina plasmática constituyen la prueba más fehaciente para el diagnóstico de la NL. Sin embargo, hay que tener en cuenta los posibles errores en el tiempo de colección de la orina y que la cantidad de proteinuria aumenta con bipedestación. En la actualidad, el ratio proteínas/creatinina ha sido adoptado como un simple modo de cuantificar la proteinuria de 24 horas.[19]

La electroforesis en orina sirve para hacer una valoración cualitativa de las proteínas en orina. No suele utilizarse, pero puede ser de utilidad en aquellos pacientes con hipogammaglobulinemia IgG, proteinuria y que están en tratamiento con fármacos inductores de déficit de inmunoglobulinas. La proteinuria suele ser glomerular, sobre todo albúmina, y es no selectiva. La proteinuria tubular no es albúmina, pero es rara. La medida de microalbuminuria no ha sido ampliamente investigada en la orina de los pacientes con LES y no se considera una prueba estandarte ni habitual en el diagnóstico y seguimiento de la NL.

4.2 Criterios de brote renal, remisión y cronicidad de la nefropatía lúpica

La medida de la proteinuria sigue siendo la prueba básica en el abordaje de la NL. Una proteinuria > 0,2 g/día o ratio proteína/creatinina en orina < 0,2 se considera anormal. Si ésta alcanza una cifra igual o superior a 1 g/24 horas o un ratio proteína/creatinina < 1, con o sin alteración del sedimento de orina, se considera que el paciente presenta una NL y debe iniciarse el estudio de la misma así como de una posible biopsia renal. Unas cifras intermedias indican que hay que seguir la evolución del caso y descartar otras causas de proteinuria como pueda ser una infección de orina.

No obstante, no siempre una proteinuria de un gramo o más es igual a NL activa, ya que existe la proteinuria fijada o residual, que la presentan algunos enfermos como secuela de una NL. En estos casos, sólo una segunda biopsia renal o la utilización de nuevos biomarcadores en orina podrán darnos información sin necesidad de recurrir a la biopsia. Mediante la técnica de ELISA o proteómica se han determinado la mayoría de las moléculas, aunque hacen falta más estudios y prospectivos para saber el valor real.[20]

4.3 Nuevos biomarcadores en orina de la actividad de la nefropatía lúpica

En la actualidad, la prueba cardinal para el diagnóstico de la NL es la biopsia renal. Tiene una serie de inconvenientes, pues se trata de un proceso invasivo, y no es un procedimiento que pueda realizarse de forma repetida durante el seguimiento de los enfermos; además, puede no representar de manera adecuada la enfermedad si la muestra es pequeña o no demostrativa por escasos glomérulos. En los últimos tiempos, los biomarcadores urinarios han mostrado su utilidad en el despistaje, diagnóstico y seguimiento de estos enfermos. La fácil obtención de las muestras de orina para determinar los biomarcadores los hace muy atractivos. Se han estudiado diferentes tipos de moléculas: las citocinas, las quimiocinas y sus receptores, las lipocalinas, los factores de transcripción, las

1. Biomarcadores de utilidad			
	Despistaje	**Diagnóstico**	**Respuesta al tratamiento**
MCP-1	+	+++	Sí
M-CSF	+	+	Sí
TGF-β	–	++	Sí
VCAM-1		++	Sí
Adiponectina	+	+	Sí
NGAL		++	Sí
T-bet		+	Sí
2. Biomarcadores de escasa utilidad			
IL-2, IL-4, IL-6 e IL-8, GATA-3			

MCP-1. Proteína quimiotática de macrófagos.
M-CSF. Factor estimulante de colonias de macrófagos.
TGF-β. Factor β de crecimiento y transformación celular.
VCAM-1. Molécula celular de adhesión vascular.
NGAL. Lipocalina asociada a la gelatinasa de los neutrófilos.
T-bet, GATA-3. Factores de trascripción celular.
IL. Interleucinas.

Tabla 2. Biomarcadores en orina que han demostrado su utilidad en el diagnóstico y buena respuesta al tratamiento de la glomerulonefritis lúpica.

moléculas de adhesión, las enzimas, las glicoproteínas, los receptores de integrinas o los factores del complemento sérico.

Entre todas ellas, destacan las citocinas y quimiocinas, dado su importante papel en la fisiopatología del daño renal en la NL. Se ha demostrado que los niveles de citocinas urinarias son los indicadores más rápidos de enfermedad renal, pues reflejan de forma precisa la actividad de la misma, ya que existe una correlación entre los niveles de citocinas urinarias y su producción. Por el contrario, algunas sustancias no han demostrado su utilidad como biomarcadores en orina de la NL (véase la tabla 2) y muchas más han sido poco estudiadas, por ejemplo la TWEAK, una citocina de la superfamilia TNF, IP-10 o proteína inducible por interferón gamma, MIP-1 o proteína 1 inflamatoria de los macrófagos o RANTES o una beta quimiocina, y así hasta un total de 20 proteínas y al menos 50 ligandos.[20] Un buen biomarcador urinario de la NL debería predecir el brote renal, cuando ocurre, la gravedad y la respuesta al tratamiento. A pesar de los diferentes trabajos realizados, no disponemos aún de ningún biomarcador útil para monitorizar un brote de NL, si bien el MCP-1 es, por ahora, el más estudiado y de más valor.

4.4 Biomarcadores séricos de nefropatía lúpica: anti-DNA, complemento y otros anticuerpos

Mientras que los anticuerpos antinucleares (ANA), por su sensibilidad, son cardinales en el diagnóstico de LES, los anti-DNA lo son para valorar la actividad de la enfermedad y de la NL, aunque con diversas controversias. Así, los anti-DNA se correlacionan bastante bien con la NL proliferativa tipos III y IV, pero menos con las tipos II y V. No obstante, algunos enfermos de LES presentan títulos elevados de anti-DNA bicatenarios y sólo han desarrollado una NL después de un seguimiento a largo plazo. Por lo tanto, el estímulo precipitante último permanece desconocido. La variación de los títulos de anti-DNA se correlaciona mejor con la actividad de la enfermedad y la aparición de la nefritis. Si esto se acompaña de un descenso del complemento sérico, fracciones de C3 y C4, aumenta la posibilidad de nefritis y de actividad de la enfermedad. Esto no es un dogma; sin embargo, este grupo de pacientes, una vez realizado el diagnóstico de LES, deben tener un seguimiento clínico frecuente porque la probabilidad de desarrollar una NL es muy elevada.

El estudio de otros anticuerpos como los antihistonas, los antinucleosomas o los anti-C1q, en nuestra experiencia, no ha sido muy revelador, aunque los antihistonas alcanzaron un valor significativo en el diagnóstico y la actividad de la NL.[14] Otros autores demuestran que los anti-C1q son patógenos sólo si existen inmunocomplejos de C1q en el glomérulo.[21,22]

El estudio de inmunocomplejos en la monitorización de la NL ha sido desechado por su escaso o nulo valor. Lo mismo cabe decir de los productos de degradación del complemento, receptores del complemento o el complejo C5b-9 de ataque a la membrana.[23]

## 4.5	Biopsia renal, ¿cuándo realizarla?

La biopsia renal (BR) sigue siendo la única prueba fiable para realizar el diagnóstico histológico del tipo de NL y para valorar su grado de actividad y cronicidad. No es obligatoria para realizar el diagnóstico clínico y biológico ni imprescindible para iniciar un tratamiento. Una BR o más de una están indicadas cuando, por las características clínicas y de laboratorio, existen dudas acerca de lo que sucede en el riñón de un paciente con LES y las alteraciones sugestivas de NL y, por lo tanto, puede implicar un cambio de tratamiento o control.

En la práctica, suele hacerse una primera BR en los pacientes con LES y debut de la NL. No obstante, a pesar de la nueva clasificación histológica y de las posibles implicaciones futuras de pronóstico y tratamiento, habría que determinar marcadores biológicos[24] *in situ* sobre el tejido renal que nos informen de la actividad profibrosis. Así, algunos enfermos de LES y NL presentan varios brotes de nefritis y su curación puede no mostrar secuelas clínicas, o sea, tener un filtrado glomerular normal. Por el contrario, algunos casos en un primer episodio ya desarrollan IRCT a consecuencia de fibrosis, como se comprueba en una segunda BR.

## 5	Tratamiento actual de la nefropatía lúpica: inducción de respuesta y mantenimiento

### 5.1	Generalidades

En el tratamiento de la NL, se ha pasado del uso de glucocorticoides, azatioprina o ciclofosfamida oral, a otra fase que podemos definir como nuevas formas de usar viejos fármacos y el uso de nuevos fármacos o incluso fármacos experimentales, que no han sido investigados o puestos en el mercado para el tratamiento del LES. Así, en el tratamiento de la NL existen unos fármacos o pautas bien consolidados y otros que son experimentales o en forma de ensayos fases II y III.

El tratamiento de la NL es algo secuencial y consta de una fase de inducción de respuesta y otra de mantenimiento.[25,26] En la inducción de respuesta de la NL aguda los pulsos de metilprednisolona y de ciclofosfamida han sido ampliamente usados desde 1990.[27] Sin embargo, no todos los enfermos evolucionan bien y la ciclofosfamida es un fármaco inmunodepresor potente, pero con posibles efectos secundarios. En el año 2000, el micofenolato hace su aparición en el mercado como una sustancia de posible uso en la NL que causa menos efectos secundarios que la ciclofosfamida oral a dosis altas.[28] En estos últimos cuatro años, los diversos estudios que han comparado ambos fármacos han obtenido resultados discrepantes o no claramente favorables para ninguno de los dos.[29,30] No obstante, ambos fármacos son las más ampliamente usados en la inducción de respuesta. Otros tratamientos como la irradiación corporal, el recambio plasmático, la inmunoabsorción, dosis ablativas de ciclofosfamida con o sin trasplante de médula, las inmunoglobulinas intravenosas, los anticalcineurina, el metotrexato o la leflunomida están hoy en día en desuso o no existen experiencias clínicas amplias o en forma de ensayos clínicos con grupo control. Un 40 % de los pacientes con NL presentan una respuesta parcial[31] y entre un 10-20 % de las NL son refractarias en la inducción de respuesta. Así ha nacido el concepto de NL refractaria, aunque no está bien definido cuándo hay que considerarla exactamente y qué pautas es preciso seguir para su tratamiento.

En la pauta estándar de la inducción de respuesta de la NL hay bastante consenso, pero no sucede lo mismo en la pauta de mantenimiento ni en el tiempo que debe durar. Así, el papel de la azatioprina, el micofenolato, los anticalcineurina o la ciclofosfamida en la fase posremisión no está definido.[26]

Los glucocorticoides orales suelen darse a dosis de 1 mg/kg/día durante un mes y luego se desciende progresivamente durante otro mes hasta mantener dosis por debajo de 10 mg/día para controlar las manifestaciones extrarrenales. Algunos autores mantienen dosis superiores a 10 mg/día durante tres meses.[28]

5.2 *Inducción de respuesta de la nefropatía lúpica*

5.2.1 *Pulsos de ciclofosfamida y de metilprednisolona*

En la inducción de respuesta de la NL, desde aproximadamente 1990 se impuso la pauta de pulsos de ciclofosfamida intravenosa (PCiv) a dosis de 0,5 a 1 g/m^2;[31,32,33] sin embargo, lo más usado ha sido 0,7 g/m^2/mensual/seis meses o más, hasta conseguir la respuesta, para luego seguir con PCiv trimestrales hasta completar dos años. Con PCiv frente a la ciclofosfamida oral se demostró que la eficacia era superior a la vía oral y, además, que disminuyen los efectos secundarios. Así, se reduce la dosis total a 1/3 de la vía oral y, como consecuencia de ello, también disminuye la toxicidad ovárica y la medular y se consigue que ésta sea previsible haciendo un hemograma a los 10-12 días de la infusión; finalmente, la vía intravenosa permite realizar una profilaxis de la cistitis hemorrágica con mesna e hidratación.

Un estudio aleatorizado que comparaba la combinación de PCiv y recambios plasmáticos no demostró que fuera superior a la ciclofosfamida[34] sola y desde entonces los recambios plasmáticos han quedado muy desacreditados para el tratamiento de la NL. En cambio, la combinación de pulsos de metilprednisolona intravenosa (PMP) y PCiv fue superior a ésta sola en términos de eficacia. Esto tiene cierta lógica, ya que los PMP poseen un efecto más precoz y rápido como antiinflamatorio y linfocitolítico que la ciclofosfamida, y por lo tanto, pueden tener un efecto coadyuvante.[27] Las múltiples publicaciones desde 1990, en general, evidencian una tasa de respuesta de la NL del 80 % y una supervivencia a diez años superior al 75 %. No obstante, más del 20 % de los enfermos no obtienen respuesta a los seis meses y algunos presentan brotes de la enfermedad en la inducción de respuesta, y, sobre todo, a los dos años del tratamiento un 40 % de ellos presentan sólo una respuesta parcial o no ideal con proteinuria superior a 1 g, hipertensión arterial y una disminución del filtrado glomerular.[31]

Un estudio europeo comparó los PCiv a dosis de 0,5 g/m²/mes con dosis de 500 mg cada dos semanas (minipulsos) durante seis meses seguido de azatioprina oral y concluyeron que los resultados eran comparables.[32] La no dosificación de gramos por metro cuadrado y considerar dosis altas 0,5 g/m² dificulta mucho la valoración de los resultados, pero plantea la posibilidad de que la administración quincenal de la ciclofosfamida pueda ser más eficaz que la mensual. Aparte de esta posibilidad, los efectos secundarios de los PCiv son perfectamente predecibles desde el primer pulso y permiten adaptar la dosis; además, dejan ver si algunos enfermos son especialmente susceptibles de toxicidad y no se les puede administrar ni siquiera las dosis bajas. Por otra parte, dosis de 0,5 g/m² probablemente pueden administrarse en forma de pulsos orales, ya que la absorción de la ciclofosfamida es superior al 90 %.

Finalmente, otros autores han introducido las megadosis de PCiv para pacientes con lupus refractario con o sin NL; ello puede aumentar la eficacia, pero también los efectos secundarios, de la ciclofosfamida.[33]

5.2.2　*Micofenolato de mofetilo o micofenolato sódico*

El micofenolato de mofetilo (MM) demostró su eficacia en el lupus renal murino y en el control del rechazo de órganos trasplantados como el riñón, el hígado o el corazón. En el año 2000 apareció la primera publicación significativa de tratamiento de la NL con MM en un estudio aleatorizado con ciclofosfamida (CI) oral a dosis altas, que fue realizado en China.[28] El estudio a seis meses demostró que el MM era igual de eficaz y causaba menos efectos secundarios que la CI. A partir de entonces se han llevado a cabo y publicado diversos estudios de seguimiento a más largo plazo, otros que comparan el MM con los PCiv en la inducción de respuesta e incluso algunos de mantenimiento de la respuesta de la NL que comparan el MM, la azatioprina (AZA) y los PCiv.

El seguimiento a largo plazo, comparando el MM con la CI oral en un seguimiento de 63 meses, mostró que la inducción de respuesta y los rebrotes eran similares, mientras que los pacientes tratados con MM presentaron menos infecciones febriles o que requiriesen hospitalización, pero más diarreas. Otro estudio a dos años que comparaba el MM oral y los PCiv, realizado en Estados Unidos y patrocinado por la FDA,[30] mostró que la respuesta completa era superior en el grupo tratado con MM, la respuesta parcial resultó parecida, y hubo dos muertes en el grupo tratado con PCiv, así como fiebre por infecciones graves u hospitalización. Únicamente las diarreas fueron más frecuentes en el grupo al que se suministró MM. Otra investigación internacional, patrocinada por la industria propietaria del MM (ensayo ALMS), ha demostrado que el MM y los PCiv son igual de eficaces para inducir la respuesta.[35]

Un estudio secuencial de inducción de respuesta con PCiv mensuales y un máximo de seis meses seguido de una pauta de mantenimiento de respuesta con MM, AZA o PCiv y seguimiento de uno a tres años, mostró los siguientes resultados: una mayor tasa de supervivencia de los pacientes tratados con MM u AZA que de los tratados con PCiv. La incidencia de hospitalización, amenorrea, infecciones, náuseas y vómitos era significativamente menor en el primer grupo.

Una valoración de cinco ensayos aleatorizados diez estudios con un total de 582 enfermos demuestran que el tratamiento con MM se asocia con una más completa remisión o respuesta parcial que la ciclofosfamida y con menos frecuentes complicaciones.[36]

En resumen, no hay dudas de que el MM es menos tóxico que la CI en los ovarios y la médula ósea o vesical, e implica menos riesgo de infecciones, aunque se le atribuye un 20 % de intolerancia digestiva. Otros efectos secundarios a largo plazo no se pueden aún valorar. Respecto a las náuseas y, sobre todo, la diarrea, se pueden reducir repartiendo la dosis total en más tomas diarias o recurriendo al micofenolato sódico, que tiene la misma eficacia, según algunos estudios realizados en trasplantados, y mejor tolerancia digestiva.

5.2.3 *Pacientes con respuesta parcial, no respondedores o refractarios*

Con alguna de las pautas anteriores, un 40 % de los pacientes con LES y NL presentan una respuesta no ideal; ya sea una respuesta parcial que se considera una falta de remisión total o remisión con secuelas en forma de hipertensión arterial, disminución del filtrado glomerular, proteinuria residual y los casos de no respondedores o los refractarios, que se consideraría una falta de emisión. La actitud que hay que seguir con estos enfermos no está bien definida. En los que presentan una respuesta parcial sería muy importante descartar actividad renal mediante la ayuda de nuevos biomarcadores en orina o con una segunda biopsia renal. Si se descarta actividad renal deberíamos tratar bien la hipertensión, no dar nefrotóxicos como los antiinflamatorios no esteroideos y evitar nuevos rebrotes renales. En los no respondedores (un 10-20 % de los casos) hay que probar nuevos fármacos; es habitual en la práctica clínica cambiar de PCiv a MM o viceversa. No obstante, la definición de que un enfermo es no respondedor no está bien contemplada en lo temporal ni en las características clínicas. El paciente que presenta una falta de respuesta a los seis meses suele considerarse no respondedor y está justificado un cambio de tratamiento; sin embargo, la proteinuria de > 1 g como único valor no debería ser suficiente y habría que considerar otros biomarcadores en orina, los anti-DNA y complementos séricos, así como las manifestaciones extrarrenales. Si esta nueva pauta falla, no queda claro si debemos considerar al enfermo como refractario y tributario de pasar a otras pautas poco probadas como el uso de anticalcineurínicos, la infusión de gammaglobulinas, dosis ablativas de CI con o sin trasplante de médula o monoclonales quiméricos u humanizados como anti-CD20, anti-CD22 o anti-BLyS. No hay suficiente experiencia en el uso de estos nuevos fármacos y la respuesta no es total como sucede con el anti-CD20 quimérico (rituximab), que es del 70 %, según los metaanálisis. Aun así, el rituximab ha sido la solución más utilizada en los últimos cinco años, casi siempre asociada a algún inmunodepresor.

5.2.4   *Tratamiento de la nefropatía lúpica refractaria*

El concepto de NL refractaria, después de los ensayos clínicos realizados, debería utilizarse para aquellos pacientes resistentes a la inducción de respuesta al MM y a los PCiv. Ante esta definición, las alternativas posibles son los anticalcineurínicos[37] (tacrolimus, ciclosporina, sirolimus), la gammaglobulina intravenosa, la lefluonomida, el metotrexato, los recambios plasmáticos o el anti-CD20.

Así, los recambios plasmáticos han quedado en desuso después del estudio aleatorizado que se realizó en 1992,[34] que no aportó nada a un estudio aleatorizado de tratamiento de la NL con PCiv o éstos más recambios plasmáticos. La inmunoabsorción, más sofisticada y probablemente más eficaz que los recambios plasmáticos, se ha usado de forma puntual, al igual que la irradiación corporal total en la NL refractaria, sobre la que no existen publicaciones en los últimos veinticinco años.

Los anticalcineurínicos no tienen aún un papel definitivo en el tratamiento del LES ni de la NL. Algunos autores han usado la ciclosporina o el tacrolimus como inductor de respuesta de la NL, de mantenimiento de la respuesta o para evitar recidivas de la misma. La ciclosporina (CSA) se ha comparado con la CI como inductora de respuesta de la NL proliferativa difusa en series cortas de pacientes pediátricos y los resultados han sido similares en ambos brazos. Otra serie de pacientes con NL refractaria a CI o AZA respondieron a la CSA con una mejoría de la proteinuria y un descenso de los anti-DNA. El tacrolimus como inductor de respuesta y único fármaco ha sido usado en nueve casos; se ha obtenido una respuesta total en el 67 % de los casos y parcial en un 22 %, presentando muy buena tolerancia excepto hiperglucemia en dos casos.[37] El problema de los anticalcineurínicos es que producen hipertensión arterial y deterioran la función renal; por lo tanto, siempre hay que hacer niveles plasmáticos y ajustar la dosis en función de los mismos. Obviamente, en los pacientes con hipertensión y deterioro de la función renal es imposible utilizarlos.

Finalmente, la leflunomida o el metotrexato han sido usados en pequeñas series de pacientes con lupus sin grupo control, de modo que no es posible sacar ninguna conclusión. Una pequeña serie de pacientes con NL, algunos de los cuales habían sido refractarios a la CI, CSA o AZA, fueron tratados con leflunomida, y experimentaron mejoría al año de seguimiento. Curiosamente, la leflunomida puede desencadenar lupus cutáneo subagudo. La infusión de gammaglobulinas IV se considera el único tratamiento en casos refractarios a la CI, CSA o AZA; con ella se obtienen buenos resultados, aunque no se pueden sacar conclusiones. Se han descrito casos de fracaso renal agudo tras la infusión de megadosis de inmunoglobulinas intravenosa en pacientes con NL.

El rituximab o anti-CD20 es un monoclonal quimérico investigado para el tratamiento del linfoma. En la actualidad, se utiliza en las enfermedades autoinmunes; es el fármaco de elección, por su disponibilidad, para el tratamiento de pacientes con lupus refractarios a las pautas habituales. En los casos de NL refractaria a los PCiv o al MM, suele indicarse este monoclonal a dosis de 1.000 mg/día, dos dosis en dos semanas, solo o combinado con otros inmunodepresores.

5.3 *Tratamiento de mantenimiento de respuesta de la nefropatía lúpica*

En esta fase de tratamiento de la NL el paciente ha entrado ya en respuesta porque la proteinuria es inferior a 1 g/24 horas. Lo habitual en esta situación clínica es reducir o espaciar el fármaco inductor de respuesta. En el caso de los PCiv, la dosis mensual suele convertirse en trimestral durante dos años; en nuestro protocolo administrábamos un pulso intermedio a los dos meses.[31] Con el MM suele reducirse la dosis inicial hasta retirarla en el transcurso de dos años. En nuestro protocolo actual, reducimos 500 mg cada tres meses, hasta retirarla si no rebrota clínicamente o aumenta la proteinuria a más de 1 g/día. Se ha procedido igual con la AZA, reduciendo desde 1,5 mg/kg/día hasta 0,5 mg/día. No obstante, se han realizado estudios que valoran estos fármacos, incluyendo los anticalcineurínicos en la fase de mantenimiento de respuesta de la NL. Un estudio aleatorizado comparó la AZA y la CSA durante dos años en 75 casos de NL proliferativa difusa. Los resultados no mostraron diferencias entre ambos fármacos y dosis bajas de glucocorticoides.[38] El estudio secuencial de Contreras *et al.*,[25] que comparaba los PCiv, la AZA y el MM, mostró que la AZA y el MM eran superiores a los PCiv, de manera que ambos fármacos son eficaces y seguros para evitar una larga exposición del paciente a la ciclofosfamida, aunque sea en pulsos IV. Además, los pacientes contraían menos infecciones, amenorreas y precisaban menor número de hospitalizaciones. Otro estudio de Chan *et al.*[39] comparó pacientes con ciclofosfamida de inducción de respuesta y mantenimiento con AZA frente al MM en las dos fases. En el grupo de pacientes con MM se registraron menos defunciones, infecciones febriles e ingresos hospitalarios. El ensayo ALMS ha observado una mayor eficacia del MM frente a la AZA para mantener la respuesta (los resultados fueron presentados en la novena edición de la International Lupus Conference, Vancuver, 2010), mientras que el ensayo MAINTAIN, realizado por el grupo Eurolupus, ha objetivado una eficacia similar entre el MM y la AZA.[40]

La duración del tratamiento de la fase de mantenimiento de la NL no está bien definida, pero suele proyectarse a dos años. Asimismo, aunque la definición de respuesta sea una proteinuria inferior a un gramo/día o fisiológica, algunos de estos pacientes quedan con complemento y anti-DNA séricos normales y otros no, y estos últimos contraen un alto riesgo de recidiva de la NL. La cuestión es si a éstos debemos retirarles el fármaco de mantenimiento de respuesta o no, pues no disponemos de estudios clínicos controlados que determinen cuál sería el mejor fármaco para evitar posibles rebrotes.

5.4   Tratamiento de la glomerulonefritis membranosa lúpica

Esta clase de NL es la tercera más frecuente en las series de pacientes con LES a los que se hace una BR. Su comportamiento clínico es algo diferente. Así, suele manifestarse con proteinuria muy elevada y síndrome nefrótico, sin hematuria ni hipertensión salvo si existe mucha hiperhidratación. La evolución a IRCT acostumbra a ser más lenta. Los enfermos suelen tener anti-DNA bicatenario negativo, aunque sí puede haber hipo-complmentemia. El tratamiento para algunos autores puede ser diferente de las tipos III o IV, pero en la mayoría de los ensayos clínicos o estudios aleatorizados se las in cluye. Hay quienes proponen un tratamiento con glucocorticoides a dosis más altas durante tres meses, ya que algunos pacientes responden a ellos. Pero otros casos son muy refractarios y recidivantes, de difícil control a pesar de administrarles inmuno depresores varios.

6   Tratamientos experimentales en la nefropatía lúpica

Gracias a los avances en la fisiopatología de la NL, han aparecido nuevos fármacos o nuevas posibles dianas terapéuticas (véase la figura 2) que están en fase de uso compasivo o en ensayos clínicos II o III de los pacientes con lupus (véase la tabla 3). El fármaco más

Antilinfocitos B:
    Rituximab o anti-CD-20.
    Epratuzumab o anti-CD-22.
    Belimumab (lymphoStat: anti-BLyS o antiestimulador de linfocitos B.
    Atacicept (TACI-Ig): anti-BLyS.

Antilinfocitos T o estimulación linfocito T-B:
    CTLA4-Ig o linfocito T – asociado al antígeno 4: abatacept y belatacept.
    CDL40 o anti-CD40 ligando (BG9588).
    Anti-CD154 IgG (IDEC-131).

Tolerágenos:
    LJP 394.
    TV 4710 (edratide): tolerágeno de linfocitos T.

Tratamiento antiinterleucina:
    Infliximab: anti-TNF.
    Anti-α-interferón.

Tabla 3. Nuevas moléculas en el tratamiento del lupus y de la glomerulonefritis lúpica.

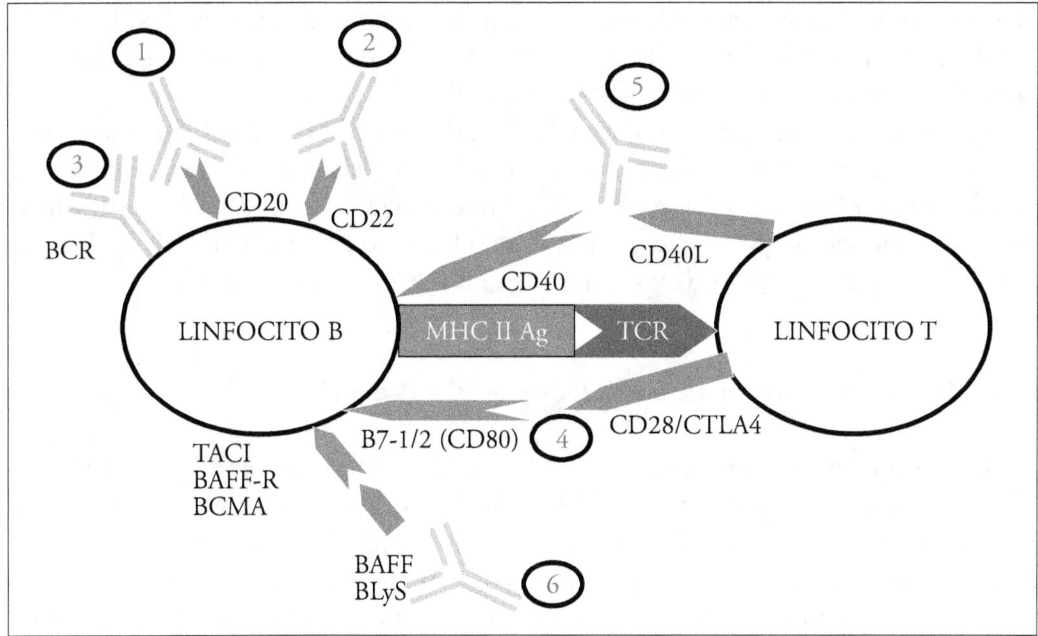

Significado de los números en círculo o diferentes bloqueos de los linfocitos T y B:
1. Depleción de linfocitos B (rituximab).
2. Modificación de la función del linfocito B. Monoclonal IgG humanizado anti-CD22 (epratuzumab).
3. Reducción títulos anti-DNA con LJP (abetimus).
4. Bloqueo de estimulación linfocitos T; CTL4-Ig (abatacept y belatacept).
5. Bloqueo de linfocitos T: IDEC 131 (anti-CD154 IgG monoclonal humanizado) y BG9588 (anti-CD40L - IgG monoclonal humanizado).
6. Bloqueo de estimulación del linfocito B (belimumab).

Figura 2. Linfocitos T y B en la nefretitis lúpica. Moléculas diana para nuevos tratamientos.

utilizado por su disponibilidad de mercado es el anti-CD-20 o rituximab, sobre el cual existe algún seguimiento de pacientes a largo plazo.[41]

6.1   Tratamiento antilinfocitos B

Rituximab o anti-CD20: quimérico monoclonal contra el receptor proteico CD20 de la superficie de los linfocitos B, que ha sido usado en el tratamiento de pequeñas series no controladas de pacientes con LES, en las cuales había fallado o eran refractarias al tratamiento convencional. Esta sustancia depleciona los linfocitos B y dificulta la acción de la célula presentadora de antígeno, sin producir déficit de inmunoglobulinas, excepto la IgM. Se trata de una sustancia muy segura, excepto en dos casos de leucoencefalopatía multifocal progresiva. El efecto beneficioso se presenta antes de producir una inhibición de la producción de anticuerpos.[41,42] Su uso actual, cada vez más frecuente, presenta los inconvenientes de conocer el eslabón de su empleo en el tratamiento en la NL, si debe darse solo o con otros inmunodepresores, los intervalos de dosis o cuando hay brote de la enfermedad con restauración de los linfocitos B.

Epratuzumab: monoclonal humanizado dirigido contra el receptor CD22 de linfocitos B. También produce una depleción de linfocitos B, pero menos intensa que el rituximab. La experiencia actual de estudios abiertos en pacientes con LES demuestra que se trata de un fármaco seguro y eficaz, aunque ha sido usado en lupus con actividad moderada. Está en fase de ensayo III y se estudia su posible beneficio en la NL.

6.2   Anti-BLyS (antiestimulador de linfocitos B) o Belimubab

El BLyS es un componente de los anti-TNF, también conocido como BAFF, TALL-I y THANK. Se une a los receptores (TACI, BCMA o BAFF-R) de linfocitos B activados, con la subsiguiente proliferación de linfocitos B y diferenciación a células plasmáticas. Altos niveles de BLyS ayudan a la producción de autoanticuerpos. En los ensayos en fase II y III no se ha contemplado la nefritis y constituye un criterio de exclusión. Los ensayos han demostrado un descenso de la producción de anticuerpos, tipo anti-DNA, y de las inmunoglobulinas sin predisposición a infecciones.

6.3   Antilinfocitos T o frente a la interacción de linfocitos T y B

Son moléculas que actúan en la interacción entre las células presentadoras de antígeno, linfocitos B y T. La inducción de anergia bloqueando señales coestimuladoras necesarias para la activación y proliferación de linfocitos T y B evitaría la respuesta inmune del LES.

El abatacept es un receptor de la proteína de fusión CTLA4-Ig que previene la unión del ligando CD80/86 en la superficie de la célula presentadora de antígeno con el receptor CD28 del linfocito T. En la nefritis del lupus murino ha demostrado disminuir la proteinuria y mejorar la supervivencia. Hay ensayos en fases II y III, pero no en la NL humana. El CD40 ligando es un importante coestimulador para la interacción de los linfocitos T, B y la presentadora de antígeno. Dos anticuerpos monoclonales anti-CD40L han sido desarrollados y han demostrado seguridad pero no eficacia en un caso y riesgo de trombosis y posible eficacia en el otro. No han sido probados en la NL. Se cree que la interacción CD40-40L puede ocurrir en la superficie endotelial y plaquetaria e inducir trombosis.

6.4   Terapia inductora de tolerancia antigénica

La pérdida de tolerancia de varios de los componentes del sistema inmunológico produce una respuesta inmune anormal contra los antígenos propios o los tejidos. El hallazgo de componentes capaces de restaurar lo propio es una posible terapéutica coadyuvante de la inmunodepresora. Dos tolerágenos han sido ensayados en el lupus. El primero es el LJP 394, un tolerágeno de linfocitos B que ha sido estudiado en fase III para prevenir los rebrotes de NL por la vía de la disminución de la producción de anti-DNA, y que éstos sean de baja avidez. Los resultados del ensayo no demostraron lo primero pero sí lo segundo. El otro es el TV 4710 (Edratide), con dosis aumentadas de proteína y cuyo objetivo es prevenir la recidiva de la nefritis en el lupus. Se trata de un tolerágeno T que, vía un péptido derivado de la región Vh de la inmunoglobulina de un anticuerpo humano anti-DNA bicatenario, intervendría en la regulación de los linfocitos T y en su función colaboradora. Los estudios de tolerancia y seguridad han sido completados y, en la actualidad, se están realizando en fases II y III.

6.5   Tratamiento anticitocinas

Se han realizado muy escasos estudios abiertos con anti-TNF en pacientes con lupus. Han mostrado una mejoría clínica del enfermo y de la proteinuria, pero también un aumento de los anti-DNA y de los anticuerpos antifosfolipídicos que hace temer su uso. Asimismo, en la actualidad se está llevando a cabo un ensayo multicéntrico en fase III sobre la NL membranosa.

El α-interferón ha sido implicado en la patogenia del lupus y, como consecuencia de ello, se están desarrollando sustancias antiinterferón que están en proyecto futuros en fase II.

6.6   Insuficiencia renal crónica terminal y trasplante renal

A pesar de los avances en el diagnóstico y tratamiento de la NL, no es posible evitar que un porcentaje bajo de pacientes con LES desarrollen IRCT. Los pacientes con un filtrado glomerular inferior al 30 % desarrollarán una IRCT, aunque no se produzcan nuevos episodios de NL. Ante esta nueva situación, habrá que evitar administrar nefrotóxicos como los antiinflamatorios no esteroideos y controlar bien la presión arterial, la dislipemia del metabolismo, metabolismo fósforo-calcio, para evitar el hiperparatiroidismo secundario, y la anemia con eritropoye tina. Si el paciente experimenta retención hídrica por escasa diuresis, hiperpotasemia o clínica urémica, habrá que prepararlo para diálisis tipo hemodiálisis o peritoneal y para un posterior trasplante renal de cadáver o de donante vivo. El trasplante renal devuelve al paciente con lupus una vida normal. La supervivencia del riñón trasplantado es la misma que para los trasplantados por otras nefropatías.

BIBLIOGRAFÍA

1. Zimmerman R, Radhakrishnan J, Valeri A, Appel G. Advances in the treatment of lupus nephritis. Annu Rev Med 2001; 52: 63-68.

2. Urowitz MB, Gladman D, Ibáñez D et al. Accumulation of coronary artery disease risk factors over three years: data from an international inception cohort. Arthritis Rheum 2008; 59: 176-80.

3. Weening JJ, D'Agati VD, Schwartz MM *et al.* The classification of glomerulonephritis in systemic lupus erythematosus. Revisited. J Am Soc Nephrol 2004; 15: 241-50.

4. Weening JJ, D'Agati VD, Schwartz MM *et al.* Clasiffication of glomerulonephritis in systemic lupus erythematosus revisited. Kitney Int 2004; 65: 521-30.

5. Daugas E, Nochy D, Huong du LT *et al.* Antiphospholipid syndrome nephropaty in systemic lupus erythematosus. J Am Soc Nephrol 2002; 13: 42-52.

6. Fayaz A, Pirson Y, Cosyns JP, Yango J, Lambert M. Pauci-immune necrotizing and crescentic glomerulonephritis in a patient with systemic lupus erythematosus. Clin Nephrol 2008; 69: 290-93.

7. Markowitz GS, D'Agati VD. The ISN/RPS 2003 classification of lupus nephritis: An assessment at 3 years. Kidney Int 2007; 71: 491-95.

8. Kim YG, Kim HW, Cho YM *et al.* The difference between lupus nephritis clas IV-G and IV-S in Koreans: focus on the response to cyclophosphamide induction treatment. Rheumatology (Oxford). 2008; 47: 311-14.

9. Rahman A, Isenberg DA. Systemic lupus erythematosus. N Engl J Med 2008; 358: 929-39.

10. Yung S, Tsang RC, Leung JK, Chan TM. Increased mesangial cell hyaluronan expression in lupus nephritis is mediated by anti-DNA antibody-induced IL-1 beta. Kidney Int 2006; 69: 272-80.

11. Yung S, Cahn TM. Anti-DNA antibodies in the patogénesis of lupus nephritis. The emerging mechanisms. Autoimmunity Review 2008; 7: 317-21.

12. Mortensen ES, Fenton KA, Rekvig OP. Lupus nephritis. The central role of nucleosomes revealed. Am J Pathol 2008; 172: 275-83.

13. Trendelenburg M. Antibodies against C1q in patients with systemic lupus erythematosus. Springer Semin Immunol 2005; 27: 276-85.

14. Cortés-Hernández J, Ordi-Ros J, Labrador M *et al.* Antihistone and anti-double-stranded deoxyribonucleic acid antibodies are associated with renal disease in systemic lupus erythematosus. Am J Med 2004; 116: 165-73.

15. Foster MH. T cells and B cells in lupus nephritis. Semin Nephrol 2007; 27: 47-58.

16. Bhat P, Radhakrishnan J. B lymphocytes and lupus nephritis. New insights into pathogenesis and targeted therapies. Kidney Int 2008; 73: 261-68.

17. Tucci M, Quatraro C, Lombardi L, Pellegrino C, Dammacco F, Silvestris F. Glomerular accumulation of plasmacytoid dentritic cells in active lupus nephritis. Artritis Rheum 2008; 58: 251-62.

18. Balow JE. Clinical presentation and monitoring of lupus nephritis. Lupus 2005;14: 25-30.

19. Christopher-Stine L, Petri M, Astor BC, Fine D. Urine protein –to-creatinine ratio is a realiable measure of proteinuria in lupus nephritis. J Rheumatol 2004; 31: 1.557-559.

20. Rovin BH. The chemokine network in systemic lupus erythematosus nephritis. Front Biosci 2008; 13: 904-22.

21. Marto N, Bertolaccini ML, Calabuig E, Hughes GR, Khamashta MA. Anti-C1q antibodies in nephritis: correlation between titres and renal disease activity and positive predictive value in systemic lupus erythematosus. Ann Rheum Dis 2005; 64: 444-48.

22. Leendert A, Trouw, Tom WL *et al.* Anti-C1q autoantibodies deposit in glomeruli but are only pathogenic in combination with glomerular C1qcontaining immune complexes. J Clin Invest 2004; 114: 679-88.

23. Porcel JM, Ordi J, Castro-Salomo A *et al.* The value of complement activation products in the assessment of systemic lupus erythematosus flares. Clin Immunol Immunopathol 1995; 74: 283-88.

24. Martínez-Lostao L, Ordi-Ros J, Balada E *et al.* Activation of the signal transducer and activator of transcription-1 in diffuse proliferative lupus nephritis. Lupus 2007; 16: 483-88.

25. Contreras G, Pardo V, Leclercq B, Lenz O, Tozman E, O'Nan P, Roth D. Sequential therapies for proliferative lupus nephritis. N Engl J Med 2004; 350: 971-80.

26. Clark WF, Sontrop JM. What have we learned about optimal induction therapy for lupus nephritis (III through V) from randomized, controlled trials? Clin J Am Soc Nephrol 2008; 3: 895-98.

27. Buhaescu I, Covic A, Deray G. Treatment of proliferative lupus nephritis. A critical approach. Semin Arthritis Rheum 2007; 36: 224-37.

28. Chan TM, Li FK, Tang CS *et al.* Efficacy of mycophenolate mofetil in patients with diffuse proliferative lupus nephritis. Hong Kong-Guangzhou Nephrology Study Group. N Engl J Med 2000; 343: 1.156-162.

29. Sinclair A, Appel G, Dooley MA *et al.* Mycophenolate mofetil as induction and maintenance therapy for lupus nephritis: rationale and protocol for the randomized, controlled Aspreva Lupus Management Study (ALMS). Lupus 2007; 16: 972-80.

30. Ginzler EM, Dooley MA, Aranow C *et al.* Mycophenolate mofetil or intravenous cyclophosphamide for lupus nephritis. N Engl J Med 2005; 353: 2.219-228.

31. Cortés-Hernández J, Ordi-Ros J, Labrador M *et al.* Predictors of poor renal outcome in patients with lupus nephritis treated with combined pulses of cyclophosphamide and methylprednisolone. Lupus 2003; 12: 287-96.

32. Houssiau FA, Vasconcelos C, D'Cruz D *et al.* Early response to immunosuppressive therapy predicts good renal outcome in lupus nephritis: lessons from long-term follow-up of patients in the Euro-Lupus Nephritis Trial. Arthritis Rheum 2004; 50: 3.934-940.

33. Petri M, Jones RJ, Brodsky RA. High-dose cyclophosphamide without stem cell transplantation in systemic lupus erythematosus. Arthritis Rheum 2003; 48: 166-73.

34. Lewis EJ, Hunsicker LG, Lan SP, Rohde RD, Lachin JM. A controlled trial of plasmapheresis therapy in severe lupus nephritis. The Lupus Nephritis Collaborative Study Group. N Engl J Med 1992; 326: 1.373-379.

35. Appel GB, Contreras G, Dooley MA, Ginzler EM, Isenberg D, Jayne D, *et al.* Mycophenolate mophetil versus cyclophosphamide for induction treatment of lupus nephritis. J Am Soc Nephrol 2009; 20: 1103-1112.

36. Walsh M, James M, Jayne D, Tonelli M, Manns BJ, Hemmelgarn BR. Mycophenolate mofetil for induction therapy of lupus nephritis: a systematic review and meta-analysis. Clin J Am Soc Nephrol 2007; 2: 968-75.

37. Mok CC, Tong KH, To CH, Siu YP, Au TC. Tacrolimus for induction therapy of diffuse proliferative lupus nephritis: an open-labeled pilot study. Kidney Int 2005; 68: 813-17.

38. Moroni G, Doria A, Mosca M *et al.* A randomized pilot trial comparing cyclosporine and azathioprine for maintenance therapy in diffuse lupus nephritis over four years. Clin J Am Soc Nephrol 2006; 1: 925-32.

39. Chan TM, Tse KC, Tang CS, Lai KN, Li FK. Long-term outcome of patients with diffuse proliferative lupus nephritis treated with prednisolone and oral cyclophosphamide followed by azathioprine. Lupus 2005; 14: 265-72.

40. Houssiau FA, D'Cruz D, Sangle S, Remy P, Vasconcelos C, Petrovic R, *et al.* Azathioprine versus mycophenolate mofetil for long-term immunosuppression in lupus nephritis: results from the MAINTAIN Nephritis Trial. Ann Rheum Dis 2010; 69: 2083-2089.

41. Smith KG, Jones RB, Burns SM, Jayne DR. Long-term comparison of rituximab treatment for refractory systemic lupus erythematosus and vasculitis: Remission, relapse, and re-treatment. Arthritis Rheum 2006; 54: 2.970-982.

42. Ng KP, Cambridge G, Leandro MJ, Edwards JC, Ehrenstein M, Isenberg DA. B cell depletion therapy in systemic lupus erythematosus: longterm follow-up and predictors of response. Ann Rheum Dis 2007; 66: 1.259-262.

Capítulo 6

Infección y lupus eritematoso sistémico

A. Gil,[1] C. Hidalgo-Tenorio,[2] P. Lavilla[1]

[1]Unidad de Enfermedades Autoinmunes Sistémicas
Servicio de Medicina Interna
Hospital Universitario La Paz
Madrid

[2]Unidad de Enfermedades Autoinmunes Sistémicas
Servicio de Medicina Interna
Hospital Universitario Virgen de las Nieves
Granada

Dirección para correspondencia
Hospital Universitario La Paz
Dr. A. Gil
agil.hulp@salud.madrid.org

1 Introducción

El lupus eritematoso sistémico (LES) es la enfermedad autoinmune sistémica en la que el protagonismo de la infección en la génesis y en la reactivación del proceso inmunopatológico responsable de las manifestaciones clínicas de la enfermedad adquiere mayor relevancia.[1] Numerosos agentes infecciosos han sido implicados en la etiología del LES y de otras conectivopatías, especialmente los virus. El papel del virus de Epstein-Barr[2-4] del parvovirus humano B19,[5,6] del virus de la inmunodeficiencia humana (VIH)[7,8] y de otros retrovirus (HTLV-1) se sustenta en la observación de casos de LES y procesos similares tras la infección con estos agentes, en la detección de autoanticuerpos (antinucleares, anti-DNA y antilinfocitos) y en la similitud entre algunas alteraciones inmunológicas del LES y de la infección por estos virus,[9] aunque dicha relación ha sido cuestionada por otros autores.[10]

La infección es, con frecuencia, un acontecimiento que complica el curso del lupus, que adquiere en ocasiones una importante gravedad y puede causar la muerte. El lupus no sólo facilita la aparición de infecciones sino que también modula su espectro clínico-patológico hasta hacerlas, en ocasiones, difícilmente reconocibles, lo que constituye un importante reto para el clínico que maneja estos pacientes.

No existe tratamiento definitivo para el lupus; sin embargo, la introducción de la terapéutica inmunosupresora ha modificado la historia natural de la enfermedad. Su pronóstico, con frecuencia ominoso hasta hace unas décadas, ha cambiado radicalmente y ha hecho su curso compatible, en la mayoría de los pacientes, con una esperanza de vida normal. Incluso en los enfermos con daño orgánico importante, los progresos en el tratamiento de soporte (diálisis, trasplantes, etc.) han mejorado su expectativa y calidad de vida. A pesar de ello, la mortalidad de los pacientes con lupus es tres veces superior a la de la población general y la infección constituye una de sus causas más frecuentes.

La esperanza de vida a los cuatro años en la década de los cincuenta, en la serie del Hospital John Hopkins, era inferior al 50 %; en cambio, en la actualidad, supera el 85 % a los 10 años en la mayoría de las series. Sin embargo, la inmunosupresión prolongada ocasiona problemas mayores, entre los que destaca el riesgo de contraer infecciones graves y neoplasias, un riesgo similar al observado en otras situaciones de inmunodeficiencia (sida o inmunodeficiencias primarias). La disfunción inmunológica de base, la inmunosupresión terapéutica, los repetidos ingresos hospitalarios y la intervención clínica cada vez más agresiva son factores que favorecen de infección en los enfermos con LES.

En el presente capítulo se revisa la incidencia de infecciones en el LES, los tipos de infección, los factores que favorecen su aparición, la repercusión sobre el curso de la enfermedad y la problemática diagnóstica y terapéutica.

2 Incidencia de infecciones en el LES

La infección es una causa frecuente de morbilidad y mortalidad en el LES.[11-14] Su incidencia, elevada en todas las series (véase la tabla1), no ha variado de forma apreciable en las últimas décadas,[15-16] a pesar del avance en su diagnóstico, de la profilaxis y el tratamiento. En 1976, en un estudio prospectivo realizado durante 10 años en 223 enfermos con LES, Ginzler[17] recogió 384 episodios infecciosos en 150 pacientes que fueron responsables del 29 % de sus ingresos. Estos datos fueron similares a los de Janwityanuchit,[18] quien en 1992 encontró que un 25 % de los 1.069 ingresos en 537 pacientes con lupus se debieron a infecciones. Entre los años 1960 y 1969, Staples[19] alertó sobre el elevado número de infecciones observado en 23 pacientes con LES, incluso en ausencia de terapia esteroidea y de insuficiencia renal, al compararlo con enfermos que padecían artritis reumatoidea y síndrome nefrótico idiopático. Gladman[20] documentó 148 episodios de infección en 93 de 363 pacientes con lupus seguidos durante cinco años. La frecuencia de infecciones en los pacientes con LES en España es similar y se sitúa en el 22 % en la serie de Formiga[21] y en el 57 % en la de Ladrón.[22-27] Finalmente, en el Eurolupus

Autor	Período	N.º de pacientes	% de infectados	Localización
Carpenter	1958-1965	40	53	Urinaria (67 %)
Staples	1960-1969	23	57	Urinaria (28 %)
Ginzler	1966-1976	223	67	Urinaria (20 %)
Platt	1958-1981	70	78	Cutánea (45 %)
Font	1986-1989	120	34	Cutánea (31 %)
Ferrer	1970-1980	53	38	Urinaria (33 %)
Ladrón	1968-1989	40	57	Urinaria (31 %)
De Luis	1979-1987	96	55	Urinaria (31 %)
Juega	1975-1986	43	41	Urinaria (57 %)
Formiga	1975-1991	145	22	Respiratoria (33 %)
Eurolupus	1990-2000	1.000	36	Urinaria (47 %)
Total	1958-2000	1.853	49	Urinaria (35 %)

Tabla 1. Infección como causa de morbilidad en el LES.

Project,[15] se encontró al menos un episodio de infección en 360 pacientes de una cohorte prospectiva de 1.000, seguidos durante 10 años (entre 1990 y 2000). La dispersión observada en la frecuencia de infecciones es más aparente que real, y se halla condicionada por la diferente recogida de datos y la heterogeneidad de la enfermedad. En algunas series, sólo se contabilizan las infecciones graves con demostración microbiológica o histopatológica, mientras que en otras se incluyen hasta las banales no confirmadas.

La probabilidad de infectarse y la forma en que se expresa la infección no es la misma en todos los pacientes con LES (véase la tabla 2). La frecuencia y el tipo de infección difieren marcadamente entre los enfermos con formas cutáneas o articulares leves de consultas de dermatología o reumatología, y los ingresados en áreas de medicina interna o nefrología, donde la actividad, la afectación multisistémica grave, el tratamiento inmunosupresor y otras medidas de intervención son habituales.[28-30] El riesgo de infección aumenta si existe insuficiencia renal, tratamiento esteroideo a dosis altas y actividad de la enfermedad, definida por nefritis activa, hipocomplementemia y afectación multisistémica.[31] Staples[19] observó una elevada incidencia de infecciones en los pacientes con insuficiencia renal, independiente de la coexistencia de nefritis activa. Sin embargo, la mayoría de sus enfermos con deterioro renal estaban en tratamiento con corticoides. Cohen[12] obtuvo conclusiones similares y resaltó la importancia de la uremia y de la corticoterapia a dosis altas, y Ginzler[17] alertó sobre el riesgo de infecciones oportunistas, diez veces mayor en los pacientes con insuficiencia renal. En los trasplantados renales las infecciones constituyen el factor principal condicionante de supervivencia a corto y

Autor	Período	Fallecidos por infección	Porcentaje total de fallecidos	Tipo de infección
Klemperer	1930-1941	20	40	Neumonía
Carpenter	1958-1965	8	50	Neumonía
Rosner	1965-1978	222	33	Sepsis/Neumonía
Donadio	1964-1986	153	15	Neumonía
Ginzler	1966-1976	55	60	Neumonía
Lee	1970-1975	13	30	Sepsis/Neumonía
Urowitz	1970-1975	11	45	Sepsis
Gil	1974-1991	28	42	Neumonía/Sepsis
De Luis	1979-1987	12	50	Sepsis/Neumonía
Formiga	1975-1991	14	14	Sepsis/Neumonía
Janwityanuchit	1992	23	30	Neumonía
Eurolupus	1990-2000	68	25	Sepsis/Neumonía

Tabla 2. Infección como causa de mortalidad en el LES.

largo plazo. La depleción de inmunoglobulinas, complemento y otros factores en los pacientes con plasmaféresis reiteradas y en los urémicos en diálisis crónica aumenta el riesgo de infección.[31-34]

La neutropenia severa por toxicidad medular que se observa en los pacientes tratados con ciclofosfamida y azatioprina supone un riesgo alto de infección.[17] En esta situación, la probabilidad de infecciones oportunistas bacterianas, fúngicas, parasitarias y virales es elevada. Las transfusiones y los hemoderivados (gammaglobulinas I.V. para la trombopenia autoinmune) aumentaron el riesgo de infección, actualmente controlado, por el virus de las hepatitis B y C y del parvovirus humano B19.[35,36] Las terapias biológicas con agentes anticélulas B (rituximab, bevalizumab, ocrelizumab, etc.) se encuentran en fase de ensayo clínico. Existe alguna experiencia por uso compasivo, donde se ha detectado un aumento relativo del riesgo de infección por hipogammaglobulinemia secundaria a depleción de linfocitos B. Las principales infecciones han sido reactivación de herpes zoster, hepatitis B y algunas oportunistas, como la infección por virus JC, agente de la leucoencefalopatía multifocal progresiva.[37,38]

La localización geográfica y el nivel sanitario son factores moduladores del espectro microbiano y de la frecuencia de la infección, en especial para las oportunistas, en relación con la prevalencia de los microorganismos y el mayor riesgo de exposición por las condiciones higiénicas deficientes. El estudio de Paton, que data de 1996,[31] en Kuala Lumpur, evidenció que un nivel socioeconómico bajo aumentaba dos veces el riesgo de infección.

3   Factores de riesgo de infección en pacientes con LES

La incidencia de infección en el LES es alta y constituye una de las principales causas de morbi-mortalidad en estos pacientes. En los últimos años, se han llevado a cabo diversos estudios de los principales factores de riesgo asociados a la aparición de episodios infecciosos en el lupus, que se describen a continuación.

3.1   *Alteraciones inmunológicas del LES*

En los pacientes con lupus, como resultado de las alteraciones en el sistema inmune propias de la enfermedad, existe un mayor número de infecciones, a lo que se añade el daño producido por el agente infeccioso, que genera un deterioro de carácter reversible en el sistema mononuclear fagocítico, parcialmente reversible en las linfocitos B e irreversible a través de los lipopolisacáridos.[27] Entre los trastornos inmunes asociados directamente al lupus se encuentran los siguientes:

a) Déficit de complemento por actividad y consumo del mismo, o de tipo genético, y alteraciones de la respuesta inmune retardada.[39-41] El sistema del complemento está compuesto por más de 30 proteínas dispuestas en el plasma y en la superficie celular[39] y tiene dos funciones antagónicas: inflamación y antiinflamación. Esta última se realiza mediante el aclaramiento de complejos inmunes procedentes de la circulación y los tejidos. El complemento se une también a las células apoptóticas e interviene en su eliminación. Cuando el complemento no actúa, los materiales de desecho no pueden eliminarse y se acumulan, lo cual da lugar a una respuesta inmune.[39-41] El C3 es el componente más importante en la opsonización de bacterias como la *H. influenzae* y la *S. pneumoniae*. Su déficit produce una alteración en la agregación de anticuerpos frente a bacterias que impide su reconocimiento y destrucción por el sistema inmune, además de provocar un déficit en la activación del complejo de membrana de ataque, lo cual favorece la infección por *N. meningitidis*.[40] Por otra parte, las microbacterias patógenas pueden sintetizar una molécula similar a C4 que se une a C2, provocando activación de C3 y su posterior depósito en la membrana de macrófagos, lo que facilita la infección gracias a la incorporación del microorganismo en el interior de los linfocitos B.[39]

b) Déficit de opsonización, fagocitosis, quimiotaxis y actividad bactericida/microbicida.[42-44] La opsonización es la vía empleada en la defensa frente a bacterias piógenas, seguida de la activación del complemento, fagocitosis y destrucción intracelular. Las células NK representan habitualmente un mecanismo de protección eficaz frente a infecciones víricas y bacterianas,[45] porque no requieren sensibilización previa, por su capacidad lítica y dependencia del complejo mayor de histocompatibilidad, y en el lupus se encuentran deficitarias.

c) Polimorfismos genéticos que dan lugar a bajos niveles o déficit de la proteína lectina asociada a manosa (MBL) o de la unión de inmunoglobulinas al receptor Fc, lo que favorece en pacientes con LES la aparición de infecciones en general, y respiratorias en particular.[46]

d) Neutropenia, asociada directamente al LES o a algunos fármacos, y disfunción de los neutrófilos.[47] Además, en pacientes con lupus, los niveles elevados del factor estimulador de colonias y disminuidos del receptor soluble de Fc III gamma son mejores indicadores de riesgo de infección que el número de neutrófilos.[48]

e) Sobreexpresión de un polimorfismo silente de osteopontina que se asocia con enfermedad renal e infecciones. La osteopontina es un ligando soluble con actividad inmunológica variada que incluye la activación de quimiotaxis de macrófagos, la promoción de respuesta T-helper 1 y la activación de linfocitos B-1.[48]

f) Linfopenia secundaria a la formación de anticuerpos linfocitotóxicos, fármacos, incremento de apoptosis y déficit en la génesis, se relacionan con la aparición de infección en el LES dependiente de la cifra de linfocitos.[49]

g) Trastornos en la síntesis de inmunoglobulinas (Igs). En algunos pacientes con LES se ha detectado una producción de inmunoglobulinas anormal y deficitaria, e incluso la asociación con déficit primario de anticuerpos, como el síndrome variable común de inmunodeficiencia o defectos aislados de inmunoglobulinas (IgA), que favorece las infecciones bacterianas recurrentes pulmonares, sinusales, óticas y gastrointestinales.[50-53]

3.2   Inmunodepresión por fármacos

3.2.1   Glucocorticoides

Los glucocorticoides han aumentado la supervivencia y mejorado la expectativa de vida de los pacientes con lupus. Pero, desafortunadamente, producen muchos efectos adversos, entre los que destaca el riesgo aumentado de infección.[54] Estos fármacos facilitan la aparición de infección mediante diversos mecanismos como son los cambios en la respuesta del huésped frente a los microorganismos, la disminución de la respuesta inflamatoria y de la inmunidad celular, la lisis de los folículos linfoides y la alteración en la síntesis de inmunoglobulinas.[55,56] No obstante, con dosis bajas el riesgo relativo es menor.[57]

3.2.2   Inmunodepresores

En el LES los inmunodepresores desempeñan un papel importante en el tratamiento de aquellos pacientes en los que no se ha alcanzado un control clínico mediante dosis razonables de glucocorticoides o que presentan manifestaciones graves de riesgo vital. Por el contrario, a su vez, provocan supresión de la respuesta inmune, lo que favorece la aparición de infecciones, principalmente bacterianas, seguidas de virales y fúngicas.[58]

La ciclofosfamida (CCF) es un potente inmunodepresor que actúa sobre los linfocitos T y B, e induce infecciones graves hasta en un 37 % de los casos según las series, y con más frecuencia que la administración única de glucocorticoides a altas dosis. También favorece la aparición de infecciones oportunistas en un 24 a 44 % de los casos, la mitad de los cuales son mortales.[59-62] En una cohorte monocéntrica compuesta por 87 pacientes con LES seguidos durante 37 años, los dos factores de riesgo principales asociados a la infección fueron la administración de glucocorticoesteroides orales o intravenosos y los bolos de CCF.[34] Estos hallazgos fueron similares a los obtenidos por Bosch y cols.,[27] que en un estudio prospectivo de tres años de duración de 110 pacientes con LES encontraron que los principales factores de riesgo en la aparición de infección fueron la hipocomplementemia y la administración, al menos durante un mes, de CCF y prednisona a dosis mayores de 20 mg/día.

Debido al gran número de efectos secundarios producidos por la CCF, se han diseñado algunos ensayos en los que se han intentado aminorar mediante diversas estrategias.[63-65] Una de ellas consiste en reducir la dosis de CCF empleada durante el tratamiento de inducción de la nefritis lúpica. Así, se compararon bolos mensuales de CCF de hasta 1 g frente a bolos de 500 mg durante seis meses, seguidas ambas pautas de azatioprina, sin encontrar diferencias en los episodios infecciosos.[65] Otra estrategia fue la sustitución de la CCF por un inmunodepresor menos tóxico; el más empleado ha sido el micofenolato de mofetil (MMF), que ha demostrado ser igualmente efectivo en el tratamiento de inducción de la nefritis lúpica y menos tóxico que la CCF, aunque su eficacia a largo plazo es desconocida.[66-68] En cuanto al perfil de seguridad del MMF, alrededor de un 23 % de los pacientes desarrollan infección, que es grave en un 4,3 % de los casos.[68]

La azatioprina, un inmunodepresor también utilizado en la nefritis lúpica, se ha asociado, aunque en menor grado que la CCF, a la aparición de infección y leucopenia.[69]

3.3 Insuficiencia renal

En las diferentes series publicadas sobre la incidencia de infección en los pacientes con fallo renal y LES, se encuentra mayor incidencia de infecciones bacterianas y oportunistas cuando se produce un deterioro de la función renal.[1,70]

3.4 Asplenia

El bazo forma parte del sistema retículo-endotelial, y es el responsable de varias funciones inmunes críticas, como la producción de IgM, el filtrado microbiano y la opsonización. Las infecciones asociadas a hipoesplenismo son las producidas por agentes encapsulados, como la *H. influenzae,* la *N. meningitidis* y la *S. pneumoniae.*[71-73] La sepsis neumocócica en pacientes con LES tiene una alta mortalidad y se puede producir como consecuencia de una esplenectomía, de autoinfartos esplénicos y, en raras ocasiones, por asplenia funcional.[72] La asplenia funcional en pacientes con LES es un fenómeno poco frecuente, siendo del 17,6 % en aquellos que presentan trombocitosis y del 0,6 % en el lupus en general.[72,73] Los diferentes mecanismos implicados en el autoesplenismo han sido la vasculitis esplénica, mediante infarto silente o bloqueo del sistema retículo-endotelial, y coagulopatía asociada a anticuerpos antifosfolípidos. En consecuencia, la autoesplenectomía debería sospecharse en pacientes con LES y trombopenia que experimentan una trombocitosis aguda o recuperación espontánea de una trombopenia.[73]

3.5 Actividad lúpica

La actividad de la enfermedad ha sido implicada como responsable de diversas alteraciones del sistema inmune en pacientes con lupus y, por tanto, favorecedora de mayor susceptibilidad frente a las infecciones.[1,57,74] En el Hopkins Lupus Cohort, un estudio prospectivo realizado en pacientes con LES en el que se analizaron los factores de riesgo asociados a la infección y a la necesidad de ingreso hospitalario, se descubrió que las principales causas de hospitalización fueron la actividad de la enfermedad (35 %), una infección sola (11 %) o asociada a actividad (14 %) y algunas complicaciones médicas; el daño neurológico, las hospitalizaciones previas, la administración de inmunosupresores y la actividad lúpica fueron los factores principales favorecedores de infección.[13]

4 Espectro de las infecciones en el LES

4.1 Localización de la infección

La mayoría de autores coinciden en que la infección urinaria es la más frecuente en los pacientes con LES. Carpenter[75] advirtió que la infección urinaria, con frecuencia recidivante, representaba el 67 % de las infecciones, y para Ginzler[17] supuso cerca del 40 % del total de las infecciones, datos similares a los observados por otros autores.[14,23,25] Las infecciones cutáneas le siguen en frecuencia, aunque en algunas series[22,76] desplazan a las urinarias del primer lugar, llegando a representar hasta un 45 % de los episodios infecciosos.[77] De gran trascendencia clínica, aunque menos frecuentes, son la sepsis, las infecciones de las vías respiratorias bajas (neumonía y bronconeumonía), del sistema nervioso central (SNC) y osteoarticulares.[11] En la serie de Formiga,[21] que sólo recogió las infecciones graves, la infección respiratoria fue la más frecuente.

4.2 Infecciones bacterianas

Las infecciones bacterianas son las que con mayor frecuencia complican el curso de la enfermedad. En la serie de Cohen,[12] representaron el 73 % de 277 infecciones en 75 pacientes con enfermedades autoinmunes sistémicas, y en el caso del LES las enterobacterias gramnegativas, sobre todo la *Klebsiella,* ocuparon el primer lugar. Este hecho es más evidente con el lupus activo, mientras que en los pacientes inactivos existe predominio de infecciones por bacterias grampositivas, en especial la *S. aureus.* En las infecciones respiratorias es frecuente encontrar bacilos gramnegativos.

Las infecciones por *Salmonella* son frecuentes en el LES y, en ocasiones, acontecen en el momento de la presentación de la enfermedad,[78] antes de instaurar una terapia inmunodepresora. Se ha descrito una incidencia más elevada en los pacientes de mayor edad, con actividad importante de la enfermedad, insuficiencia renal, anemia hemolítica y tratamiento inmunosupresor.[79,80] La depresión significativa de la inmunidad celular condiciona una mayor gravedad de la infección por *Salmonella,* que suele cursar en estos casos con bacteriemia y tendencia a las recidivas, similar a los pacientes con sida. Se ha observado que *Salmonella* puede ser responsable de hasta un 40 % de las bacteriemias en pacientes con LES, frente a sólo un 2 % en la población general. Una complicación frecuente de la salmonelosis es la artritis, el agente etiológico más frecuente de artritis infecciosa en pacientes con LES, que alcanza en alguna serie hasta el 60 %,[79] por delante de la *S. aureus*. La articulación más frecuentemente afectada fue la cadera y los factores facilitadores fueron la edad más joven, la enfermedad activa, el tratamiento esteroideo y citotóxico y la existencia de necrosis ósea avascular previa.

Kraus *et al.*[81] describieron siete casos de listeriosis en 680 pacientes con lupus seguidos desde 1982 a 1992. La actividad de la enfermedad, el tratamiento esteroideo y la insuficiencia renal fueron factores predisponentes para la infección por *Listeria* sp. A pesar de administrar la antibioterapia correcta, fallecieron cuatro pacientes. Estos datos obligan a un despistaje precoz de *Listeria* en los pacientes con LES que desarrollan síndrome meníngeo.

La tuberculosis también plantea un grave problema en los pacientes con LES.[82-86] La alteración grave de la inmunidad celular constituye un riesgo importante para la infección por *M. tuberculosis*. Trasplantados renales en tratamiento inmunosupresor, receptores de terapia biológica con agentes anti-TNFα (etanercept, infliximab o adalimumab), infectados por el VIH y pacientes con lupus, entre otros, pertenecen a este grupo de riesgo. En esta situación, su diagnóstico es difícil por su presentación atípica, la frecuencia alta de formas extrapulmonares (40-50 %) y el manifestarse, no pocas veces, como una fiebre de origen desconocido.[84] Esta forma clínica conocida como tuberculosis miliar críptica cursa habitualmente con radiografía de tórax normal o inaparente, anergia tuberculínica y granulomas anómalamente configurados, con predominio de la necrosis. Por ello, debe ser siempre considerada en el diagnóstico diferencial de la fiebre persistente en estos enfermos. El problema adquiere especial relevancia en aquellas áreas geográficas donde hay una prevalencia alta de tuberculosis, como el Sudeste Asiático, la Europa del Este, el África subsahariana o el Pacífico oriental, donde su frecuencia es de un 5-15 % de los pacientes con LES. En España oscila entre un 1,2 y un 5,8 %, con una incidencia de entre 187 y 645 nuevos casos anuales por 100.000 pacientes con LES, muy superior a la estimada en la población general.[82,83]

4.3   Infecciones oportunistas

Las infecciones oportunistas han adquirido un creciente protagonismo en las últimas décadas[87-89] y representan un desafío para el clínico y una grave amenaza para el paciente con LES. Su diagnóstico exige un alto índice de sospecha, pues su anómala expresividad clínica en pacientes inmunodeprimidos hace que en la mayoría de los casos no puedan ser identificadas hasta practicar la autopsia, lo que supone una infravaloración de su incidencia. Los microorganismos oportunistas aislados con más frecuencia son *Listeria, Candida, Aspergillus, Cryptococcus, Pneumocystis, Toxoplasma, Leishmania, Cytomegalovirus y Nocardia,* no siendo excepcional la coexistencia de más de uno de ellos. Su presencia se correlaciona con el tratamiento esteroideo y citotóxico en los meses previos y con la antibioterapia intensiva en la sepsis por gramnegativos.

4.3.1   *Infecciones víricas*

Las infecciones víricas más frecuentes en el LES son las causadas por el virus del herpes zoster, debido a una alteración de la inmunidad celular y a la administración de corticoides,[90] con mayor gravedad y potencial evolución fatal cuando se asocian agentes citotóxicos. Kahl[91] encontró un total de 55 episodios de herpes zoster en 47 (13,5 %), de los que seis fueron diseminados, de 348 pacientes con LES. Su presencia se correlacionó con mayor severidad del lupus, linfopenia y tratamiento inmunodepresor, aunque más del 60 % de los episodios aparecieron con la enfermedad quiescente o escasamente activa.

Otras infecciones víricas [herpes simple, citomegalovirus (CMV)] no son excepcionales en estos pacientes.[92] Los recambios plasmáticos son un riesgo añadido a la inmunodepresión con ciclofosfamida para el desarrollo de infecciones víricas, especialmente por CMV, y representa un elevado índice de mortalidad en pacientes que presentan formas graves de lupus.[33] Se han descrito algunos casos de leucoencefalopatía multifocal progresiva, por el virus JC, en pacientes con LES asociados al uso del anticuerpo anti-CD20, rituximab.[37]

4.3.2   *Infecciones fúngicas*

Aunque se han descrito casos aislados de criptococosis meníngea de presentación simultánea al lupus, previo al tratamiento inmunodepresor,[95] la infección por *C. neoformans,* aunque rara, debe considerarse en los pacientes con depresión importante de la inmunidad celular.[93-96] Hung[96] descubrió que *Cryptococcus* fue responsable de 10 de 17 infecciones del SNC observadas en pacientes con lupus, la mayoría de los cuales seguían un tratamiento con dosis altas de glucocorticoides.

Las características de la neumonía por *Pneumocystis jiroveci* en los pacientes con enfermedades autoinmunes sistémicas queda bien definida en varias series de la literatura y es mayor el riesgo en la granulomatosis de Wegener. Godeau y cols.[97] recogen 34 pacientes con diferentes enfermedades autoinmunes sistémicas, seis de ellos con LES, y Iikuni *et al.*[98] 21 pacientes diagnosticados por PCR-PJ en esputo o lavado broncoalveolar. Apareció con más frecuencia en la fase inicial de la enfermedad, en pacientes activos, que seguían un tratamiento inmunodepresor y que presentaban linfopenia, en especial de linfocitos cooperadores (CD4 < 200/ L). El riesgo es mayor en los tratados con dosis altas de glucocorticoides o en el momento de su interrupción, y cuando se asocia a metotrexato, hecho ya observado en pacientes con artritis reumatoide. Su curso es más agudo y grave que en la infección por VIH y tiene mayor índice de mortalidad por el retraso diagnóstico y terapéutico. En su detección tienen mucho valor las técnicas de amplificación genómica (PCR-PJ), y como marcador de gravedad, la presencia o los títulos más altos del antígeno β-D-glucano.[99] La sobreinfección bacteriana adquirida en las unidades de cuidados intensivos contribuye de forma importante a la mortalidad global, que oscila alrededor del 30 %.[99]

5　Infección y mortalidad en el LES

La infección es causa importante de mortalidad en el LES (véase la tabla 3) y compite por el primer puesto con la nefropatía y la afectación del sistema nervioso central, por delante de las complicaciones vasculares.[100] En la era preantibiótica,[101] el 40 % de las muertes de los pacientes con LES se debían a una infección; este porcentaje no ha variado significativamente en las últimas décadas a pesar de los progresos en infectología.[18,25,102-106] Urowitz[104] definió un patrón bimodal de mortalidad en el LES. La mortalidad precoz, en los dos primeros años del diagnóstico, por actividad de la enfermedad e infecciones. La tardía, por complicaciones vasculares, sobre todo en enfermos inactivos, donde la corticoterapia tendría protagonismo en la inducción de arteriosclerosis acelerada. Este predominio de infecciones fatales en la fase inicial de la enfermedad ha sido confirmado por otros autores.[105-110] Sin embargo, la contestación de esta teoría, revisada por los propios autores, vino dada por la observación frecuente de muertes tardías por infección en pacientes con lupus en actividad. En el análisis posterior realizado por Rubin,[102] la infección participó en el 43 % de las muertes precoces y en el 28 % de los fallecidos con más de cinco años de evolución de la enfermedad. En este grupo, fue frecuente encontrar reactivación del lupus, incluso tras permanecer inactivo durante períodos prolongados. Donadio[108] advirtió que la infección fue responsable del 15 %[16,135] de los fallecimientos observados entre 1964 y 1986, en 439 pacientes con nefropatía lúpica, y constituyó la segunda causa de mortalidad, tras las complicaciones cardiovasculares. En la serie de Jonsson,[109] la muerte por infección fue más frecuente en el grupo de pacientes mayores y con curso más prolongado de la enfermedad. Asimismo, en el Euro-lupus Project, la infección fue la causa principal, con un 29 % de la mortalidad en los primeros cinco años, y un descenso al 17 % en los cinco años posteriores.[15]

La infección respiratoria grave (neumonía y bronconeumonía) es la primera causa de muerte por infección en el LES, seguida por la sepsis y las infecciones del SNC. En los últimos años, se ha registrado un aumento de las infecciones oportunistas como causa de muerte en los enfermos inmunocomprometidos.[12,87] Para Hellman,[87] las infecciones oportunistas fueron responsables del 23 % del total de fallecimientos y sólo en un 10 % el diagnóstico se había establecido con anterioridad. De Luis[25] encontró resultados similares y en ninguno de sus enfermos las infecciones oportunistas (dos infecciones diseminadas por CMV y una candidiasis sistémica) fueron diagnosticadas antes de la autopsia.

• Actividad de la enfermedad.
• Insuficiencia renal.
• Corticoterapia a dosis altas.
• Tratamiento citotóxico (oportunistas).
• Terapia biológica.
• Diálisis y plasmaféresis.
• Trasplante renal.
• Transfusiones y gammaglobulinas IV.
• Hospitalización reiterada.

Tabla 3. Factores que facilitan la infección en el LES.

Los dos fallecimientos por infección en la serie de Juega[24] fueron por aspergilosis. En el LES y la criptococosis meníngea, la tasa de fallecimientos es elevada, incluso sometiéndose a un tratamiento adecuado.[96]

6   Influencia de la infección en el curso del LES

La patología infecciosa en los pacientes con LES tiene una alta incidencia y constituye una causa importante de morbi-mortalidad. Es un factor determinante en estos enfermos por diversas razones que mencionamos a continuación.

1. Empeora el pronóstico de los pacientes con LES.[80]
2. Algunos agentes infecciosos, entre otros, el parvovirus B19[7] o VEB,[4] han sido implicados en la activación de la enfermedad.
3. La actividad del lupus favorece, a su vez, la aparición de infecciones, de forma que a mayor índice de actividad (se ha llegado a proponer niveles de SLEDAI ≥ 4), mayor probabilidad de sufrir infección.[13] El tiempo estimado entre la aparente infección y la aparición de manifestaciones clínicas representa el necesario para la formación de autoanticuerpos.[1,4]
4. En la etiopatogenia del LES se han involucrado algunos agentes infecciosos, como la *Klebsiella pneumoniae*, las micobacterias, el *Mycoplasma*, el *Plasmodium*, el *Tripanosoma*, el virus de la linfocoriomeningitis, el VEB, el CMV o el VHB.[1-6,9] La implicación de los virus en la etiopatogenia del lupus se ha basado en el parecido que comparten ambos síndromes en la presentación clínica brusca, la diseminación de lesiones y la detección de anticuerpos víricos. Hasta el momento, se han barajado dos teorías que intentan explicar la alta incidencia de anticuerpos víricos en

los pacientes con lupus; una considera al LES un síndrome desencadenado por una infección, y otra atribuye este fenómeno a un falso positivo por la hipergammaglobulinemia del lupus. Entre los mecanismos de acción a través de los cuales se ha pretendido justificar el papel patogénico de los gérmenes en el LES, destacan la permanencia crónica del microorganismo en el enfermo, con la consiguiente activación de los linfocitos policlonales, la susceptibilidad genética del huésped y la producción de antígenos que generarían, a su vez, una alteración de la respuesta o del control inmune.[1-3]

5. Determinadas enfermedades infecciosas, como la producida por el VIH, parecen proteger frente a la aparición de LES, sobre todo cuando los pacientes tienen bajas cifras de CD4. El mecanismo sugerido para explicar este fenómeno sería la desaparición de los autoanticuerpos, lo que daría lugar a una disminución en la actividad de la enfermedad.[8-10] Por otra parte, hay una hipótesis, basada en datos epidemiológicos y clínicos, sobre la aparición de enfermedades autoinmunes en las últimas tres décadas, que atribuye el aumento de trastornos inmunológicos a las mejoras en las condiciones higiénicas y a la disminución de la infección, otorgándole así un papel protector a las infecciones frente al lupus.[1,111]

6. La inmunodepresión secundaria a la propia enfermedad y a la yatrogenia (corticoides, citostáticos, etc.) genera un aumento en el número de episodios infecciosos en estos pacientes con respecto a la población sana.[20,57] Las infecciones relacionadas con el tratamiento corticoideo varían en función de la dosis y la frecuencia con la que se administra,[27,57] si bien hay infecciones, como las urinarias, no relacionadas con la toma de glucocorticoides o inmunodepresores.[76]

7. La forma de presentación del cuadro infeccioso es inespecífica y plantea problemas de diagnóstico diferencial con los brotes de actividad lúpica, lo que tiene implicaciones pronósticas.[112]

8. La hospitalización prolongada favorece la aparición de episodios infecciosos, aproximadamente en un tercio de estos pacientes.[30]

7 Problemas de tratamiento de la infección en el LES

El problema mayor que plantea la infección en un paciente con lupus es la dificultad de su reconocimiento. Contribuyen a ello el cambio de imagen de las enfermedades infecciosas al incidir sobre pacientes inmunodeprimidos y el enmascaramiento del cuadro clínico de la infección por el proceso subyacente. El LES, prototipo de enfermedad multisistémica, ha merecido el calificativo de «gran simuladora», y su espectro cubre la práctica totalidad de las manifestaciones de las enfermedades infecciosas. La fiebre, signo sugestivo de infección, es un hallazgo constante en el lupus activo y, en ocasiones, su manifestación inicial. La presencia de escalofríos apoya la infección, pero las lesiones cutáneas, la artritis, los infiltrados pulmonares, las alteraciones neurológicas, la pleuropericarditis o el dolor abdominal pueden ser expresión tanto de actividad lúpica como de infección. El diagnóstico diferencial entre ambos procesos es una de las situaciones más comprometidas en la práctica asistencial y transfiere al clínico una grave responsabilidad al establecer una decisión terapéutica. Los parámetros considerados marcadores de actividad de la enfermedad son, con frecuencia, insuficientes para solucionar este dilema. El descenso de factores del complemento (C3 y C4), el aumento de sus productos de degradación (C3a, C3d o C5a) y de los títulos de anticuerpos anti-DNA nativo[113,114] apoyarían la actividad de la enfermedad. El aumento de la β_2-microglobulina se correlaciona con actividad de la enfermedad, los anticuerpos anti-DNA y la hipocomplementemia,[115] pero carece de especificidad al alterarse en otras circunstancias, en especial en insuficiencia renal y afectación tubular. La elevación de complejos inmunes circulantes y de diversas citocinas (TNF-α e IL-6), de los receptores solubles de la IL-2 y de la neopterina urinaria[116-118] se ha utilizado como marcadores de actividad, aunque sus valores pueden modificarse con la infección. El aumento de la proteína C reactiva suele indicar infección en el lupus,[119,120] pero su elevación en pacientes no infectados le ha restado valor. Los valores de α1-glicoproteína ácida unidos a concanavalina-A[121] y los descensos de los isotipos IgG3 e IgG4[53] se correlacionan con la presencia de infección en el LES. En los últimos años, se ha dado importancia a la elevación de la procalcitonina sérica, una glicoproteína de 116 aminoácidos precursora de calcitonina, como marcador precoz de infección bacteriana,[122,123] que podría ser de ayuda en el diagnóstico entre un brote de actividad o una infección. Sin embargo, la mayoría de estos parámetros no son de utilidad práctica en pacientes críticos ni están disponibles para su aplicación rutinaria. Con la única excepción de la demostración del agente patógeno (directa o indirectamente) en el huésped, los hallazgos de laboratorio carecen de la especificidad y sensibilidad necesarias para establecer un diagnóstico preciso y cuentan con el inconveniente del tiempo para la identificación.

La utilidad de los diferentes índices de actividad del LES (BILAG, SLAM, WAM, LAI, SLEDAI y ECLAM)[124,125] parece incuestionable a efectos de clasificación, investigación y ensayos clínicos, pero la decisión terapéutica se basa, en muchos casos, en el juicio del clínico experimentado en el manejo de estos problemas.

Es necesario insistir en la importancia que tiene el realizar un despistaje adecuado de la tuberculosis, la causa infecciosa más frecuente de fiebre de origen desconocido en las enfermedades autoinmunes sistémicas.[82-84,126] El predominio de formas extrapulmonares, la presentación como tuberculosis miliar críptica con radiología inaparente y la frecuente anergia tuberculínica hacen difícil su diagnóstico. En muchas ocasiones, es necesario instaurar una terapia empírica ante el riesgo que supone el retraso en iniciar su tratamiento. Estas circunstancias han impulsado a proponer quimioprofilaxis con isoniacida en los pacientes con lupus que requieran corticoterapia, independientemente de la reactividad tuberculínica.[127] Los nuevos métodos diagnósticos basados en la producción de interferón-gamma (métodos IGRAS: Quantiferon-Gold y Elispot), tras sensibilización con antígeno específico de M tuberculosis, no han solucionado los problemas del diagnóstico de la tuberculosis latente en los pacientes inmunodeprimidos.[128]

8 Profilaxis de las infecciones

La prevención de la infección se prefiere al tratamiento. Durante los últimos sesenta años ha existido una preocupación acerca de la seguridad y eficacia de la inmunización en pacientes con LES;[129,130] en este campo hay diversas publicaciones realizadas, algunas de ellas con resultados anecdóticos, sobre la aparición de brotes o incluso inducción de la enfermedad tras la vacunación.[131,16]

Los resultados obtenidos acerca de la respuesta serológica posvacunación de los pacientes con lupus han mostrado que sólo una minoría no responde de forma adecuada, explicable por la toma concomitante de fármacos inmunodepresores, actividad o anomalías intrínsecas del sistema inmune debidas a la propia enfermedad.[129]

La vacuna del virus *influenzae* en la población general ha demostrado ser muy eficaz; sin embargo, en varios estudios realizados en pacientes con LES los resultados no han sido tan exitosos, puesto que la respuesta inmune fue inferior, sobre todo en los mayores de cincuenta años y tratados con prednisona.[131] Además, se ha encontrado tras la vacunación un incremento transitorio en los niveles de autoanticuerpos asociados o no con manifestaciones clínicas de lupus,[131-133] lo que sugeriría una potencial capacidad inductora por la vacuna. Por el contrario, en otros ensayos se ha detectado que la vacuna es eficaz, no exacerba la actividad ni la afectación renal, ni hay necesidad de utilizar o aumentar las dosis de glucocorticoides o fármacos citotóxicos.

Basándonos en la disfunción esplénica, la hipocomplementemia y la incidencia elevada de infecciones por *S. pneumoniae*, *N. meningitidis* y *H. influenzae*, se recomienda la administración preventiva de antibióticos y vacunas para hacer frente a estos microorganismos en los pacientes con LES.[134,135] La eficacia y seguridad de la vacuna del neumococo en pacientes con LES ha sido analizada en pequeños ensayos clínicos, y los resultados han sido favorables en cuanto a la respuesta inmunológica y al perfil de seguridad.[136]

Por el momento, se dispone de escasos resultados acerca de la inmunización frente al VHB en pacientes con LES; no obstante, en uno de los estudios realizados en enfermos con lupus inactivo se halló eficacia en cuanto a su seguridad y adecuada respuesta inmunológica.[137] En la actualidad, no hay datos respecto a la seguridad o la eficacia de la vacuna del virus de la hepatitis A en pacientes con lupus.

En los pacientes con importante actividad, terapia inmunodepresora y linfopenia se ha recomendado control de CD4 y profilaxis con cotrimoxazol, en aquéllos con cifras inferiores a 200 CD4/μL.[138]

En resumen, en pacientes con LES se recomienda administrar la vacuna antineumocócica y la del virus *influenzae*;[16] además, en caso de asplenia o déficit del complemento también deben considerarse las vacunas del meningococo y *H. influenzae*.[16,71]

Por último, están contraindicadas las vacunas con virus vivos, como las del sarampión, la parotiditis y la rubéola, en aquellos pacientes con lupus que siguen un tratamiento inmunodepresor o con dosis altas de glucocorticoides (> 20mg/día).[16,130]

1. La vacunación debe ser evaluada desde el inicio del seguimiento del paciente con LES. Investigar si tras la administración de vacuna apareció brote, que la contraindicaría en caso de necesitar más dosis.	2. La vacuna con toxoide tetánico es recomendada con la misma cadencia que la población general. Si el paciente ha recibido rituximab en las 24 semanas previas a un accidente en el que se requiera la vacuna del tétanos pautar inmunoglobulinas.
3. La vacunación debe hacerse en fase estable.	4. Se recomienda la vacuna del virus varicela zóster, pero en fases en las que esté menos intensamente inmunodeprimido.
5. Las vacunas con virus vivos atenuados deben evitarse en la medida de lo posible: *a)* Fiebre amarilla *b)* Sarampión *c)* Parotiditis *d)* Rubéola *e)* Virus varicela zóster	6. La vacuna del virus papiloma humano debe valorarse en mujeres jóvenes hasta los 25 años. Contraindicada en pacientes con síndrome antifosfolipídico por riesgo de trombosis venosa profunda.
7. Se puede vacunar mientras el paciente toma inmunodepresores y anti-TNFα, pero debe administrase antes de poner anti-CD20.	8. Las vacunas del neumococo, *influenzae b*, meningococo y *haemophilus* deben ser recomendadas en hipoesplenia/asplenia funcional.
9. La vacuna del V. Influenza está fuertemente recomendada.	10. Vacuna del VHB y VHA sólo en pacientes en riesgo.
11. La vacuna del neumococo (Pneumo23 ©) está fuertemente recomendada.	12. Los pacientes que van a viajar seguirán el mismo calendario vacunal que la población general excepto en caso de vacunas de microorganismos vivos atenuados (TBC, poliomelitis, fiebre tifoidea oral, fiebre amarilla).

Tabla 4. Recomendaciones de la European League Against Rheumatism (EULAR) sobre vacunaciones en las enfermedades autoinmunes sistémicas.[139]

Sólo una actitud firme y decidida del clínico en el despistaje, la prevención y el tratamiento podrá mejorar el panorama negativo que sigue representando la infección en los pacientes con LES (véase la tabla 4).

BIBLIOGRAFÍA

1. Bach JF. Infections and autoimmunity. J Autoimmun 2005; 25: 74-80.

2. Ramos-Casals M. Viruses and lupus: the viral hypothesis. Lupus 2008; 17: 163-65.

3. Harley JB, James JA. Epstein-Barr virus infection induces lupus autoimmunity. Bull NYU Hosp Joint Dis 2006; 64: 45-50.

4. Harley JB, Harley ITW, Guthridge JM *et al.* The curiously suspicious: a role for Epstein-Barr virus in lupus. Lupus 2006; 15: 768-77.

5. Barzilai O, Ram M, Shoenfeld Y. Viral infection can induce the production of autoantibodies. Curr Opin Rheumatol 2007; 19: 636-43.

6. Seve P, Ferry T, Koenig M, Cathebras P, Rousset H, Broussolle C. Lupus-like presentation of parvovirus B19 infection. Semin Arthritis Rheum 2005; 34: 642-48.

7. Díaz F, Collazos J, Mendoza F y otros. Systemic lupus erythematosus associated with acute parvovirus B19 infection. Clin Microbiol Infect 2002; 8: 115-17.

8. Haas M, Kaul S, Eustace JA. HIV-associated immune complex glomerulonephritis with «lupus-like» features: a clinicopathologic study of 14 cases. Kidney Int 2005; 67: 1381-390.

9. Louthrenoo W. Rheumatic manifestations of human immunodeficiency virus infection. Curr Opin Rheumatol 2008; 20: 92-99.

10. Font J, Vidal J, Cervera R, López-Soto A, Miret C, Jiménez de Anta MT, Ingelmo M. Lack of relationship between human immunodeficiency virus infection and systemic lupus erythematosus. Lupus 1995; 4: 47-49.

11. Lee P, Urowitz MB, Bookman AAM, Koehler BE, Smythe HA, Gordon DA, Ogryzlo MA. Systemic lupus erythematosus. A review of 110 cases with reference to nephritis, the nervous system, infections, aseptic necrosis and prognosis. Q J Med 1977; 46: 1-32.

12. Cohen J, Pinching AJ, Rees AJ, Peters K. Infection and immunosuppression. A study of the infective complications of 75 patients with immunologically mediated disease. Q J Med 1982; 51: 1-15.

13. Petri M, Genovese M. Incidence of and risk factors for hospitalizations in systemic lupus erythematosus: a prospective study of Hopkins lupus cohort. J Rheumatol 1992; 19: 1559-565.

14. Nived O, Sturfelt G, Wollheim F. Systemic lupus erythematosus and infection: a controlled and prospective study including an epidemiological group. Q J Med 1985; 55: 271-87.

15. Cervera R, Khamashta MA, Font J, Sebastiani GD, Gil A, Lavilla P *et al.* Morbidity and mortality in systemic lupus erythematosus during a 10 year period: a comparison between early and late manifestations in a cohort of 1000 patients. Medicine (Baltimore) 2003; 82: 299-308.

16. Fessler BJ. Infectious diseases in systemic lupus erythematosus: risk factors, management and prophylaxis. Best Pract Res Clin Rheumatol 2002; 16: 281-91.

17. Ginzler E, Diamond H, Kaplan D, Weiner M, Schlesinger M, Seleznick M. Computer analysis of factors influencing frequency of infection in systemic lupus erythematosus. Arthritis Rheum 1978; 21: 37-44.

18. Janwityanuchit S, Totemchokchyakarn K, Krachangwongchai K, Vatanasuk M. Infection in systemic lupus erythematosus. J Med Assoc Thai 1993; 76: 542-48.

19. Staples PJ, Gerding DN, Decker JL, Gordon RS Jr. Incidence of infection in systemic lupus erythematosus. Arthritis Rheum 1974; 17: 1-10.

20. Gladman DD, Hussain F, Ibáñez D, Urowitz MB. The nature and outcome of infection in systemic lupus erythematosus. Lupus 2002; 11: 234-39.

21. Formiga Pérez F, Moga Sampere I, Canet González R, Pac Ferraz M, Mitjavila Villero F, Fernández Nogués F. Infección y lupus eritematoso sistémico: análisis de una serie de 145 pacientes. Rev Clin Esp 1993; 193: 105-09.

22. Font J, Cervera R, Pallarés L, Gatell JM, Gaya J, López-Soto A *et al.* Infections in systemic lupus erythematosus: a controlled and prospective study. Arthritis Rheum 1990; 33 (Suppl): S130.

23. Ferrer Iturralde J, Barbado Hernández FJ, Gil Aguado A, García Seoane J, Redondo Sánchez C, Vázquez Rodríguez JJ *et al.* Infecciones en el lupus eritematoso sistémico. Nouv Pres Med (ed. esp) 1982; 1: 279-82.

24. Juega J, Pedreira JD, Adega M, Valdés F, Echániz A. Infección en el lupus eritematoso sistémico. Rev Clin Esp 1989; 184: 245-46.

25. De Luis A, Pigrau C, Pahissa A, Fernández F,

Martínez Vázquez JM. Infecciones en 96 casos de lupus eritematoso sistémico. Med Clin 1990; 94: 607-10.

26. Ladrón Moreno E, Pérez Maestu R, Martínez L, de Letona J, Masa Vázquez C, Román García F, Carreño Hernández MC. Infecciones en pacientes con lupus eritematoso sistémico. Estudio retrospectivo de 22 años. Rev Esp Microbiol Clin 1990; 5: 227-30.

27. Bosch X, Guilabert A, Pallarés L y otros. Infections in systemic lupus erythematosus: a prospective and controlled study of 110 patients. Lupus 2006; 15: 584-89.

28. Carpenter RC, Sturgill BC. The course of systemic lupus erythematosus. J Chronic Dis 1966; 19: 117-31.

29. Zonana-Nacach A, Camargo-Coronel A, Yáñez P *et al.* Infections in outpatients with systemic lupus erythematosus: a prospective study. Lupus 2001; 10: 505-10.

30. Duffy WKN, Duffy CM, Gladman DD. Infection and disease activity in systemic lupus erythematosus: a review of hospitalized patients. J Rheumatol 1991; 18: 1180-184.

31. Paton NI. Infections in systemic lupus erythematosus patients. Ann Acad Med Singapore 1997; 26: 694-700.

32. Bumgardner GL, Mauer SM, Payne W, Dunn DL, Sutherland DER, Fryd DS *et al.* Single center 1-15 years results of renal transplantation in patients with systemic lupus erythematosus. Transplantation 1988; 46: 703-09.

33. Aringer M, Smolen JS, Graninger WB. Severe infections in plasmapheresis-treated systemic lupus erythematosus. Arthritis Rheum 1998; 41: 414-20.

34. Noel V, Lortholary O, Cassasus P *et al.* Risk factors and prognostic influence of infection in a single cohort of 87 adults with systemic lupus erythematosus. Ann Rheum Dis 2001; 60: 1141-144.

35. CDC. Outbreak of Hepatitis C associated with intravenous immunoglobulin administration. United States, october 1993-june 1994. MMWR 1994; 43: 505-09.

36. Misbah SA, Chapel HM. Adverse effects of intravenous immunoglobulin. Drug Safe 1993; 50: 254-62.

37. Boren EJ, Cheema GS, Naguwa SM, Ansari AA, Gershwin ME. The emergence of progressive multifocal leukoencephalopathy (PML) in rheumatic diseases. J Autoimmunity 2008; 30: 90-8.

38. Lindholm C, Börjesson-Asp K, Zendjanchi K, Sundqvist AC, Tarkowski A, Bokarewa M. Long-term clinical and immunological effects of anti-CD20 treatment in patients with refractory systemic lupus erythematosus. J Rheumatol 2008; 35: 5-12.

39. Walport MJ. Advances in Immunology: complement (first of two parts). N Engl J Med 2001; 344: 1058-066.

40. Rynes RI. Complement and systemic lupus erythematosus. Curr Opin Rheumatol 2005; 17: 538-42.

41. Walport MJ. Complement deficiency and disease. Brit J Rheumatol 1993; 32: 269-73.

42. Álvarez I, Vázquez JJ, Fontán G, Gil A, Barbado J, Ojeda JA. Neutrophil chemotaxis and serum chemotactic activity in systemic lupus erythematosus. Scand J Rheumatol 1978; 7: 69-74.

43. Yoshida K, Yukiyama Y, Miyamoto T. Quantification of the complement receptor function of polimorphonuclear leukocytes: its significance in patients with systemic lupus erythematosus. J Rheumatol 1987; 14: 490-96.

44. Salmon JK, Kimberly RP, Gibofsky A, Fotino M. Defective mononuclear phagocyte function in systemic lupus erythematosus: dissociation of the Fc receptor-ligand binding and internalization. J Immunol 1984; 133: 2525-531.

45. Biron C A, Brossay L. NK Cells and NKt cells in innate defense against viral Infections. Curr Opin Immunol 2001; 13: 458-64.

46. Mok MY, Ip WK, Lau CS *et al.* Mannose-binding lectin and susceptibility to infection in Chinese patients with systemic lupus erythematosus. J Rheumatol 2007; 34: 1270-276.

47. Karim MY. Immunodeficiency in the lupus clinic. Lupus 2006; 15: 127-31.

48. Zandman-Goddard, Shoenfeld Y. SLE and infections. Clin Review All Immunol 2003; 25: 29-39.

49. Peake PW, Greenstein JD, Timmerman S, Gavrilovic L, Charlesworth JA. Lymphocytotoxic antibodies in systemic lupus erythematosus: studies of their temperature dependence, binding characteristics and specificity in vitro. Ann Rheum Dis 1988; 47: 725-32.

50. WHO Scientific Group. Primary immunodeficiency diseases. Clin Exp Inmunol 1995; 99 (Suppl 1): 1-24.

51. Yewdall V, Cameron JS, Nathan AW. Systemic lupus erythematosus and IgA deficiency. J Clin Lab Immunol 1983; 10: 13-18.

52. Saiki O, Saeki Y, Tanaka T, Doi S, Hara H, Negoro S *et al.* Development of selective IgM deficiency in systemic lupus erythematosus patients with disease of long duration. Arthritis Rheum 1987; 30: 1289-292.

53. Tokano Y, Yagita H, Lida N, Hashimoto H, Okumura K, Hirose S. Relation between the level of IgG subclasses and infections in patients with systemic lupus erythematosus. Int Arch Allergy Appl Immunol 1988; 87: 55-58.

54. Stuck AE, Minder CE, Frey FJ. Risk of infectious complications in patients taking glucocorticosteroids. Rev Infect Dis 1989; 11: 954-63.

55. Boumpas DT, Paliogianni F, Anastassiou ED *et al.* Glucocorticosteroid action on the immune system molecular and cellular aspects. Clin Exp Rheumatol 1991; 9: 413-23.

56. Azab NA, Bassyouni IH, Emad Y, Abd El-Wahab GA, Hamdy G, Mashahit MA. CD4+ CD25+ regulatory Tcells (TREG) in systemic lupus erythematosus patients: the possible influence of treatment with corticosteroids. Clin Immunol 2008; 127: 151-57.

57. Suh CH, Jeong YS, Park HC *et al.* Risk factors for infection and role of C-Reactive Protein in korean patients with systemic lupus erythematosus. Clin Exp Rheumatol 2001; 19: 191-94.

58. Donadio JV, Glassock RJ. Immunosuppressive drug therapy in lupus nephritis. Am J Kidney Dis 1993; 21: 239-50.

59. McCune WJ, Golbus J, Zeldes W, Bohlke P, Dunne R, Fox DA. Clinical and immunologic effects of monthly administration of intravenous cyclophosphamide in severe systemic lupus erythematosus. N Engl J Med 1988; 318: 1423-431.

60. Pryor BD, Bologna SG, Kahl LE. Risk factors for serious infection during treatment with cyclophosphamide and high-dose corticosteroids for systemic lupus erythematosus. Arthritis Rheum 1996; 39:1475-482.

61. Austin HA, Klippel JH, Balow JE, Riche NGH, Steinberg AD, Plotz PH, Decker JL. Therapy of lupus nephritis: controlled trial of prednisone and cytotoxic drugs. N Engl J Med 1986; 314: 614-19.

62. Steinberg AD, Steinberg SC. Long-term preservation of renal function in patients with lupus nephritis receiving treatment that includes cyclophosphamide versus those treated with prednisone alone. Arthritis Rheum 1991; 34: 943-50.

63. D'Cruz D, Cuadrado MJ, Mujic F, Tungekar MF, Tabú N, Lloyd M, Khamashta MA, Hughes GRV. Immunosuppressive therapy in lupus nephritis. Clin Exp Rheumatol 1997; 15: 275-82.

64. Martín-Suárez I, D'Cruz D, Mansoor M, Fernández AP, Khamashta MA, Hughes GRV. Immunosuppressive treatment in severe connective tissue diseases: effects of low dose intravenous cyclophosphamide. Ann Rheum Dis 1997; 56: 481-87.

65. Sabry A, Abo-Zenah H, Medhat T *et al.* A comparative study of two intensified pulse cyclophosphamide remission-inducing regimens for diffuse proliferative lupus nephritis: an egyptian experience. Int Urol Nephrol 2008; 24: [Epub ahead of print].

66. Schieppati A, Remuzzi G. Novel therapies of lupus nephritis. Curr Opin Nephrol Hypertens 2008; 2: 156-61.

67. Kasitanon N, Petri M, Haas M, Magder LS, Fine DM. Mycophenolate mofetil as the primary treatment of membranous lupus nephritis with and without concurrent proliferative disease: a retrospective study of 29 cases. Lupus 2008; 17: 40-45.

68. Moore RA, Derry S. Systematic review and meta-analysis of randomised trials and cohort studies of mycophenolate mofetil in lupus nephritis. Arthritis Res Ther 2006; 8: R182.

69. Moroni G, Doria A, Mosca M *et al.* A randomized pilot trial comparing cyclosporine and azathioprine for maintenance therapy in diffuse lupus nephritis over four years. C Clin J Am Soc Nephrol 2006; 1: 925-32.

70. Esdaile JM, Levinton C, Federgreen W, Hayslett JP, Kashgarian M. The clinical and renal biopsy predictors of long-term outcome in lupus nephritis: a study of 87 patients and review of the literature. Q J Med 1989; 72: 779-833.

71. Hepburn AI, Davies KA. Infection and SLE. Ann Rheum Dis 2002; 61: 668-69.

72. Dillon AM, Stein HB, English RA. Splenic at-

rophy in systemic lupus erythematosus. Ann Intern Med 1982; 96: 40-43.

73. Castellino G, Govoni M, Prandini N *et al.* Thrombocytosis in systemic lupus erythematosus: a posible clue to autosplenectomy. J Rheumatol 2007; 34: 1497-501.

74. Gil A, Lavilla P. Infección y lupus eritematoso sistémico. En «Lupus eritematoso sistémico» Ed, Font J, Khamashta M y Vilardell M. Barcelona, 2002; 571-88.

75. Carpenter RC, Sturgill BC. The course of systemic lupus erythematosus. J Chronic Dis 1966; 19: 117-31.

76. Hidalgo-Tenorio C, Jiménez-Alonso J, de Dios Luna J, Tallada M, Martínez Brocal A, Sabio M. Urinary tract infections and lupus erythematosus. Ann Rheum Dis 2004; 63: 431-37.

77. Platt JL, Burke BA, Fish AJ. Systemic lupus erythematosus in the first two decades of life. Am J Kidney Dis 1982; 2 (Suppl 1): 212-22.

78. Li EK, Cohen MG, Ho AK, Cheng AF. Salmonella bacteraemia occurring cocurrently with the first presentation of systemic lupus erythematosus. Br J Rheumatol 1993; 32: 66-67.

79. Huang JL, Hung JJ, Wu KC, Lee WI, Chan CK, Ou LS. Septic arthritis in patients with systemic lupus erythematosus: salmonella and nonsalmonella infections compared. Semin Arthritis Rheum 2006; 36: 61-67.

80. Lim E, Koh WH, Loh SF *et al.* Non-thyphoidal salmonellosis in patients with systemic lupus erythematosus. A study of fifty patients and review of the literature. Lupus 2001;10: 87-92.

81. Kraus A, Cabral AR, Sifuentes-Osornio J, Alarcón Segovia D. Listeriosis in patients with connective tissue diseases. J Rheumatol 1994; 21: 635-38.

82. Valencia ME, Gil A, Díaz MA, Torres A, Lavilla P, Pintado V, Dupla ML, Vázquez JJ. Estudio clínico de la tuberculosis en pacientes inmunocomprometidos. Rev Clin Esp 1989; 184: 352-56.

83. Erdozain JG, Ruiz-Irastorza G, Egurbide MV, Martínez Berriotxoa A, Aguirre C. High risk of tuberculosis in systemic lupus erythematosus. Lupus 2006; 15: 232-35.

84. Colpan A, Onguru P, Erbay A, Akinci E, Cevik MA, Eren SS *et al.* Fever of unknown origin: analysis of 71 consecutive cases. Am J Med Sci 2007; 334: 92-96.

85. Mok MY, Lo Y, Chan TM, Wong WS, Lau CS. Tuberculosis in systemic lupus erythematosus in an endemic area and the role of isoniazid prophylaxis during corticosteroid therapy. J Rheumatol 2005; 32: 609-15.

86. Sayarlioglu M, Inanc M, Kamali S, Cefle A, Karaman O, Gul A *et al.* Tuberculosis in turkish patients with systemic lupus erythematosus: increased frequency of extrapulmonary localization. Lupus 2004; 13: 274-78.

87. Hellmann DB, Petri M, Whiting-O'Keefe Q. Fatal infections in systemic lupus erythematosus: the role of opportunistic organisms. Medicine 1987; 66: 341-48.

88. Sepkowitz KA. Opportunistic infections in patients with and patients without acquired immunodeficiency syndrome. Clin Infect Dis 2002; 34: 1098-107.

89. Khalifa M, Kaabia N, Bahri F, Ben Jazia E, Bouajina E, Omezzine Letaief A. Infection in systemic lupus erythematosus. Med Malad Infect 2007; 37: 792-95.

90. Kang TY, Lee HS, Kim TH, Jun JB, Yoo DH. Clinical and genetic risk factors of herpes zoster in patients with systemic lupus erythematosus. Rheumatol Int 2005; 25: 97-102.

91. Kahl LE. Herpes zoster infections in systemic lupus erythematosus: risk factors and outcome. J Rheumatol 1994; 21: 84-86.

92. Yoda Y, Hanaoka R, Ide H, Isozaki T, Matsunawa M, Yajima N *et al.* Clinical evaluation of patients with inflammatory connective tissue diseases complicated by cytomegalovirus antigenemia. Mod Rheumatol 2006; 16: 137-42.

93. Yang CD, Wang XD, Ye S, Gu YY, Bao CD, Wang Y, Chen SL. Clinical features, prognostic and risk factors of central nervous system infection in patients with systemic lupus erythematosus. Clin Rheumatol 2007; 26: 895-901.

94. Chen HS, Tsai WP, Leu HS, Ho HH, Liou LB. Invasive fungal infections in systemic lupus erythematosus: ana analysis of 15 cases and a literature review. Rheumatology 2007; 46: 539-44.

95. Huston KK, Gelber AC. Simultaneous presentation of cryptococcal meningitis and lupus nephritis. J Rheumatol 2005; 32: 2501-502.

96. Hung JJ, Ou LS, Lee WI, Huang JL. Central nervous system infection in patients with systemic lupus erythematosus. J Rheumatol 2005; 32: 40-43.

97. Godeau B, Coutant Perronne V, Le Thi Huong D, Guillevin L, Magadur G, De Bandt M, Dellion *et al*. Pneumocystis carinii pneumonia in the course of connective tissue disease: report of 34 cases. J Rheumatol 1994; 21: 246-51.

98. Likuni N, Kitahama M, Ohta S, Okamoto H, Kamatani N, Nishinarita M. Evaluation of Pneumocystis pneumonia infection risk factors in patients with connective tissue diseases. Mod Rheumatol 2006; 16: 282-88.

99. Saito K, Nakayamada S, Nakano K, Tokunaga M, Tsujimura S, Nakatsuka K *et al*. Detection of pneumocystis carinii by DNA amplification in patients with connective tissue diseases: reevaluation of clinical features of P carinii pneumonia in rheumatic diseases. Rheumatology 2004; 43: 479-85.

100. Wallace DJ, Podell T, Weiner J, Klinenberg K, Forouzesh S, Dubois EL. Systemic lupus erythematosus-survival patterns: experience with 609 patients. JAMA 1981; 245: 934-38.

101. Klemperer P, Pollack AD, Baehr G. Pathology of disseminated lupus erythematosus. Arch Pathol Lab Med 1941; 32: 569-631.

102. Rubin LA, Urowitz MB, Gladman DD. Mortality in systemic lupus erythematosus: the bimodal pattern revisited. Q J Med 1985; 55: 87-98.

103. Moss KE, Ioannou Y, Sultan SM, Haq I, Isenberg DA. Outcome of a cohort of 300 patientes with systemic lupus erythematosus attending a dedicated clinic for over two decades. Ann Rheum Dis 2002; 61: 409-13.

104. Urowitz MB, Bookman AAM, Koehler BE, Gordon DA, Smythe HA, Ogryzlo MA. The bimodal mortality pattern of systemic lupus erythematosus. Am J Med 1976; 60: 221-25.

105. Rosner S, Ginzler EM, Diamond HS, Weiner M, Schelesinger M, Fries JF *et al*. A multicenter study of outcome in systemic lupus erythematosus. II: Causes of death. Arthritis Rheum 1982; 25: 612-17.

106. Ward M, Pyun E, Studenski S. Causes of death in systemic lupus erythematosus long-term follow-up of an inception cohort. Arthritis Rheum 1995; 38: 1492-499.

107. Ginzler E, Berg A. Mortality in systemic lupus erythematosus. J Rheumatol 1987; (suppl 13) 14: 218-22.

108. Donadio JV, Hart GM, Bergstralh EJ, Holley KE. Prognostic determinants in lupus nephritis: a long-term clinicopathologic study. Lupus 1995; 4: 109-15.

109. Jonsson H, Nived O, Sturfelt G. Outcome in systemic lupus erythematosus: a prospective study of patients from a defined population. Medicine 1989; 68: 141-50.

110. Blanco FJ, Gómez Reino JJ, Mata J. Survival analysis of 306 european spanish patients with systemic lupus erythematosus. Lupus 1998; 7: 159-63.

111. Pik S, Sodin-Semrl S, Tomsic M, Shoenfeld Y. The curiously suspicious: infectious disease may ameliorate an ongoing autoimmune destruction in systemic lupus erythematosus patients. J Autoimmun 2008; 30: 37-41.

112. Font Franco J, Cervera Segura R. Valoración diagnóstica de la fiebre en pacientes con enfermedad autoinmune sistémica. Infección frente a actividad inflamatoria. Rev Clin Esp 2001; 201: 648-49.

113. Swaak AJG, Groenwold J, Bronsveld W. Predictive value of complement profiles and anti-dsDNA in systemic lupus erythematosus. Ann Rheum Dis 1986; 45: 359-66.

114. Spronk PE, Limburg PC, Kallenberg CGM. Serological markers of disease activity in systemic lupus erythematosus. Lupus 1995; 4: 86-94.

115. Valencia ME, Molano J, Vázquez JJ, Lavilla P, Khamashta MA, Pintado V, Barbado FJ, Gil Aguado A. Determinación de los niveles de β_2 microglobulina en pacientes con lupus eritematoso sistémico: correlación con parámetros clínicos y biológicos. Rev Clin Esp 1987; 181: 310-13.

116. Samsonov MY, Tilz GP, Egorova O, Reibnegger G, Balabanova RM, Nassonov EL *et al*. Serum soluble markers of immune activation and disease activity in systemic lupus erythematosus. Lupus 1995; 4: 29-32.

117. Meijer C, Huysen V, Smeenk RTJ, Swaak AJG. Profiles of citokines (TNF and IL-6) and acute phase proteins (CRP and 1AG) related to the disease course in patients with systemic lupus erythematosus. Lupus 1993; 2: 359-65.

118. Lim KL, Jones AC, Brown NS, Powell RJ. Urine neopterin as a parameter of disease activity in patients with systemic lupus erythematosus: comparison with serum sIL-2R and antibodies to dsDNA, erytrocyte sedimentation rate, and plasma C3, C4 and C3 degradation products. Ann Rheum Dis 1993; 52: 429-35.

119. Becker GJ, Waldberg M, Hughes GRW,

Pepys MB. Value of serum C-reactive protein measurement in the investigation of fever in systemic lupus erythematosus. Ann Rheum Dis 1980; 39: 50-52.

120. Lacour AG, Gervaix A, Zamora SA, Vadas L, Roux P, Dayer JM *et al.* Procalcitonin, IL-6, IL-8, IL-1 receptor antagonist and C-reactive protein as identificators of serious bacterial infections in children with fever without localising signs. Eur J Pediatr 2001; 160: 95-100.

121. Mackiewicz A, Marcinkowska-Pieta R, Ballou S, Mackiewicz S, Kushner I. Microheterogeneity of alpha 1 acid glycoprotein in the detection of intercurrent infection in systemic lupus erythematosus. Arthritis Rheum 1987; 30: 513-18.

122. Harbarth S, Holeckova K, Froidevaux C, Pittet D, Ricou B, Grau G *et al.* Diagnostic value of procalcitonin, interleukin-6 and interleukin-8 in critically ill patients admitted with suspected sepsis. Am J Respir Crit Care Med 2001; 164: 396-402.

123. Eberhard OK, Haubitz M, Brunkhorst FM, Kliem V, Koch KM, Brunkhorst R. Usefulness of procalcitonin for differentiation between activiy of systemic autoimmune disease (Systemic lupus erythematosus/Systemic antineutrophil cytoplasmatic antibody-associated vasculitis) and invasive bacterial infection. Artritis Rheum 1997; 40: 1250-256

124. Isenberg DA. BILAG, SLEDAI, SIS, ECLAM, WAM, SLAM… Lupus 2007; 16: 849-51.

125. Ibáñez D, Urowitz MB, Gladman DD. Disease activity over time – the adjusted mean and variability measure. Lupus 2001; 10: S109.

126. Hou CL, Tsai YC, Chen LC, Huang JL. Tuberculosis infection in patients with systemic lupus erythematosus: pulmonary and extrapulmonary infection compared. Clin Rheumatol DOI 10.1007/s10067-007-0741-8.

127. Gil Aguado A, Lavilla P, Vázquez JJ, Puig JG, Barbado J, Valencia ME, Pintado V. Tuberculosis chemoprophylaxis in compromised host. Am Rev Respir Dis 1987; 135: 1379.

128. Dinser R, Fousse M, Sester U, Albrecht K, Singh M, Köhler H *et al.* Evaluation of latent tuberculosis infection in patients with inflammatory arthropaties before treatment with TNF-α blocking drugs using a novel flow-cytometric interferon-γ release assay. Rheumatology 2008; 47: 212-18.

129. Mercado U. Why have rheumatologists been reluctant to vaccinate patients with systemic lupus erythematosus? J Rheumatol 2006; 33: 1469-471.

130. Doria A, Briani C. Lupus: Improving long-term prognosis. Lupus 2008; 17: 166-70.

131. O'Neill SG, Isenberg DA. Immunizing patients with systemic lupus erythematosus: a review of effectiveness and safety. Lupus 2006; 15: 778-83.

132. Stratta P, Cremona R, Lazzarich E, Quaglia M, Fenoglio R, Canavese C. Life threatening systemic flare-up of systemic lupus erythematosus following influenza vaccination. Lupus 2008; 17: 67-68.

133. Holvast B, Huckriede A, Kallen- berg CG *et al.* Influenza vaccination in systemic lupus erythematosus: safe and protective? Autoimmun Rev 2007; 6: 300-05.

134. Abu-Shakra M, Press J, Buskila D *et al.* Influenza vaccination of patients with systemic lupus erythematosus: safety and immunogenecity issues. Autoimmun Rev 2007; 6: 543-46.

135. Gilliland WR, Tsokos GC. Prophylactic use of antibiotics and immunisations in patients with systemic lupus erythematosus. Ann Rheum Dis 2002; 61:191-92.

136. Elkayam O, Paran D, Burke M *et al.* Pneumococcal vaccination of patients with systemic lupus erythematosus: effects on generation of autoantibodies. Autoimmunity 2005; 38: 493-96.

137. Kuruma KA, Borba EF, Lopes MH *et al.* Safety and efficacy of hepatitis B vaccine in systemic lupus erythematosus. Lupus 2007; 16: 350-54.

138. Li J, Huang XM, Fang WG, Zeng XJ. Pneumocystis carinii pneumonia in patients with connective tissue disease. J Clin Rheumatol 2006; 12: 114-17.

139. Van Assen S, Agmon-Levin N, Cervera R *et al.* EULAR recommendations for vaccination in adult patients with autoimmune inflammatory rheumatic diseases. Ann Rheum Dis. 2011; 70: 414-22.

Capítulo 7

Riesgo cardiovascular en el lupus eritematoso sistémico

J.M. Sabio,[1] M.L. Micó,[2] E. de Ramón[3]

[1]Unidad de Enfermedades Autoinmunes Sistémicas
Servicio de Medicina Interna
Hospital Universitario Virgen de las Nieves
Granada

[2]Servicio de Medicina Interna
Hospital Universitario La Fe
Valencia

[3]Unidad de Enfermedades Autoinmunes Sistémicas
Servicio de Medicina Interna
Hospital Regional Universitario Carlos Haya
Málaga

Dirección para correspondencia
Hospital Universitario Virgen de las Nieves
Dr. J. M. Sabio
jmasabio@gmail.com

1 Introducción

El pronóstico del lupus eritematoso sistémico (LES) ha mejorado de manera considerable en las últimas décadas. Este logro es debido a un mejor conocimiento de la enfermedad, lo que ha permitido un diagnóstico más rápido y un tratamiento precoz; a un mejor manejo de las complicaciones graves derivadas de la afectación de órganos vitales como el riñón; a un mejor uso de los fármacos inmunosupresores, que han reducido algunos de sus efectos adversos; y a una mejor prevención y un control más intensivo de las infecciones. Ello ha permitido pasar de una supervivencia a los cinco años menor del 50 % en la década de los cincuenta al 93 % en 2005.[1] En un reciente estudio observacional donde se siguieron, durante cinco años, unos 2.500 pacientes con LES procedentes de 12 centros europeos, sólo se produjeron 91 fallecimientos, lo que corresponde aproximadamente a 1 por cada 100 pacientes y año de seguimiento.[2]

Este incremento en la expectativa de vida de los pacientes ha supuesto la emergencia de otras comorbilidades, como las neoplasias y las enfermedades cardiovasculares (ECV). Hace treinta años, Urowitz *et al.* descubrieron que la mortalidad en el LES seguía un patrón bimodal en el que aproximadamente la mitad de las muertes se producían durante el primer año de enfermedad, en relación con la actividad del lupus y con las infecciones, y la otra mitad, tras una media de ocho años de evolución, sobre todo por infarto de miocardio (IM).[3] Sin embargo, este patrón bimodal clásico podría haber cambiado en los últimos años. Ese mismo estudio europeo mostró que las causas de fallecimiento durante los cinco primeros años de evolución de la enfermedad (muertes precoces) fueron similares a las de las muertes tardías, con la diferencia de que los pacientes fallecidos precozmente presentaron una mayor actividad de la enfermedad, mientras que los fallecidos tras cinco años de evolución de la misma tuvieron un mayor daño acumulado.[2]

En otro estudio reciente sobre mortalidad en pacientes con LES (23 centros participantes, 9.547 pacientes incluidos), la tasa estandarizada de mortalidad (TEM) global (mortalidad total observada en pacientes lúpicos dividida por la mortalidad esperada en una población no lúpica de características similares) fue de 2,4, mientras que la TEM debida sólo a enfermedades circulatorias fue de 1,7;[4] esto confirma que las ECV son una causa frecuente de muerte en los pacientes con LES. Otro hallazgo destacado en este estudio fue que, mientras que durante el período comprendido entre 1970 y 2001 se había producido un descenso significativo en la mortalidad atribuida a la actividad del lupus y a las infecciones, la mortalidad asociada a las ECV no sólo no había descendi-

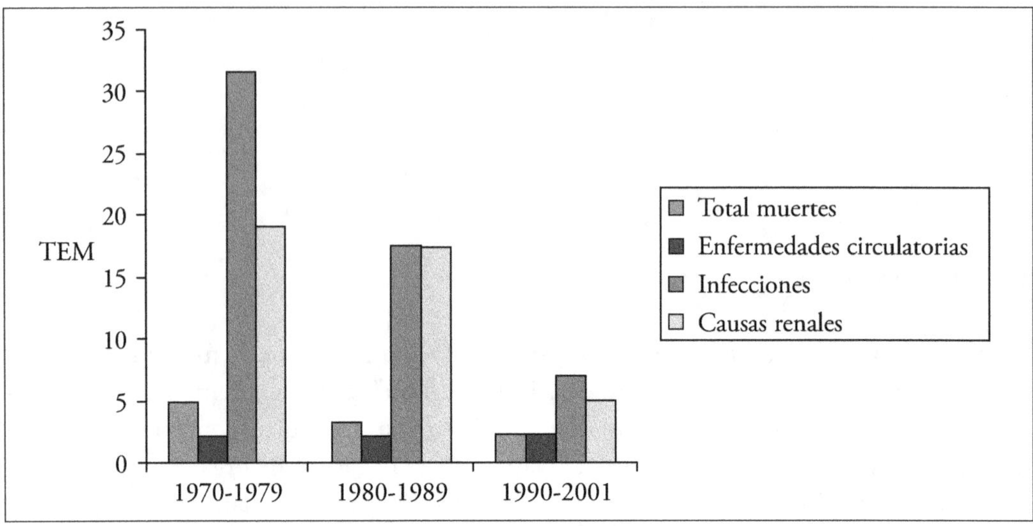

Figura 1. Tasa estandarizada de mortalidad estimada (TEM) en pacientes con LES.
Modificado de Bernatsky et al.[4]

do, sino que había experimentado un ligero pero apreciable ascenso (véase la figura 1).[4]

En esta monografía se pretende revisar los datos actuales disponibles sobre la prevalencia de la ECV y de la arteriosclerosis subclínica (AS) en el LES, los factores y mecanismos implicados en su patogenia y la estrategia diagnóstica y terapéutica de la enfermedad arteriosclerótica en los pacientes lúpicos.

2   Evidencia del aumento de la prevalencia de las ECV en los pacientes con LES

Diversos estudios poblacionales han analizado la prevalencia de las ECV en pacientes con LES y todos coinciden en que ésta es significativamente mayor a la esperada en una población no lúpica de edad y género similares. Sin embargo, la prevalencia exacta aún se desconoce, y oscila entre un 6 y un 20 % según las series. Esta variabilidad podría deberse, entre otras razones, a una falta de consenso al definir el concepto de EVC (combinación de IM, angina, accidentes cerebrovasculares [ACV] o enfermedad vascular periférica [EVP]) y a la heterogeneidad de las cohortes estudiadas en cuanto a número de pacientes, edad, período de seguimiento, afectación renal y de otros órganos mayores, actividad de la enfermedad, tratamiento empleado, etc.

Los primeros casos descritos en los que se sugería un asociación entre el LES y la cardiopatía isquémica datan de la década de los sesenta.[5] Tras el estudio de Urowitz *et al.,*[3] varios estudios necrópsicos pusieron de manifiesto que los pacientes lúpicos presentaban más lesiones arterioscleróticas en sus arterias coronarias y que éstas eran de mayor severidad.[6,7] Con posterioridad, diversos estudios poblacionales han confirmado estas observaciones preliminares.

Se dispone de al menos tres estudios prospectivos con un seguimiento a largo plazo en los que se compara la prevalencia de ECV en cohortes de pacientes lúpicos respecto a la población general. En el primero de ellos, Jonsson *et al.* descubrieron que la incidencia de IM en una cohorte de 87 pacientes con LES seguidos durante una media de seis años, fue nueve veces mayor que la de la población general.[8] En un segundo estudio, 498 mujeres lúpicas incluidas en la cohorte de Pittsburg entre 1980 y 1993, con un seguimiento medio de 6,7 años, fueron comparadas con 2.208 mujeres no lúpicas de edades similares, participantes en el Framingham Offpring Study. Se encontró que la incidencia de IM fue siete veces superior en el grupo de pacientes lúpicas, y 50 veces mayor cuando sólo se consideró a las mujeres con edades comprendidas entre 35 y 44 años.[9] Por último, un subgrupo de 47 pacientes seguidos durante 10 años presentaron una frecuencia de eventos coronarios (8,5 %) y de ACV (10,6 %) significativamente mayor a la esperada según los cálculos basados en los factores de riesgo cardiovascular (FRCV) tradicionales.[10]

Existen además dos grandes estudios retrospectivos basados en los informes de altas hospitalarias, en los que se compara la incidencia de ECV en pacientes lúpicos hospitalizados respecto a un grupo control de pacientes ingresados sin LES. En el primero de ellos, se compararon 8.742 mujeres lúpicas con 43.710 mujeres sin LES, y se encontró que las pacientes lúpicas con edades comprendidas entre 18 y 44 años tuvieron 2,3; 2 y 3,8 veces más riesgo de ser ingresadas por IM, ACV e insuficiencia cardíaca crónica, respectivamente, estimándose en este tramo de edad una prevalencia ocho veces mayor de ECV que en las pacientes no lúpicas de la misma edad.[11] En el segundo estudio, realizado sobre una muestra de 4.737 pacientes lúpicos hospitalizados entre 1964 y 1994, se encontró que la mortalidad debida a ECV, fue tres veces mayor que la observada en pacientes hospitalizados no lúpicos. Además, los pacientes con edades comprendidas entre 20 y 39 años tuvieron 16 veces más riesgo de morir por una enfermedad coronaria.[12]

Por último, también se dispone de estudios retrospectivos donde se ha comparado la incidencia de ECV en cohortes de pacientes lúpicos respecto a la incidencia esperada en la población general según los FRCV tradicionales. En uno de ellos se estudiaron 263 pacientes procedentes de dos hospitales canadienses con un seguimiento medio de 8,5 años, y se encontró 10, 17 y 8 veces más riesgo de presentar un IM no fatal, de fallecer por una enfermedad coronaria o de sufrir un ACV, respectivamente.[13] En otro estudio de casos y controles, 41 pacientes con LES registrados en una base de datos médica (General Practice Research Database) tuvieron casi tres veces más posibilidades de presentar un IM que sus controles, tras ajustar por la presencia de FRCV.[14]

El aumento de la prevalencia de ECV no sólo se limita al corazón sino que afecta también a otros territorios vasculares. En un estudio multiétnico sobre 625 pacientes con LES de reciente diagnóstico, seguidos durante cinco años, la incidencia acumulada de episodios tromboembólicos arteriales fue de 8,5, 5,1 y 8,1 %, respectivamente, siendo el 65 % de ellos ACV isquémicos o accidentes isquémicos transitorios.[15] Más recientemente, 44 (19 %) de 238 pacientes lúpicos sin historia previa de ictus seguidos durante una media de ocho años, presentaron un episodio de ACV.[16] Por último, 10 de los 563 pacientes lúpicos seguidos en la cohorte de Toronto entre 1970 y 1987 presentaron EVP sintomática (claudicación intermitente o gangrena), de los cuales, cinco tenían fenómeno de Raynaud y ocho presentaban cardiopatía isquémica o ACV.[17]

3   Evidencia del aumento de la prevalencia de la arteriosclerosis en los pacientes con LES y métodos de detección

La mayor incidencia de ECV en los pacientes con LES podría obedecer a tres mecanismos:

a) Desarrollo de una vasculitis.
b) Complicaciones tromboembólicas, sobre todo en pacientes con anticuerpos anti-fosfolípidos (AAF).
c) Desarrollo de una arteriosclerosis acelerada.

Las tres han sido identificadas como causa de ECV, pero casi todas las evidencias apuntan a que esta última es la que parece causar la mayoría de los episodios cardiovasculares observados en los pacientes lúpicos. Así, en el primer gran estudio sobre mortalidad en el LES realizado sobre 665 pacientes incluidos en la cohorte de Toronto, Abu-Shakra *et al.*[7] encontraron que el 52 % de los pacientes a los que se les había practicado la autopsia presentaban hallazgos significativos de arteriosclerosis generalizada, independientemente de la causa de la muerte.

En los últimos años, se han desarrollado diversas técnicas no invasivas que permiten detectar de manera precoz la presencia de lesiones arterioscleróticas antes de que se manifiesten clínicamente (AS). Además, a diferencia de la angiografía convencional, algunas de estas técnicas permiten detectar alteraciones funcionales del endotelio, meses o incluso años antes de que aparezcan alteraciones estructurales en la pared vascular. Es, pues, importante identificar de manera precoz la existencia de AS porque ofrece la oportunidad de actuar cuando la enfermedad es todavía reversible, es decir, permite realizar una prevención primaria de la ECV.

Mediante estas técnicas se ha estimado que la prevalencia de AS en pacientes lúpicos es del 30-40 %, muy superior a la de la población general.

Las técnicas no invasivas más empleadas en el diagnóstico de la AS son las siguientes.

3.1   *Ecografía carotídea*

La ecografía carotídea en modo B, una de las técnicas más empleadas en el diagnóstico de la AS en estudios epidemiológicos, permite medir modificaciones en el grosor de la pared vascular (grosor íntima-media [GIM]) e identificar placas de ateroma. Ambas cosas reflejan el efecto deletéreo de años de exposición a los FRCV y se asocian al desarrollo de ECV.[18]

En cuatro estudios trasversales realizados sobre mujeres lúpicas sin historia previa de ECV, la prevalencia de placa de ateroma fue del 40, 32, 17 y 37 %, respectivamente.[19-22]

El hallazgo de una mayor prevalencia de placas entre los pacientes lúpicos respecto a la población general parece ser una constante; en cambio, se han obtenido resultados dispares en cuanto al GIM. Roman *et al.*[22] compararon el GIM en 197 pacientes lúpicos respecto a un grupo control de edad y género similares, y resultó que el primero era sorprendentemente menor (0,61 frente a 0,67 mm). En otro estudio se comparó el GIM en tres grupos de mujeres de edades similares: 26 pacientes con LES e historia previa de ECV, 26 lúpicas sin antecedentes de ECV y 26 controles sanos. El GIM del grupo LES con ECV fue mayor que en los otros dos grupos, pero el GIM del grupo LES sin ECV fue similar al del grupo control.[23]

3.2 *Tomografía computerizada por emisión de haz de electrones*

Esta técnica permite identificar de forma no invasiva la presencia de placas calcificadas en las arterias coronarias. Es un marcador sensible y específico de la arteriosclerosis y un buen predictor de la cardiopatía isquémica. Mediante esta técnica, Manger *et al.*[24] encontraron calcificación de las arterias coronarias (CAC) en 21 (el 28 %) de 75 pacientes lúpicas menores de 50 años. Del mismo modo, Asanuma *et al.*[25] encontraron que la CAC en 65 pacientes lúpicos fue más frecuente y severa que en los 69 controles.

3.3 *Disfunción endotelial*

La disfunción endotelial representa un estadio precoz en el proceso de arteriosclerosis y precede en meses o años a la formación de la placa. La función del endotelio se puede valorar *in vivo* midiendo la dilatación de la arteria braquial mediada por óxido nítrico en respuesta a diversos estímulos, como la infusión de fármacos o el estrés producido por el flujo sanguíneo sobre el endotelio tras reiniciar la circulación previamente interrumpida mediante un manguito (dilatación mediada por flujo). Varios estudios basados en esta técnica han demostrado que los pacientes lúpicos presentan disfunción endotelial respecto a los controles sanos,[26-28] incluso tras ajustar por FRCV tradicionales.[29] Además, se ha observado una relación inversa entre la actividad de la enfermedad y la disfunción endotelial.[29] Sólo Soep *et al.* no encontraron diferencias al comparar 33 niños y adultos jóvenes lúpicos frente a 30 controles sanos.[30]

3.4   Rigidez vascular

La rigidez del lecho vascular se ha asociado a la presencia de AS generalizada y al desarrollo de ECV en la población general. Este incremento de la rigidez arterial ha sido demostrado en pacientes lúpicos mediante dos técnicas: la velocidad de onda de pulso (VOP)[20, 31-33] y el índice tobillo-brazo (ITB).[34,35]

3.5   Gammagrafía de perfusión miocárdica

Diversas técnicas gammagráficas han puesto de manifiesto alteraciones en la perfusión cardíaca de los pacientes con LES. Mediante SPECT con ^{201}Th y ^{99m}Tc-sestamibi, y tras inducir estrés con dipiridamol, Bruce *et al.*[36] encontraron alteraciones de perfusión en el 40 % de 133 mujeres lúpicas y en el 35 % de las que no tenían historia previa de enfermedad coronaria. Resultados similares han sido obtenidos por otros autores en pacientes lúpicas asintomáticas.[37,38]

4   Factores etiopatogénicos de la arteriosclerosis acelerada en el LES

La arteriosclerosis en los pacientes lúpicos es un proceso complejo en el que intervienen FRCV tradicionales y factores relacionados con la propia enfermedad y su tratamiento, aunque todavía no han sido definitivamente establecidos (véase la tabla 1).

4.1   Factores de riesgo cardiovascular tradicionales

La mayoría de los estudios epidemiológicos han demostrado una mayor prevalencia de FRCV tradicionales en los pacientes lúpicos respecto a la población general y han sido relacionados con el desarrollo de AS y ECV. Sin embargo, no todos estos factores han sido identificados a la vez en un único estudio, sino que diferentes combinaciones de los mismos han sido observadas en distintos estudios. Esto podría deberse a la heterogeneidad de las cohortes analizadas en cuanto a tamaño, composición demográfica, duración y actividad de la enfermedad, tipos y frecuencia de órganos afectados, exposición a fármacos, etc.

Petri *et al.*[39] determinaron la prevalencia de FRCV tradicionales en la cohorte Johns Hopkins de enfermos lúpicos. Descubrieron que el 53 % de los pacientes tenían tres o más FRCV tradicionales, y que los más frecuentes eran la vida sedentaria (70 %), la obesidad (56 %), la hipercolesterolemia (56 %) y el haber sido fumador (56 %). En la misma cohorte, la duración del tratamiento con prednisona, la hipertensión arterial (HTA), la hipercolesterolemia y la obesidad mórbida fueron los factores que mejor ex-

Factores de riesgo tradicionales	Factores de riesgo no tradicionales
Edad	Síndrome metabólico y resistencia insulínica
Hipertensión arterial	Estrés oxidativo (LDL oxidada)
Hipercolesterolemia	Hiperhomocisteinemia
Aumento de LDL colesterol	Uso de glucocorticoides
Descenso de HDL colesterol	Uso de inmunosupresores
Aumento de triglicéridos	Actividad lúpica
Obesidad	Mayor edad al diagnóstico del LES
Diabetes mellitus	Proteína C reactiva
Insuficiencia renal	Niveles de complemento C3
Tabaquismo	Autoanticuerpos e inmunocomplejos circulantes
Sedentarismo	Citocinas inflamatorias (IL 1, 6, 10, MCP-1, IFNγ, TNFα, ICAM-1, VCAM-1, E-selectina-E, anexina V)
Menopausia precoz	Actividad del enzima paraoxonasa Apoptosis de las células endoteliales Factores genéticos

Tabla 1. Factores de riesgo cardiovascular tradicionales y no tradicionales relacionados con arteriosclerosis subclínica o desarrollo de enfermedad cardiovascular en pacientes con LES.

plicaron, mediante un análisis de regresión múltiple, el desarrollo de enfermedad coronaria.[40] En un estudio transversal, Bruce *et al.*[41] compararon la prevalencia de FRCV en 250 mujeres lúpicas sin antecedentes de ECV con 250 mujeres sanas de edad similar, y encontraron que la HTA y la diabetes *mellitus* (DM) fueron significativamente más frecuentes en las pacientes lúpicas, si bien el riesgo estimado de enfermedad coronaria a 10 años fue similar en ambos grupos. También Bruce *et al.* observaron que el 79 % de los episodios coronarios sucedieron en los pacientes lúpicos que presentaron hipercolesterolemia (> 200 mg/dl) mantenida durante los tres primeros años tras el diagnóstico.

Manzi *et al.*[19] observaron que la presencia de placa en mujeres lúpicas se asoció a una mayor edad, a cifras elevadas de presión arterial sistólica (PAS) y de LDL colesterol, al uso prolongado de prednisona y a la existencia de episodios previos de cardiopatía isquémica. En otro estudio, la presencia de placa en mujeres lúpicas sin historia previa de ECV también se asoció a mayor edad, cifras elevadas de PAS, niveles bajos de HDL colesterol y el uso de antidepresivos.[20] Por su parte, Doria *et al.* asociaron la edad y la dosis acumulada de prednisona a la existencia de placa y la edad y la HTA a un mayor GIM.[21]

Los pacientes lúpicos presentan un perfil lipídico proaterogénico consistente en niveles elevados de triglicéridos, VLDL y LDL colesterol y bajos niveles de HDL colesterol; este perfil lipídico proaterógeno se ha relacionado con AS y ECV.[20,23,29,40,42,43] Esta dislipemia se ha asociado a factores relacionados con la propia enfermedad (exceso de citocinas como la IL-6 y el TNFα, producción de anticuerpos contra la lipoprotein-lipasa[44] y contra la Apo A-I-HDL, etc.), al uso de corticoides y a la proteinuria.[43]

La insuficiencia renal crónica (IRC) y la albuminuria mantenida, complicaciones frecuentes en los pacientes con nefritis lúpica, favorecen el desarrollo de la arteriosclerosis acelerada. En la cohorte Johns Hopkins, niveles aumentados de creatinina se asociaron a un mayor riesgo de padecer enfermedad coronaria (OR 2.77).[40] Falaschi *et al.*[45] encontraron que el síndrome nefrótico se asociaba a una mayor prevalencia de AS en pacientes con LES diagnosticados antes de los 16 años. Sin embargo, el riesgo de ser hospitalizado o morir por IM o ACV fue similar en pacientes con IRC terminal por nefritis lúpica que en pacientes no diabéticos con IRC terminal de otro origen.[46]

El tabaco[24,47] y la menopausia precoz[9,19,40] también ha sido identificados como FRCV en los pacientes lúpicos.

4.2 *Factores de riesgo cardiovascular no tradicionales*

Los FRCV tradicionales no explican por sí solos el exceso de RCV que tienen estos pacientes. Esdaile *et al.*[13] compararon la incidencia real de episodios coronarios y ACV en una cohorte de 263 pacientes lúpicos, con la incidencia estimada mediante el modelo de regresión múltiple de Framingham. Tras ajustar por los FRCV tradicionales, el riesgo relativo de presentar una enfermedad coronaria o un ACV fue, respectivamente, 7,5 y 7,9 veces superior a lo esperado. También Rahman *et al.*[48] observaron que los pacientes lúpicos con enfermedad coronaria tenían menos FRCV tradicionales que pacientes no lúpicos con enfermedad coronaria prematura, tanto fueran hombres (1,87 frente a 2,73) como mujeres (2 frente a 2,9); sin embargo, Toloza *et al.* obtuvieron resultados opuestos.[47]

El número de FRCV no tradicionales implicados en la ECV de los pacientes lúpicos es cada vez mayor, lo que pone de manifiesto la extrema complejidad de los mecanismos implicados en el desarrollo de arteriosclerosis en estos pacientes. A continuación, se revisa de manera escueta los principales FRCV no tradicionales implicados.

4.2.1 *Inflamación y disfunción endotelial*

Los pacientes lúpicos presentan un estado inflamatorio crónico de bajo grado, incluso durante los períodos de inactividad, que se caracteriza por niveles plasmáticos elevados de citocinas proinflamatorias y alteraciones inmunológicas como la producción de autoanticuerpos e inmunocomplejos. Algunas de estas moléculas están implicadas estrechamente en el proceso de la arteriosclerosis, estableciéndose así un nexo fisiopatogénico entre las dos enfermedades.

Diversos estudios han demostrado que la proteína C reactiva (PCR) ultrasensible es un factor independiente de RCV en la población general.[49] Además, se ha visto que la PCR podría tener propiedades aterogénicas. Sin embargo, los resultados obtenidos en los pacientes lúpicos son controvertidos. Roman *et al.*[22] no encontraron diferencias significativas en los niveles de PCR entre pacientes lúpicos con y sin placa carotídea. Doria *et al.*[21] tampoco descubrieron relación alguna entre los niveles de PCR y la existencia de placa o un GIM aumentado. Manzi *et al.*[19] observaron una asociación entre la PCR y la presencia de placa en el estudio univariante, pero no entró en el modelo multivariante. En cambio, otros autores sí han encontrado una asociación positiva entre la PCR y el GIM[20] y entre la PCR y la rigidez arterial.[31] Además, en un estudio, la proporción de pacientes con niveles altos de PCR (quintil superior) fue significativamente mayor entre los pacientes lúpicos que habían presentado un episodio vascular y los que no.[47]

La interleucina (IL)-6 es una citocina proinflamatoria y proaterogénica que estimula la producción hepática de PCR y activa las células endoteliales, induciendo la sobre-expresión de moléculas de adhesión como la ICAM-1, la VCAM-1 y la selectina-E y promoviendo la liberación de otros mediadores inflamatorios. También aquí los resultados son controvertidos. Roman *et al.*[22] no encontraron diferencias en los niveles de IL-6 entre pacientes lúpicos con y sin placa carotídea, pero sí apreciaron una correlación entre los niveles de IL-6 y la rigidez arterial.[31] También Asanuma *et al.* observaron diferencias significativas en los niveles de IL-6 en pacientes lúpicos con y sin calcificaciones coronarias.[50]

En el LES, la interacción entre el CD40 ligando (CD40L) de los linfocitos T y del CD40 de los linfocitos B induce la producción de autoanticuerpos. Los pacientes lúpicos expresan niveles anormalmente elevados de CD40L. El CD40L de las células endoteliales puede inducir la expresión de moléculas de adhesión como la ICAM-1, la VCAM-1 y la selectina-E,[51] y promover con ello la inflamación del vaso y la aterogénesis.

Otras citocinas proinflamatorias que participan en el desarrollo de la arteriosclerosis como la IL-1, IL-12 e IL-18, proteína quimiotáctica de los monocitos-1 (MCP-1), factor de necrosis tumoral alfa (TNFα) e interferón gamma (IFγ), también se han encontrado elevadas en los pacientes con LES.[50,52] El TNFα y su receptor soluble se han asociado estrechamente con hipertrigliceridemia y niveles bajos de HDLc en pacientes lúpicos.[53] La elevación de estas citocinas proinflamatorias promueve la activación de las células endoteliales. También se han encontrado niveles elevados de moléculas de adhesión como la ICAM-1, la VCAM-1 y la selectina-E en el plasma de pacientes lúpicos.[54] Estas moléculas de adhesión promueven el reclutamiento de otras células inflamatorias desde el torrente sanguíneo a la pared vascular, las cuales, a su vez, generan más citocinas inflamatorias que estimulan el endotelio, perpetuando así la inflamación y produciendo finalmente la disfunción del endotelio y la lesión de la pared vascular. Por otro lado, también se ha demostrado la existencia de anticuerpos contra las células endoteliales que podrían activar la expresión de moléculas de adhesión[55] e inducir su apoptosis.[56] Los pacientes lúpicos tienen un mayor número de células endoteliales apoptóticas circulantes que los sujetos sanos, y éstas se han asociado a la disfunción endotelial.[57] Por último, se ha observado en los primeros una alteración en el mecanismo de regeneración de las células endoteliales dañadas, como consecuencia de una disminución del número de células endoteliales progenitoras circulantes en la sangre. Se ha sugerido que la unión de la anexina V a estas células progenitoras podría inducir su apoptosis.[58]

4.2.2   Estrés oxidativo

Se ha demostrado que los pacientes con LES presentan un elevado nivel de estrés oxidativo, debido sobre todo a un aumento de la peroxidación de los lípidos. Los niveles de LDL oxidada también están aumentados y se correlacionan con la presencia de ECV.[59] Además, la LDL oxidada es inmunogénica, por lo que genera la producción de anticuerpos que promueven la fagocitosis de la LDL oxidada por parte de los macrófagos de la pared vascular.[60] Estos anticuerpos también están presentes en el LES y se han asociado a la AS.[61] La apoproteína β_2-glicoproteína I (β_2GPI) inhibe la recaptación de la LDL oxidada y, por tanto, es ateroprotectora. Sin embargo, puede inducir la formación de anticuerpos. La formación de inmunocomplejos constituidos por β_2GPI, anti-β_2GPI y LDL oxidada, también presentes en los pacientes lúpicos, promueve su fagocitosis por los macrófagos facilitando con ello la formación de células espumosas en la pared vascular, lo que constituye uno de los primeros pasos en la formación de la placa.[62]

Algunos mecanismos antioxidantes también están alterados en los pacientes con LES. La HDL, por ejemplo, ejerce un efecto antioxidante que previene la oxidación de la LDL e inhibe su captación por los macrófagos. Sin embargo, los niveles de HDL están disminuidos en los pacientes con LES debido al efecto de algunas citocinas, entre ellas la IL-6 y el TNFα,[63] y a la producción de anticuerpos anti-HDL. Estos anticuerpos pueden alterar la actividad de la paraoxonasa, un enzima antioxidante asociado a la HDL.[64] La reducción de la actividad de este enzima se ha asociado a un aumento de episodios aterotrombóticos en pacientes con LES.[65] Existe una forma de HDL proinflamatoria que se caracteriza por su incapacidad para inhibir la oxidación de la LDL. Este tipo de HDL se halla aumentado en los pacientes lúpicos y se correlaciona con niveles más elevados de LDL oxidada y un mayor riesgo de contraer una enfermedad coronaria.[66] Otro mecanismo antioxidante consiste en la producción de óxido nítrico mediante el enzima óxido nítrico sintetasa presente en las células endoteliales. La dimetilarginina, resultado de la mutilación de la arginina, es un inhibidor endógeno de este enzima. Se ha asociado a niveles elevados de dimetilarginina con disfunción endotelial y a un mayor riesgo de sufrir episodios coronarios agudos.[67] En un estudio trasversal en pacientes con LES, la existencia de niveles altos de dimetilarginina se asoció a un mayor número de episodios cardiovasculares y a una mayor actividad lúpica.[68]

4.2.3 Anticuerpos antifosfolipídicos

El papel de los anticuerpos antifosfolipídicos (AAF) en el desarrollo de arteriosclerosis en los pacientes lúpicos es controvertido. Varios estudios han mostrado una asociación entre la existencia de AAF y una mayor prevalencia de IAM y ACV. Sin embargo, este hecho podría deberse más a su efecto protrombótico que a su capacidad proaterogénica.[69] Se han sugerido varios mecanismos por los que estos anticuerpos podrían inducir arteriosclerosis. Los AAF se unen a la apoproteína β_2GPI promoviendo la captación de la LDL oxidada por parte de los macrófagos.[70] También podrían promover el estrés oxidativo, provocando un disbalance en la producción de óxido nítrico en el endotelio, uniéndose a la Apo A-I de la HDL e interfiriendo en la actividad de la paraoxonasa.[71] Los estudios clínicos ofrecen resultados contradictorios. Al menos tres de ellos, con escasos pacientes, han mostrado una asociación entre AAF y la presencia de placa o un GIM aumentando.[21,23,72] No obstante, otros estudios con un mayor número de pacientes no han encontrado dicha asociación.[20,22,73,74]

4.2.4 Síndrome metabólico y resistencia insulínica

El síndrome metabólico (SM) se define como una asociación de al menos tres de los siguientes FRCV: HTA, dislipemia, obesidad central, intolerancia glucídica, resistencia insulínica, unido a un estado proinflamatorio y procoagulante.[75] Constituye un factor de riesgo para el desarrollo de ECV en población general, sobre todo en mujeres. La prevalencia de SM en pacientes con LES es alta.[76-78] En un estudio reciente, se encontró que la prevalencia de SM en pacientes lúpicos menores de 40 años fue cuatro veces mayor que en pacientes sanos de características demográficas similares.[78] La resistencia insulínica, estrechamente ligada al SM, es un factor de RCV en población general.[79] Varios estudios han demostrado una mayor prevalencia de hiperinsulinemia y resistencia insulínica en pacientes lúpicos que en sujetos sanos.[76,80]

4.2.5 Homocisteína

La homocisteína parece ejercer un efecto tóxico directo sobre el endotelio vascular, promueve la proliferación del músculo liso de la pared vascular y favorece la oxidación de la LDLc. Petri *et al.*[81] estudiaron los niveles de homocisteína en 337 pacientes con LES seguidos durante 4,8 años. Tras ajustar por otros FRCV, encontraron que la hiperhomocisteinemia fue un factor de riesgo independiente de ACV isquémico y trombosis arterial, incluidos IM y EVP. En otro estudio de casos y controles también se observaron niveles más elevados de homocisteína en los pacientes lúpicos con ECV que en los que no la tenían.[23] Rafai *et al.*[82] encontraron un riesgo tres veces mayor de sufrir un episodio trombótico en los pacientes lúpicos con hiperhomocisteinemia. Además, Tso *et al.*[83] descubrieron una correlación positiva entre los niveles de homocisteína y la VOP. En un estudio reciente, la presencia de CAC se asoció, tras un análisis multivariante, a concentraciones más elevadas de homocisteína, a la edad, a una menor tasa de filtrado glomerular y a una mayor duración de la enfermedad.[84] También se ha asociado la hiperhomocisteinemia, entre otros factores, a la progresión de la arteriosclerosis (placa y GIM) en los pacientes lúpicos.[85]

4.2.6   Factores genéticos

La lectina ligada a manosa o *mannose binding lectin* (MBL) es una proteína sérica con estructura y funciones similares a la C1q del complemento. Concentraciones bajas de esta proteína, ligada a variantes del gen que la codifica, se han asociado a una mayor predisposición a padecer episodios coronarios en indios americanos.[86] En pacientes lúpicos, ser homocigoto para una determinada variante alélica de la MBL se asoció a un mayor riesgo de presentar trombosis arteriales.[87]

En la población general, la IL-10 posee un efecto antiaterogénico, probablemente por sus propiedades antiinflamatorias. La producción de IL-10 está influida genéticamente por la existencia de polimorfismos funcionales. El alelo A-1087IL-10 se ha asociado con mayor ECV en pacientes con LES.[88]

Recientemente, Jiménez *et al.* han encontrado que la coexistencia de los alelos 807 T de la glicoproteína (GP) Ia/IIa y PlA2 de la GP IIb/IIIa de las plaquetas se asoció a la presencia de placa carotídea en pacientes lúpicos.[89]

5   Prevención primaria y secundaria de las enfermedades cardiovasculares en los pacientes con LES

5.1   Recomendaciones generales

Los FRC modificables deberían ser monitorizados periódicamente en todos los pacientes con LES desde el momento del diagnóstico e iniciar de modo precoz las estrategias oportunas para corregirlos. De los 935 pacientes diagnosticados de LES en los 15 meses previos registrados en la cohorte SLICC-RAS, el 39 % tenían HTA, el 36 % presentaban hipercolesterolemia y el 3,4 % eran diabéticos en el momento de su inclusión.[90] Esto demuestra que la prevalencia de FRCV en el momento del diagnóstico del LES es alta. Todos los pacientes deberían dejar de fumar de manera inmediata y permanente. Debería recomendarse la dieta mediterránea (pobre en grasas animales y rica en aceite vegetal, frutas y verduras), ya que ha demostrado ser eficaz en la prevención primaria y secundaria de las ECV en población general,[91] y se ha asociado a una mejoría de la disfunción endotelial, de los marcadores de inflamación[92] y del estrés oxidativo.[93] Por otro lado, el ejercicio físico regular también ha demostrado ser una herramienta útil para mejorar el estado físico y la calidad de vida y reducir las alteraciones metabólicas, la fatiga y la depresión en los pacientes lúpicos.[94] Debería promoverse en todos ellos, ajustándolo a sus limitaciones y morbilidades, practicarse de manera habitual (unas 4-5 veces a la semana), preferiblemente entre 45 y 60 minutos diarios, y ser aeróbico (caminar a paso ligero, nadar, etc.). Los pacientes con obesidad o sobrepeso deberían ser sometidos a dietas hipocalóricas equilibradas y supervisadas por un médico, con objeto de alcanzar el peso ideal o un índice de masa corporal (IMC) $\leq$ 25. Si esto no se consiguiera mediante medidas higiénico-dietéticas, podría plantearse usar tratamientos farmacológicos para la obesidad.

El suplemento de ácido fólico reduce los niveles de homocisteína; sin embargo, no se ha demostrado que ejerza un efecto positivo sobre la reducción de la incidencia de ECV.

5.2 Recomendaciones sobre el uso de algunos fármacos en el tratamiento del LES

5.2.1 Antiinflamatorios no esteroideos (AINE) y aspirina

Los AINE, tanto los inhibidores selectivos de la Cox-2 (inh-Cox-2) como los no selectivos, producen retención de sodio y reducción de la tasa de filtrado glomerular, constituyendo además un factor de riesgo de fracaso renal agudo en pacientes con nefritis lúpica.[95] Su uso se ha relacionado con la presencia de HTA en pacientes con LES.[96] Los inh-Cox-2 también se han asociado a cardiopatía isquémica y fallo cardíaco en población general.[97] En un breve estudio retrospectivo en pacientes lúpicos, el celecoxib fue bien tolerado y se asoció a escasa toxicidad.[98] Aun así, los AINE deberían usarse con precaución en los pacientes con LES.[99,100]

El uso diario de dosis bajas de aspirina (AAS) ha demostrado reducir de manera significativa el riesgo de padecer ACV isquémico en mujeres mayores de 45 años y de IM a partir de los 65 años.[101] Sin embargo, el beneficio potencial de la AAS en la prevención primaria de la ECV en mujeres jóvenes con LES no ha sido establecido. Algunos autores sugieren que el uso de dosis bajas de AAS podría considerarse en pacientes con múltiples factores de RCV como: edad avanzada, duración prolongada del LES, proteinuria persistente, insuficiencia renal, diabetes mellitus, HTA, dislipemia, presencia de títulos altos de AAF o un riesgo calculado de ECV a los 10 años > 6 %.[99,100] Sí es recomendable el uso de AAS en la prevención secundaria de ECV con las mismas indicaciones que en la población general.

5.2.2   Glucocorticoides e inmunodepresores

Diversos estudios han relacionado el uso prolongado de glucocorticoides y una mayor dosis acumulada de prednisona con el desarrollo de HTA, dislipemia, DM, obesidad y arteriosclerosis en pacientes con LES.[21,24] En un estudio reciente, dosis altas de glucocorticoides recibidas en el último año se asoció de manera independiente con un mayor riesgo de ECV a los dos años y con la presencia de dislipemia, HTA, aumento del IMC e hiperglucemia.[102] Sin embargo, otros estudios han encontrado resultados opuestos. Roman *et al.*[22] observaron que el uso de mayores dosis de prednisona y ciclofosfamida se asoció a la ausencia de placa carotídea, sugiriendo que un control más intensivo de la actividad lúpica podría prevenir el desarrollo de arteriosclerosis. Por su parte, Asanuma *et al.*[25] no observaron diferencias en la dosis acumulada de prednisona entre los pacientes lúpicos con y sin calcificaciones coronarias. También se ha encontrado enfermedad coronaria prematura en pacientes lúpicos en ausencia de tratamiento corticoideo.[103] En general, se recomienda el uso de dosis bajas de prednisona (< 7,5 mg/día) durante el menor tiempo posible. Si con estas dosis no se consigue controlar la enfermedad, deberían suministrarse también inmunodepresores ahorradores de glucocorticoides.

El micofenolato también podría tener propiedades antiaterógenas,[104] aunque se necesitan estudios bien diseñados que confirmen este extremo.

5.2.3   Hidroxiclorocina

La hidroxiclorocina (HCQ) ha demostrado tener un efecto antitrombótico[105] y ejercer un efecto beneficioso sobre el perfil lipídico, sobre todo en pacientes que se hallan en tratamiento con glucocorticoides,[106] y sobre la glucemia. En pacientes con LES, el no uso de HCQ se ha asociado a una mayor prevalencia de síndrome metabólico,[78,107] al desarrollo de placa carotídea[22] y a una mayor rigidez vascular.[108,109] En pacientes con artritis reumatoide, la HCQ ha demostrado ejercer un efecto protector en el desarrollo de DM a largo plazo.[110] Además, por su efecto sobre la actividad lúpica, también disminuye los requerimientos de glucocorticoides. En un reciente estudio, Sisó *et al.* encontraron que el uso prolongado de antipalúdicos previo al diagnóstico de nefritis lúpica se asoció inversamente al desarrollo de insuficiencia renal, trombosis, HTA e infecciones.[111] Por ello, todos los pacientes con LES deberían recibir HCQ, salvo presentar intolerancia a la misma o que se detecten efectos adversos graves.

5.2.4   Estatinas

La hipercolesterolemia está presente en un 30-50 % de los pacientes con LES, dependiendo de la definición empleada, y es un factor predictivo de enfermedad coronaria.[112] Varios estudios realizados en población con alto RCV han demostrado el efecto beneficioso de usar dosis altas de estatinas sobre la progresión de la arteriosclerosis.[113] Además, han demostrado tener efectos inmunomoduladores, antiinflamatorios, antitrombóticos y estabilizadores de la placa. Sin embargo, existe escasa evidencia sobre su efecto antiaterogénico y antitrombótico en pacientes con LES. En el estudio LAPS, el tratamiento durante dos años con 40 mg diarios de atorvastatina respecto a placebo lentificó la progresión del GIM, pero no tuvo ningún efecto sobre la progresión de la calcificación coronaria ni sobre la actividad lúpica.[114] En otro estudio se comparó el efecto de 20 mg diarios de atorvastatina durante ocho semanas frente a placebo sobre la disfunción endotelial (dilatación mediada por flujo) en mujeres lúpicas premenopáusicas. La atorvastatina mejoró la disfunción endotelial independientemente de la existencia de FRCV tradicionales.[115] A pesar de la escasa evidencia disponible hasta la fecha, parece razonable el uso de estatinas en el tratamiento de la hipercolesterolemia en los pacientes lúpicos; sin embargo,

Niveles de presión arterial y lípidos recomendados	Condición clínica asociada	Actuación
PA ≤ 130/80 mmHg CT ≤ 190 mg/dl LDL ≤ 100 mg/dl TG ≤ 150 mg/dl	Todos los pacientes con LES	Cambio de estilo de vida y Hidroxicloroquina ± IECA o ARA II ± Estatinas (± fibratos)

PA ≤ 125/80 mmHg
 	
CT < 175 mg/dl
LDL < 70 mg/dl
TG < 150 mg/dl
	Diabetes mellitus (y/o)
	Proteinuria > 0,5 g/24 h (y/o)
	Insuficiencia renal crónica (y/o)
	   Tasa de filtración glomerular
	   < 60 ml/min
	Enfermedad cardiovascular asociada*
	   Cardiopatía isquémica (infarto agudo
	     de miocardio, angina,
	     revascularización
	     coronaria, insuficiencia cardíaca)
	   Accidente cerebrovascular
	   Enfermedad vascular periférica
	Riesgo cardiovascular a 10 años >20 (¿>6?)
	Actividad lúpica elevada mantenida
	Duración del LES >10 años
	Otros (?)
	   SAF asociado
	   GIM > 0,9 mm o placa de ateroma
		Cambio de estilo de vida
		y
		Hidroxicloroquina
		y
		IECA o ARA II
		y
		Estatinas (± fibratos)
		±
		Aspirina
		+
		Medicación según indicaciones obligatorias:
		– Diabéticos: Insulina, ADO
		– Cardiopatía isquémica:
		   betabloqueantes +
		   antiagregantes
		– SAF: anticogulantes

*Prevención secundaria

Tabla 2. Prevención primaria y secundaria de las ECV en pacientes con LES.

no existe consenso sobre los niveles óptimos de lípidos que debería alcanzarse en ellos (véase la tabla 2). También está claramente justificado su uso en la prevención secundaria de la cardiopatía isquémica, en pacientes diabéticos y en los que presentan un alto riesgo de desarrollar una ECV (enfermedad coronaria establecida, EVP y ACV). No se dispone de información suficiente para justificar su uso en todos los pacientes con LES.

5.2.5 Antihipertensivos

La HTA afecta aproximadamente a un tercio de los pacientes con LES y se ha asociado con el desarrollo de AS y ECV.[24,108,116] Los fármacos antihipertensivos de elección son los inhibidores del enzima conversor de la angiotensina (IECA) y los antagonistas de los receptores de la angiotensina II (ARA II), incluso en pacientes normotensos con DM, proteinuria o nefritis lúpica. Los IECA han demostrado ser eficaces en la prevención primaria y secundaria de complicaciones cardiovasculares en pacientes de alto riesgo.[117] Además de tener un efecto neutro sobre el metabolismo lipídico, han demostrado ejercer efectos pleiotrópicos antiaterogénicos sobre la disfunción endotelial, la estabilización de la placa, la proliferación del músculo liso vascular y la resistencia insulínica. Los antagonistas de los canales del calcio, como el nifedipino, pueden ser de elección en pacientes con fenómeno de Raynaud. Tampoco existe un claro consenso en los niveles óptimos de la PA en los pacientes con LES (véase la tabla 2).

5.2.6 Terapia hormonal sustitutiva y anticoncepción oral

La terapia hormonal sustitutiva (THS) se emplea en mujeres postmenopáusicas para controlar los síntomas del climaterio y la osteoporosis. Sin embargo, en un estudio se apreció un aumento en la frecuencia de trombosis en mujeres con LES.[118] Por ello, la THS debería emplearse con precaución en mujeres lúpicas. Estudios recientes han demostrado que la anticoncepción hormonal en mujeres con LES inactivo, sin antecedentes de trombosis, AAF u otros factores de RCV es segura.[119]

6 Objetivos de presión arterial y colesterolemia propuestos en los pacientes con LES

La intensidad de la intervención terapéutica en la prevención primaria de la ECV debe ser proporcional al RCV de cada paciente. De ahí la importancia de identificar a los pacientes con mayor RCV. Todavía no está bien establecida la estratificación del RCV en los pacientes con LES ni el uso rutinario de técnicas no invasivas para el diagnóstico de la AS. Los modelos empleados para el cálculo de RCV en la población general (Framingham o

SCORE) subestiman el verdadero RCV de estos pacientes.[13] En este sentido, está en marcha un registro (SLICC-RAS) cuyo objetivo es determinar la prevalencia e incidencia de la ECV en los pacientes con LES, identificar los factores que contribuyen a su desarrollo y elaborar estrategias de intervención para disminuir el RCV en ellos.[120]

La indicación de tratamiento en la prevención primaria de las ECV debe hacerse de forma individualizada y dirigida a actuar sobre los FRV modificables o potencialmente modificables como el peso, la presión arterial, los niveles de colesterol y de glucemia, la actividad física y el hábito de fumar. No se dispone de estudios contrastados que permitan establecer objetivos concretos (sobre todo de tensión arterial y colesterol) y que hayan demostrado disminuir la incidencia de ECV en los pacientes lúpicos; sólo existen propuestas de expertos sustentadas en un bajo nivel de evidencia.[121,122] Para algunos autores, el LES es equivalente a la DM desde un punto de vista de RCV, por lo que sugieren que el manejo de los FRCV modificables debería ser similar al propuesto para los pacientes diabéticos. No está claro si todos los pacientes lúpicos, por el mero hecho de serlo, deberían recibir estatinas u otros fármacos antiaterogénicos, o sólo debería recibirlos un subgrupo de pacientes con un elevado RCV. Esta cuestión es relevante, ya que el sobretratamiento de los pacientes lúpicos podría exponerlos a un riesgo de toxicidad innecesaria. En la tabla 2, se propone una guía para el manejo de la HTA y la dislipemia en pacientes con LES.

7   Conclusiones

Existen datos suficientes para afirmar que los pacientes con LES tienen un elevado riesgo de desarrollar una ECV arteriosclerótica precoz, siendo la morbi-mortalidad cardiovascular significativamente mayor en ellos que en la población general. Además, mientras que la mortalidad asociada al lupus y a las infecciones ha disminuido en los últimos años, la mortalidad por ECV ha experimentado un leve ascenso.

Los mecanismos implicados en la arteriosclerosis precoz en los pacientes lúpicos son complejos y conocidos sólo en parte. Sin embargo, parece que en ellos intervienen FRCV tradicionales y otros relacionados con la enfermedad lúpica.

Se desconoce si la arteriosclerosis precoz afecta por igual a todos los pacientes con LES, o si por el contrario, existen subgrupos de mayor riesgo. Algunos autores han sugerido que los pacientes con un bajo grado de inflamación mantenido en el tiempo tendrían mayor riesgo de desarrollar AS que los pacientes con mayor actividad lúpica sometidos a altas dosis de glucocorticoides e inmunodepresores.[22]

En los últimos años, se han desarrollado técnicas no invasivas que permiten identificar la presencia de AS. Sin embargo, todavía no está bien definido su papel en la práctica clínica habitual, reservándose su uso fundamentalmente para la investigación.

Los modelos para el cálculo de RCV utilizados en la población general subestiman el verdadero riesgo en los pacientes con LES, y, por el momento, no se dispone de ningún modelo que permita estratificar de manera adecuada a estos pacientes. Hasta ahora, las estrategias para la prevención primaria de las ECV en los pacientes lúpicos se han centrado en el tratamiento de los FRCV tradicionales modificables como la HTA, la dislipemia, la DM, el hábito de fumar y la obesidad. Sin embargo, tampoco están claramente definidos los objetivos que deben alcanzarse para reducir de un modo eficaz la incidencia de las ECV. Además, la identificación y el grado de control de los FRCV en estos pacientes son del todo insuficientes, por lo que los médicos y los pacientes deberían tomar conciencia de la importancia clínica de este problema.

BIBLIOGRAFÍA

1. Cervera R, Abarca-Costalago M, Abramovicz D *et al.* Systemic lupus erythematosus in Europe at change of millenium: lessons from the Euro-Lupus Project. Autoimmun Rev 2006; 5: 180-86.

2. Nossent J, Cikes N, Kiss E *et al.* Current causes of death in systemic lupus erythematosus in Europe, 2000-2004: relation to disease activity and damage accrual. Lupus 2007; 16: 309-17.

3. Urowitz MB, Bookman AA, Koehler BE, Gordon DA, Smythe HA, Ogryzlo MA. The bimodal mortality pattern of systemic lupus erythematosus. Am J Med 1976; 60: 221-25.

4. Bernatsky S, Boivin JF, Joseph L *et al.* Mortality in systemic lupus erythematosus. Arthritis Rheum 2006; 54: 2550-557.

5. Webster JR, Fancy HF. Systemic lupus erythematosus: report of a case with acute myocardial infarction as the presenting syndrome. Dis Chest 1963; 44: 210-12.

6. Haider YS, Roberts WC. Coronary arterial disease in systemic lupus erythematosus; quantification of degrees of narrowing in 22 necropsy patients (21 women) aged 16 to 37 years. Am J Med 1981; 70: 775-81.

7. Abu-Shakra M, Urowitz MB, Gladman DD, Gough J. Mortality studies in systemic lupus erythematosus. Results from a single center. I. Causes of death. J Rheumatol 1995; 22: 1259-264.

8. Jonsson H, Nived O, Sturfelt G. Outcome in systemic lupus erythematosus: a prospective study of patients from a defined population. Medicine (Baltimore) 1989; 68: 141-50.

9. Manzi S, Meilahn EN, Rairie JE *et al.* Age-specific incidence rates of myocardial infarction and angina in women with systemic lupus erythematosus: comparison with the Framingham Study. Am J Epidemiol 1997; 145: 408-15.

10. Bessant R, Hingorani A, Patel L, MacGregor A, Isenberg DA, Rahman A. Risk of coronary heart disease and stroke in a large british cohort of patients with systemic lupus erythematosus. Rheumatology 2004; 43: 924-29.

11. Ward MM. Premature morbidity from cardiovascular and cerebrovascular diseases in women with systemic lupus erythematosus. Arthritis Rheum 1999; 42: 338-46.

12. Bjornadal L, Yin L, Granath F, Klareskog L, Ekbom A. Cardiovascular disease a hazard despite improved prognosis in patients with systemic lupus erythematosus: results from a swedish population based study 1964-1995. J Rheumatol 2004; 31: 713-19.

13. Esdaile JM, Abrahamowicz M, Grodzicky T *et al.* Traditional Framingham risk factors fail to fully account for accelerated atherosclerosis in systemic lupus erythematosus. Arthritis Rheum 2001; 44: 2331-337.

14. Fischer LM, Schlienger RG, Matter C, Jick H, Meier CR. Effect of rheumatoid arthritis or systemic lupus erythematosus on the risk of first-time acute myocardial infarction. Am J Cardiol 2004; 93: 198-200.

15. Mok CC, Tang SS, To CH, Petri M. Incidence and risk factors of thromboembolism in systemic lupus erythematosus: a comparison of

three ethnic groups. Arthritis Rheum 2005; 52: 2774-782.

16. Mikdashi J, Handwerger B, Langenberg P, Miller M, Kittner S. Baseline disease activity, hyperlipidemia, and hypertension are predictive factors for ischemic stroke and stroke severity in systemic lupus erythematosus. Stroke 2007; 38: 281-85.

17. McDonald J, Stewart J, Urowitz MB, Gladman DD. Peripheral vascular disease in patients with systemic lupus erythematosus. Ann Rheum Dis 1992; 51: 56-60.

18. Mancini GB, Dahlöf B, Díez J. Surrogate markers for cardiovascular disease: structural markers. Circulation 2004; 109 (25 Suppl 1): IV22-30.

19. Manzi S, Selzer F, Sutton-Tyrrell K *et al.* Prevalence and risk factors of carotid plaque in women with systemic lupus erythematosus. Arthritis Rheum 1999; 42: 51-60.

20. Selzer F, Sutton-Tyrrell K, Fitzgerald SG *et al.* Comparison of risk factors for vascular disease in the carotid artery and aorta in women with systemic lupus erythematosus. Arthritis Rheum 2004; 50: 151-59.

21. Doria A, Shoenfeld Y, Wu R *et al.* Risk factors for subclinical atherosclerosis in a prospective cohort of patients with systemic lupus erythematosus. Ann Rheum Dis 2003; 62: 1071-077.

22. Roman MJ, Shanker BA, Davis A *et al.* Prevalence and correlates of accelerated atherosclerosis in systemic lupus erythematosus. New Engl J Med 2003; 349: 2399-406.

23. Svenungsson E, Jensen-Urstad K, Heimbürger M *et al.* Risk factors for cardiovascular disease in systemic lupus erythematosus. Circulation 2001; 104: 1887-893.

24. Manger K, Kusus M, Forster C *et al.* Factors associated with coronary artery calcification in young female patients with SLE. Ann Rheum Dis 2003; 62: 846-50.

25. Asanuma Y, Oeser A, Shintani AK *et al.* Premature coronary-artery atherosclerosis in systemic lupus erythematosus. New Engl J Med 2003; 349: 2407-415.

26. Lima DS, Sato EI, Lima VC, Miranda F Jr, Hatta FH. Brachial endothelial function is impaired in patients with systemic lupus erythematosus. J Rheumatol 2002; 29: 292-97.

27. Johnson SR, Harvey PJ, Floras JS *et al.* Impaired brachial artery endothelium dependent flow mediated dilation in systemic lupus erythematosus: preliminary observations. Lupus 2004; 13: 590-93.

28. Wright SA, O'Prey FM, Rea DJ *et al.* Microcirculatory hemodynamics and endothelial dysfunction in systemic lupus erythematosus. Arterioscler Thromb Vasc Biol 2006; 26: 2281-287.

29. El-Magadmi M, Bodill H, Ahmad Y *et al.* Systemic lupus erythematosus: an independent risk factor for endothelial dysfunction in women. Circulation 2004; 110: 399-404.

30. Soep JB, Mietus-Snyder M, Malloy MJ, Witztum JL, Von Scheven E. Assessment of atherosclerotic risk factors and endothelial function in children and young adults with pediatric-onset systemic lupus erythematosus. Arthritis Rheum 2004; 51: 451-57.

31. Roman MJ, Devereux RB, Schwartz JE *et al.* Arterial stiffness in chronic inflammatory diseases. Hypertension 2005; 46: 194-99.

32. Chow PC, Ho MH, Lee TL, Lau YL, Cheung YF. Relation of arterial stiffness to left ventricular structure and function in adolescents and young adults with pediatric-onset systemic lupus erythematosus. J Rheumatol 2007; 34: 1345-352.

33. Bjarnegråd N, Bengtsson C, Brodszki J, Sturfelt G, Nived O, Länne T. Increased aortic pulse wave velocity in middle aged women with systemic lupus erythematosus. Lupus 2006; 15: 644-50.

34. Sabio JM, Vargas-Hitos J, Zamora-Pasadas M *et al.* Grupo Lupus Virgen de las Nieves. Metabolic syndrome is associated - with increased arterial stiffness and biomarkers of subclinical atherosclerosis in patients with systemic lupus erythematosus. J Rheumatol 2009; 36: 2204-11.

35. Theodoridou A, Bento L, D'Cruz DP, Khamashta MA, Hughes GR. Prevalence and associations of an abnormal ankle-brachial index in systemic lupus erythematosus: a pilot study. Ann Rheum Dis 2003; 62: 1199-203.

36. Bruce IN, Burns RJ, Gladman DD, Urowitz MB. Single photon emission computed tomography dual isotope myocardial perfusion imaging in women with systemic lupus erythematosus. I. Prevalence and distribution of abnormalities. J Rheumatol 2000; 27: 2372-377.

37. Sella EM, Sato EI, Barbieri A. Coronary artery-angiography in systemic lupus erythematosus patients with abnormal myocardial perfusion scintigraphy. Arthritis Rheum 2003; 48: 3168-175.

38. Sun SS, Shiau YC, Tsai SC, Lin CC, Kao A, Lee CC. The role of technetium-99m sestamibi myocardial perfusion single-photon emission computed tomography (SPECT) in the detection of cardiovascular involvement in systemic lupus erythematosus patients with non-specific chest complaints. Rheumatology 2001; 40: 1106-111.

39. Petri M, Spence D, Bone LR, Hochberg MC. Coronary artery disease risk factors in the Johns Hopkins Lupus Cohort: prevalence, recognition by patients, and preventive practices. Medicine 1992; 71: 291-302.

40. Petri M. Detection of coronary artery disease and the role of traditional risk factors in the Hopkins Lupus Cohort. Lupus 2000; 9: 170-75.

41. Bruce IN, Urowitz MB, Gladman DD, Ibáñez D, Steiner G. Risk factors for coronary heart disease in women with systemic lupus erythematosus: the Toronto Risk Factor Study. Arthritis Rheum 2003; 48: 3159-167.

42. Ilowite NT, Samuel P, Ginzler E, Jacobson MS. Dyslipoproteinemia in pediatric systemic lupus erythematosus. Arthritis Rheum 1988; 31: 859-63.

43. Formiga F, Meco JF, Pinto X, Jacob J, Moga I, Pujol R. Lipid and lipoprotein levels in premenopausal systemic lupus erythematosus patients. Lupus 2001;10: 359-63.

44. De Carvalho JF, Borba EF, Viana VS, Bueno C, León EP, Bonfá E. Anti-lipoprotein lipase antibodies: a new player in the complex atherosclerotic process in systemic lupus erythematosus? Arthritis Rheum 2004; 50: 3610-615.

45. Falaschi F, Ravelli A, Martignoni A *et al.* Nephrotic-range proteinuria, the major risk factor for early atherosclerosis in juvenile-onset systemic lupus erythematosus. Arthritis Rheum 2000; 43: 1405-409.

46. Ward MM. Cardiovascular and cerebrovascular morbidity and mortality among women with end-stage renal disease attributable to lupus nephritis. Am J Kidney Dis 2000; 36: 516-25.

47. Toloza SM, Uribe AG, McGwin G Jr *et al.* Systemic lupus erythematosus in a multiethnic US cohort (LUMINA). XXIII. Baseline predictors of vascular events. Arthritis Rheum 2004; 50: 3947-957.

48. Rahman P, Urowitz MB, Gladman DD, Bruce IN, Genest J Jr. Contribution of traditional risk factors to coronary artery disease in patients with systemic lupus erythematosus. J Rheumatol 1999; 26: 2363-368.

49. Alber HF, Wanitschek MM, de Waha S *et al.* High-density lipoprotein cholesterol, C-reactive protein, and prevalence and severity of coronary artery disease in 5641 consecutive patients undergoing coronary angiography. Eur J Clin Invest 2008; 38: 372-80.

50. Asanuma Y, Chung CP, Oeser A *et al.* Increased concentration of proatherogenic inflammatory cytokines in systemic lupus erythematosus: relationship to cardiovascular risk factors. J Rheumatol 2006; 33: 539-45.

51. Kotowicz K, Dixon GL, Klein NJ, Peters MJ, Callard RE. Biological function of CD40 on human endothelial cells: costimulation with CD40 ligand and interleukin-4 selectively induces expression of vascular cell adhesion molecule-1 and P-selectin resulting in preferential adhesion of lymphocytes. Immunology 2000; 100: 441-48.

52. Capper ER, Maskill JK, Gordon C, Blakemore AI. Interleukin (IL)-10, IL-1ra and IL-12 profiles in active and quiescent systemic lupus erythematosus: could longitudinal studies reveal patient subgroups of differing pathology? Clin Exp Immunol 2004; 138: 348-56.

53. Svenungsson E, Gunnarsson I, Fei GZ, Lundberg IE, Klareskog L, Frostegård J. Elevated triglycerides and low levels of high-density lipoprotein as markers of disease activity in association with up-regulation of the tumor necrosis factor alpha/tumor necrosis factor receptor system in systemic lupus erythematosus. Arthritis Rheum 2003; 48: 2533-540.

54. Mrowka C, Sieberth HG. Detection of circulating adhesion molecules ICAM-1, VCAM-1 and E-selectin in Wegener's granulomatosis, systemic lupus erythematosus and chronic renal failure. Clin Nephrol 1995; 43: 288-96.

55. Carvalho D, Savage CO, Isenberg D, Pearson JD. IgG anti-endothelial cell autoantibodies from patients with systemic lupus erythematosus or systemic vasculitis stimulate the release of two endothelial cell-derived mediators, which enhance adhesion molecule expression and leukocyte adhesion in an autocrine manner. Arthritis Rheum 1999; 42: 631-40.

56. Margutti P, Matarrese P, Conti F *et al.* Autoantibodies to the C-terminal subunit of RLIP76 induce oxidative stress and endothelial cell apoptosis in immune-mediated vascular diseases and atherosclerosis. Blood 2008; 111: 4559-570.

57. Rajagopalan S, Somers EC, Brook RD *et al.* Endothelial cell apoptosis in systemic lupus erythematosus: a common pathway for abnormal vascular function and thrombosis propensity. Blood 2004; 103: 3677-683.

58. Westerweel PE, Luijten RK, Hoefer IE, Koomans HA, Derksen RH, Verhaar MC. Haematopoietic and endothelial progenitor cells are deficient in quiescent systemic lupus erythematosus. Ann Rheum Dis 2007; 66: 865-70.

59. Frostegård J, Svenungsson E, Wu R *et al.* Lipid peroxidation is enhanced in patients with systemic lupus erythematosus and is associated with arterial and renal disease manifestations. Arthritis Rheum 2005; 52: 192-200.

60. Lopes-Virella MF, Binzafar N, Rackley S, Takei A, La Via M, Virella G. The uptake of LDL-IC by human macrophages: predominant involvement of the Fc gamma RI receptor. Atherosclerosis 1997; 135: 161-70.

61. Hahn B, McMahon M. Atherosclerosis and systemic lupus erythematosus: the role of altered lipids and of autoantibodies. Lupus 2008; 17: 368-70.

62. Matsuura E, Kobayashi K, Inoue K, López LR, Shoenfeld Y. Oxidized LDL/beta2-glycoprotein I complexes: new aspects in atherosclerosis. Lupus 2005; 14: 736-41.

63. Chung CP, Oeser A, Solus J *et al.* Inflammatory mechanisms affecting the lipid profile in patients with systemic lupus erythematosus. J Rheumatol 2007; 34: 1849-854.

64. Batuca JR, Ames PR, Isenberg DA, Alves JD. Antibodies toward high-density lipoprotein components inhibit paraoxonase activity in patients with systemic lupus erythematosus. Ann N Y Acad Sci 2007; 1108: 137-46.

65. Kiss E, Seres I, Tarr T, Kocsis Z, Szegedi G, Paragh G. Reduced paraoxonase1 activity is a risk for atherosclerosis in patients with systemic lupus erythematosus. Ann N Y Acad Sci 2007; 1108: 83-91.

66. McMahon M, Grossman J, FitzGerald J *et al.* Proinflammatory high-density lipoprotein as a biomarker for atherosclerosis in patients with sys-temic lupus erythematosus and rheumatoid arthritis. Arthritis Rheum 2006; 54: 2541-549.

67. Fliser D. Asymmetric dimethylarginine (ADMA): the silent transition from an 'uraemic toxin' to a global cardiovascular risk molecule. Eur J Clin Invest 2005; 35: 71-79.

68. Bultink IE, Teerlink T, Heijst JA, Dijkmans BA, Voskuyl AE. Raised plasma levels of asymmetric dimethylarginine are associated with cardiovascular events, disease activity, and organ damage in patients with systemic lupus erythematosus. Ann Rheum Dis 2005; 64: 1362-365.

69. Petri M. The lupus anticoagulant is a risk factor for myocardial infarction (but not atherosclerosis): Hopkins Lupus Cohort. Thromb Res 2004; 114: 593-95.

70. Sherer Y, Shoenfeld Y. Mechanisms of disease: atherosclerosis in autoimmune diseases. Nat Clin Pract Rheumatol 2006; 2: 99-106.

71. Alves JD, Grima B. Oxidative stress in systemic lupus erythematosus and antiphospholipid syndrome: a gateway to atherosclerosis. Curr Rheumatol Rep 2003; 5: 383-90.

72. Vlachoyiannopoulos PG, Kanellopoulos PG, Ioannidis JP, Tektonidou MG, Mastorakou I, Moutsopoulos HM. Atherosclerosis in premenopausal women with antiphospholipid syndrome and systemic lupus erythematosus: a controlled study. Rheumatology 2003; 42: 645-51.

73. Farzaneh-Far A, Roman MJ, Lockshin MD *et al.* Relationship of antiphospholipid antibodies to cardiovascular manifestations of systemic lupus erythematosus. Arthritis Rheum 2006; 54: 3918-925.

74. Jiménez S, García-Criado MA, Tàssies D *et al.* Preclinical vascular disease in systemic lupus erythematosus and primary antiphospholipid syndrome. Rheumatology 2005; 44: 756-61.

75. Grundy SM, Brewer HB Jr, Cleeman JI *et al.* Definition of metabolic syndrome: Report of the National Heart, Lung, and Blood Institute/American Heart Association conference on scientific issues related to definition. Circulation 2004; 109: 433-38.

76. El Magadmi M, Ahmad Y, Turkie W *et al.* Hyperinsulinemia, insulin resistance, and circulating oxidized low density lipoprotein in women with systemic lupus erythematosus. J Rheumatol 2006; 33: 50-56.

77. Chung CP, Avalos I, Oeser A *et al.* High prevalence of the metabolic syndrome in patients with systemic lupus erythematosus: association with disease characteristics and cardiovascular risk factors. Ann Rheum Dis 2007; 66: 208-14.

78. Sabio JM, Zamora-Pasadas M, Jiménez-Jáimez J *et al.* Metabolic sindrome in patients with systemic lupus erythematosus from Southern Spain. Lupus 2008 (en prensa).

79. Abbasi F, Brown BW Jr, Lamendola C, McLaughlin T, Reaven GM. Relationship between obesity, insulin resistance, and coronary heart disease risk. J Am Coll Cardiol 2002; 40: 937-43.

80. Posadas-Romero C, Torres-Tamayo M, Zamora-González J *et al.* High insulin levels and increased low-density lipoprotein oxidizability in pediatric patients with systemic lupus erythematosus. Arthritis Rheum 2004; 50: 160-65.

81. Petri M, Roubenoff R, Dallal GE, Nadeau MR, Selhub J, Rosenberg IH. Plasma homocysteine as a risk factor for atherothrombotic events in systemic lupus erythematosus. Lancet 1996; 348: 1120-124.

82. Refai TM, Al-Salem IH, Nkansa-Dwamena D, Al-Salem MH. Hyperhomocysteinaemia and risk of thrombosis in systemic lupus erythematosus patients. Clin Rheumatol 2002; 21: 457-61.

83. Tso TK, Huang HY, Chang CK, Huang WN. A positive correlation between homocysteine and brachial-ankle pulse wave velocity in patients with systemic lupus erythematosus. Clin Rheumatol 2006; 25: 285-90.

84. Von Feldt JM, Scalzi LV, Cucchiara AJ *et al.* Homocysteine levels and disease duration independently correlate with coronary artery calcification in patients with systemic lupus erythematosus. Arthritis Rheum 2006; 54: 2220-227.

85. Roman MJ, Crow MK, Lockshin MD *et al.* Rate and determinants of progression of atherosclerosis in systemic lupus erythematosus. Arthritis Rheum 2007; 56: 3412-419.

86. Best LG, Davidson M, North KE *et al.* Prospective analysis of mannose-binding lectin genotypes and coronary artery disease in American Indians: the Strong Heart Study. Circulation 2004; 109: 471-75.

87. Øhlenschlaeger T, Garred P, Madsen HO, Jacobsen S. Mannose-binding lectin variant alleles and the risk of arterial thrombosis in systemic

lupus erythematosus. New Engl J Med 2004; 351: 260-67.

88. Fei GZ, Svenungsson E, Frostegård J, Padyukov L. The A-1087IL-10 allele is associated with cardiovascular disease in SLE. Atherosclerosis 2004; 177: 409-14.

89. Jiménez S, Tèssies D, Espinosa G *et al.* Double heterozygosity polymorphisms for platelet glycoproteins Ia/IIa and IIb/IIIa increases arterial thrombosis and atherosclerosis in patients with the antiphospholipid syndrome or with systemic lupus erythematosus. Ann Rheum Dis 2008; 67: 835-40.

90. Urowitz MB, Gladman D, Ibáñez D *et al.* Accumulation of coronary artery disease risk factors over three years: data from an international inception cohort. Arthritis Rheum 2008; 59: 176-80.

91. Trichopoulou A, Bamia C, Norat T *et al.* Modified mediterranean diet and survival after myocardial infarction: the EPIC-Elderly study. Eur J Epidemiol 2007; 22: 871-81.

92. Dai J, Miller AH, Bremner JD *et al.* Adherence to the mediterranean diet is inversely associated with circulating interleukin-6 among middle-aged men: a twin study. Circulation 2008; 117: 169-75.

93. Fitó M, Guxens M, Corella D *et al.* Effect of a traditional mediterranean diet on lipoprotein oxidation: a randomized controlled trial. Arch Intern Med 2007; 167: 1195-203.

94. Ayán C, Martín V. Systemic lupus erythematosus and exercise. Lupus 2007; 16: 5-9.

95. Østensen M, Villiger PM. Nonsteroidal antiinflammatory drugs in systemic lupus erythematosus. Lupus 2001; 10: 135-39.

96. Sabio JM, Mediavilla JD, Fernández-Torres C, Aliaga L, Jiménez-Alonso J. Risk factors related to hypertension in a spanish systemic lupus erythematosus cohort. Lupus 2001; 10: 451-52.

97. Bresalier RS, Sandler RS, Quan H *et al.* Cardiovascular events associated with rofecoxib in a colorectal adenoma chemoprevention trial. New Engl J Med 2005; 352: 1092-102.

98. Lander SA, Wallace DJ, Weisman MH. Celecoxib for systemic lupus erythematosus: case series and literature review of the use of NSAIDs in SLE. Lupus 2002; 11: 340-47.

99. Hall FC, Dalbeth N. Disease modification and cardiovascular risk reduction: two sides of the same coin? Rheumatology 2005; 44: 1473-482.

100. Mok CC. Accelerated atherosclerosis, arterial thromboembolism, and preventive strategies in systemic lupus erythematosus. Scand J Rheumatol 2006; 35: 85-95.

101. Ridker PM, Cook NR, Lee IM *et al.* A randomized trial of low-dose aspirin in the primary prevention of cardiovascular disease in women. New Engl J Med 2005; 352: 1293-304.

102. Karp I, Abrahamowicz M, Fortin PR *et al.* Recent corticosteroid use and recent disease activity: independent determinants of coronary heart disease risk factors in systemic lupus erythematosus? Arthritis Rheum 2008; 59: 169-75.

103. Rahman P, Gladman DD, Urowitz MB. Premature coronary artery disease in systemic lupus erythematosus in the absence of corticosteroid use. J Rheumatol 2000; 27: 1323-325.

104. Van Leuven SI, Kastelein JJ, Allison AC, Hayden MR, Stroes ES. Mycophenolate mofetil (MMF): firing at the atherosclerotic plaque from different angles? Cardiovasc Res 2006; 69: 341-47.

105. Ruiz-Irastorza G, Egurbide MV, Pijoan JI *et al.* Effect of antimalarials on thrombosis and survival in patients with systemic lupus erythematosus. Lupus 2006; 15: 577-83.

106. Tam LS, Gladman DD, Hallett DC, Rahman P, Urowitz MB. Effect of antimalarial agents on the fasting lipid profile in systemic lupus erythematosus. J Rheumatol 2000; 27: 2142-145.

107. Urowitz MB *et al.* Artritis Rheum 2006; 54 (Suppl): S791.

108. Selzer F, Sutton-Tyrrell K, Fitzgerald S, Tracy R, Kuller L, Manzi S. Vascular stiffness in women with systemic lupus erythematosus. Hypertension 2001; 37: 1075-082.

109. Tanay A, Leibovitz E, Frayman A, Zimlichman R, Shargorodsky M, Gavish D. Vascular elasticity of systemic lupus erythematosus patients is associated with steroids and hydroxychloroquine treatment. Ann N Y Acad Sci 2007; 1108: 24-34.

110. Wasko MC, Hubert HB, Lingala VB *et al.* Hydroxychloroquine and risk of diabetes in patients with rheumatoid arthritis. JAMA 2007; 298: 187-93.

111. Sisó A, Ramos-Casals M, Bové A *et al.* Previous antimalarial therapy in patients diagnosed with lupus nephritis: influence on outcomes and survival. Lupus 2008; 17: 281-88.

112. Bruce IN, Urowitz MB, Gladman DD, Hallett DC. Natural history of hypercholesterolemia in systemic lupus erythematosus. J Rheumatol 1999; 26: 2137-143.

113. Nissen SE, Tuzcu EM, Schoenhagen P *et al.* Statin therapy, LDL cholesterol, C-reactive protein, and coronary artery disease. N Engl J Med 2005; 352: 29-38.

114. Petri M *et al.* Arthritis Rheum 2006; 54 (Suppl): S520.

115. Ferreira GA, Navarro TP, Telles RW, Andrade LE, Sato EI. Atorvastatin therapy improves endothelial-dependent vasodilation in patients with systemic lupus erythematosus: an 8 weeks controlled trial. Rheumatology 2007; 46: 1560-565.

116. Rahman P, Aguero S, Gladman DD, Hallett D, Urowitz MB. Vascular events in hypertensive patients with systemic lupus erythematosus. Lupus 2000; 9: 672-75.

117. Yusuf S, Sleight P, Pogue J, Bosch J, Davies R, Dagenais G. Effects of an angiotensin-converting-enzyme inhibitor, ramipril, on cardiovascular events in high-risk patients. The Heart Outcomes Prevention Evaluation Study Investigators. New Engl J Med 2000; 342: 145-53.

118. Sánchez-Guerrero J, González-Pérez M, Durand-Carbajal M *et al.* Menopause hormonal therapy in women with systemic lupus erythematosus. Arthritis Rheum 2007; 56: 3070-079.

119. Hidalgo-Tenorio C, Jiménez-Alonso J. Contracepción en el lupus eritematoso sistémico. Med Cin 2008; 130: 15-16.

120. Urowitz MB, Gladman DD. Atherosclerosis and lupus: the SLICC Study. Lupus 2007; 16: 925-28.

121. Wajed J, Ahmad Y, Durrington PN, Bruce IN. Prevention of cardiovascular disease in systemic lupus erythematosus - proposed guidelines for risk factor management. Rheumatology 2004; 43: 7-12.

122. Toloza S, Urowitz MB, Gladman DD. Should all patients with systemic lupus erythematosus receive cardioprotection with statins? Nat Clin Pract Rheumatol 2007; 3: 536-37.

Capítulo 8

Antipalúdicos en el tratamiento del lupus eritematoso sistémico

J. Jiménez-Alonso,[1] G. Ruiz-Irastorza[2]

[1]Unidad de Enfermedades Autoinmunes Sistémicas
Servicio de Medicina Interna
Hospital Universitario Virgen de las Nieves
Granada

[2]Servicio de Medicina Interna
Hospital de Cruces
Barakaldo (Bizkaia)

Dirección para correspondencia
Hospital Universitario Virgen de las Nieves
Dr. J. Jiménez-Alonso
jjimenezalonso@gmail.com

1 Introducción

El pronóstico de los enfermos con lupus eritematoso sistémico (LES) ha mejorado significativamente en los últimos años, gracias a un mejor control de las complicaciones derivadas de la propia enfermedad y de los tratamientos empleados. También han surgido terapias basadas en el uso de nuevos inmunodepresores, como el micofenolato mofetilo, y agentes biológicos, como anticuerpos monoclonales contra citocinas o receptores, que actuarían sobre los mecanismos patogénicos del lupus. Sin embargo, por ahora su uso es limitado y la escasa experiencia de la que se dispone proviene de estudios que cuentan con un número limitado de pacientes a los que se ha dedicado poco tiempo de seguimiento o de casos anecdóticos, en los que el tratamiento convencional ha fracasado. Por ello, los tratamientos tradicionales siguen vigentes, e incluso a algunos de éstos se les reconocen propiedades más allá de sus acciones inmunomoduladoras. Éste es el caso de los antipalúdicos (AP), y en particular de la hidroxicloroquina (HCQ), de la que se sigue produciendo un importante volumen de datos, que hacen de ella uno de los principales fármacos para el tratamiento de los enfermos con LES.

2 Historia

Los AP se emplean empíricamente desde hace muchos años para tratar el lupus. En 1894, Payne usó por primera vez con éxito la quinina para tratar a un paciente con lupus cutáneo. Posteriormente, durante la Segunda Guerra Mundial, se observó la inesperada mejoría clínica que experimentaban los soldados con LES y artritis reumatoide (AR) cuando tomaban mepacrina para tratar o prevenir la malaria. En 1951, Page destacó el relevante papel que desempeñaban los AP en el tratamiento del LES, aunque no fue hasta la década de los setenta cuando se realizaron los primeros estudios controlados en los que se demostró su eficacia.[1] Desde entonces, los AP han sido utilizados de manera generalizada en los pacientes con LES y otras enfermedades autoinmunes. En el momento actual, su indicación principal sigue siendo el lupus leve-moderado. En España, la HCQ está disponible sólo desde el año 2002, por lo que con anterioridad la cloroquina (CQ) era el AP más empleado.

3   Farmacocinética

La CQ y la HCQ son derivados de la 4-aminoquinoleina. Su absorción por el tracto gastrointestinal es rápida y no se modifica con la ingesta de alimentos. Su unión a las proteínas plasmáticas es del 55 % y tienen una buena biodisponibilidad. Se acumulan en el hígado, el bazo, los riñones, los pulmones y en los tejidos ricos en melanina, lo que explica su potencial efecto tóxico sobre la retina. Tiene una vida media de 40-50 días, pero permanece en los tejidos durante muchos meses, e incluso años tras la interrupción del tratamiento.[2] Su metabolización se realiza en el hígado y la excreción es por vía renal, por lo que se debe ajustar la dosis en los enfermos con afectación hepática o insuficiencia renal. El tabaco parece disminuir la eficacia de la HCQ en los pacientes que padecen lupus cutáneo,[3] si bien los niveles séricos de HCQ y sus metabolitos son similares en los enfermos con LES, independientemente de que fueran o no fumadores.[4]

4   Mecanismos de acción inmunomoduladora

El mecanismo de acción de los AP se desconoce aún. Se ha sugerido que su efecto principal sería interrumpir el procesamiento antigénico por parte de las células presentadoras de antígenos. Poseen un importante tropismo por los lisosomas y aumentan el pH intralisosomal, alterando la degradación de los antígenos y dificultando la unión de los péptidos resultantes al complejo mayor de histocompatibilidad (HLA) de clase II, imprescindible para estimular los linfocitos T *helper* CD4+; así, bloquean la respuesta inmune.[5] Esta inhibición se produce de forma selectiva sobre los antígenos de baja afinidad, como los autoantígenos, sin un efecto apreciable sobre la respuesta inmune a antígenos de alta afinidad, por ejemplo los bacterianos. Esto explica la acción inmunomoduladora, pero no inmunodepresora de los AP. Además, son capaces de disminuir la producción de citocinas proinflamatorias como la interleucina (IL)-12 y el factor de necrosis tumoral (TNF)-alfa[6] e interferir en la cascada de activación de los linfocitos T y en la producción de anticuerpos por parte de los linfocitos B. En los últimos años, se ha señalado la respuesta inmune innata, dependiente de los Toll-like receptors (TLR) 7, 8 y 9, como una de las principales vías patogénicas del LES. La acción de los AP sobre el pH lisosomal puede impedir la activación de los TLR7, TLR8 y TLR9.[7]

5   Efectos sobre la actividad lúpica

Los AP han demostrado ejercer un notable efecto sobre el control de la actividad del LES, disminuyendo el número de exacerbaciones a largo plazo. En general, la dosis de inicio recomendada para la HCQ es de 400 mg (6,5 mg/kg/día) en una dosis diaria o fraccionada en dos tomas. Su efecto terapéutico suele comenzar entre la segunda y la sexta semana después, y el pico máximo de eficacia se alcanza a los tres-seis meses. Una vez conseguido el efecto terapéutico, se puede reducir la dosis progresivamente hasta llegar a la mínima necesaria para mantener controlada la enfermedad. El tratamiento puede prolongarse de manera indefinida mientras no aparezcan signos de toxicidad. En caso de no alcanzar una respuesta suficiente, se ha sugerido la posibilidad de combinar la HCQ con otros AP, a dosis inferiores o en días alternos.

En un ensayo clínico clásico, la retirada de la HCQ supuso un riesgo 2,5 veces mayor de presentar nuevos brotes tras un seguimiento de 24 semanas, incluso el riesgo de padecer exacerbaciones graves, si bien en el caso de estas últimas con una significación estadística límite.[8] Otro ensayo clínico de CQ frente a placebo llevado a cabo en 24 pacientes mostró una menor frecuencia de brotes y una mayor reducción de las dosis de corticoides en los pacientes que recibieron CQ.[9] En un estudio con 71 pacientes se apreció una mejoría en la clínica articular de los pacientes tratados con HCQ,[10] y en algunas cohortes observacionales se sugiere un papel adyuvante de la HCQ en el tratamiento de la nefropatía lúpica.[11,12]

6　Efectos metabólicos

Los AP actúan de forma favorable sobre el metabolismo glucémico y lipídico. Por un lado, la HCQ posee un efecto hipoglucemiante que prevalece incluso cuando se usa simultáneamente con corticoides.[13] Este efecto de los AP sobre el control glucémico también se ha demostrado en pacientes no lúpicos que padecen diabetes mellitus tipo II con una pobre respuesta a sulfonilureas.[14] La forma en que los AP producen este efecto es compleja: la inhibición de la degradación de la insulina[15] y la prolongación de la vida media del complejo receptor-insulina activado, promoviendo la incorporación tisular de la glucosa,[16] son dos de los mecanismos propuestos. Un reciente estudio observacional en una cohorte de 4.905 pacientes con artritis reumatoide ha mostrado una reducción en el riesgo de desarrollar diabetes mellitus tipo II entre los pacientes que tomaron HCQ frente a los que no recibieron nunca este fármaco, y el efecto fue mayor entre aquellos tratados durante más de cuatro años.[17]

El metabolismo lipídico también se ve modificado de modo favorable por los AP. Aunque los resultados no son siempre concordantes, parece que mejoran el perfil lipídico proaterogénico descrito en los pacientes con LES, disminuyendo sobre todo los niveles de colesterol total, LDL colesterol, VLDL colesterol y triglicéridos y aumentando los niveles de HDL colesterol.[18,19] Este efecto hipolipemiante es más acusado en los pacientes que reciben simultáneamente corticoides.[13,19,20]

7　Aterosclerosis y trombosis

En las últimas décadas, se ha puesto de manifiesto la estrecha relación que existe entre el LES y el desarrollo de aterosclerosis prematura,[21,22] siendo la enfermedad cardiovascular una de las principales causas de morbimortalidad en la actualidad. Aunque se desconoce el mecanismo exacto por el que los pacientes lúpicos desarrollan aterosclerosis con mayor frecuencia, se ha sugerido que podría intervenir una combinación de factores de riesgo tradicionales y otros factores relacionados con la propia enfermedad y sus tratamientos.[23]

Dados los efectos de los AP sobre la actividad del lupus y sus ya comentadas propiedades en relación con el metabolismo de la glucosa y el colesterol, sería esperable una acción beneficiosa sobre el desarrollo de aterosclerosis. Sin embargo, los estudios publicados, en los que la presencia de aterosclerosis preclínica se determinaba mediante una ecografía carotídea o la detección de calcificaciones coronarias, no han mostrado de forma unánime un efecto protector de la HCQ. Así, mientras Roman *et al.*, entre otros, encontraron una relación inversa entre el uso de la HCQ y la existencia de placa carotídea,[22] otros autores[24-26] no hallaron una menor frecuencia de aterosclerosis entre los pacientes tratados con HCQ.

Una cuestión diferente es la enfermedad vascular clínicamente manifiesta. El efecto antitrombótico de la HCQ es conocido desde hace décadas, y ha sido un fármaco empleado en la tromboprofilaxis poscirugía traumatológica antes de la disponibilidad de las heparinas subcutáneas.[27] Estudios básicos muestran una disminución en el tamaño y tiempo de persistencia del trombo, así como de la activación plaquetaria mediada por anticuerpos antifosfolipídicos en presencia de HCQ.[28,29]

En cuanto a los enfermos con LES, existen varias series observacionales que han analizado el efecto de los AP sobre las trombosis, con resultados dispares. Cuando la variable «tratamiento con HCQ» se considera en cualquier momento durante la evolución de la enfermedad, algunos autores no han encontrado un efecto protector de la HCQ,[30-32] en tanto que otros sí.[33] Cuando sólo se consideran «tratados» aquellos que recibieron los AP antes de la trombosis, los resultados tienden a mostrar una disminución del riesgo entre los pacientes que tomaban HCQ.[34,35] El único estudio en el que el tratamiento con AP se analizó como una variable tiempo-dependiente mostró una disminución de un 70 % del riesgo de trombosis durante el tratamiento con CQ o HCQ, independiente del efecto de haber presentado trombosis previas o de la presencia de anticuerpos antifosfolipídicos de forma mantenida, dos variables que se asociaron con un mayor riesgo de sufrir episodios trombóticos.[36]

8   Miscelánea

Dos estudios de corte transversal, uno en población china[37] y otro en caucásicos,[38] han mostrado valores más elevados de densidad mineral ósea en el cuello del fémur y de la columna lumbar en pacientes tratados con HCQ. En relación con este hallazgo, es posible que la HCQ tenga un efecto clínicamente favorable sobre el metabolismo de la vitamina D.[39,40]

Un estudio observacional reciente muestra una disminución del riesgo de neoplasias en pacientes con LES que reciben AP, independiente de variables como el sexo, la edad, el tabaquismo o el tratamiento con ciclofosfamida.[41] Sin embargo, este efecto debe ser confirmado en cohortes más amplias y que cuenten con perfiles clínicos y raciales diversos.

9 Daño y supervivencia

Considerando los efectos beneficiosos de los AP en la actividad de la enfermedad, metabolismo glucídico y lipídico, trombosis y, quizá, las neoplasias, es razonable asumir que los AP puedan modificar el curso del LES a medio-largo plazo. En efecto, dos estudios observacionales han mostrado una disminución del daño orgánico irreversible en pacientes con LES tratados con HCQ,[42,43] sobre todo en aquellos que no presentaban daño en el momento de iniciar el tratamiento.[42]

El daño acumulado es un importante condicionante de supervivencia en el lupus.[44] Los AP también han mostrado un consistente efecto sobre la supervivencia a largo plazo de pacientes con LES en dos estudios prospectivos en los que se llevó a cabo un análisis de datos utilizando el *propensity score*, una forma de pseudoaleatorización que contribuye a disminuir los sesgos en estudios observacionales.[36,45] El primer estudio, efectuado sobre una cohorte de 232 pacientes del País Vasco, mostró una disminución de al menos el 50 % del riesgo de fallecimiento dentro de los 15 años posteriores al diagnóstico de LES entre los pacientes tratados en algún momento con AP.[36] Es destacable que ningún paciente tratado con AP falleció como consecuencia de episodios cardiovasculares. Un segundo estudio realizado sobre 608 pacientes de la cohorte LUMINA, formada por individuos de raza blanca, negra e hispanos, ha confirmado los resultados de la cohorte europea, en un grupo étnicamente diverso y con formas de lupus más graves.[45]

10 Embarazo y lactancia

El LES es una enfermedad que afecta fundamentalmente a mujeres en edad fértil, por lo que el embarazo y la lactancia son dos situaciones que se dan con relativa frecuencia en estas pacientes. Durante el embarazo, como consecuencia de la exposición a niveles elevados de estrógenos, y tras el parto, existe un mayor riesgo de exacerbaciones agudas de la enfermedad[46] y la actividad lúpica materna es uno de los factores asociados a un pronóstico fetal adverso.[47]

El uso de HCQ durante el embarazo se ha asociado a una menor frecuencia de exacerbaciones de la enfermedad,[48-50] y ello ha permitido un consecuente incremento de neonatos vivos.[50] Si bien la HCQ atraviesa la barrera placentaria, la exposición intrauterina a este fármaco no incrementa significativamente la incidencia de malformaciones. Así, en un estudio prospectivo se compararon los resultados de 133 embarazos en 90 mujeres tratadas con HCQ con 70 embarazos en 53 mujeres que no tomaban HCQ.[48] Hubo tres malformaciones en el grupo tratado con HCQ (una hipospadias, una craneostenosis y una malformación cardíaca) por cuatro malformaciones en el grupo control. Tampoco se ha demostrado que la exposición a la HCQ, tanto en la etapa intrauterina[48,51,52] como durante la lactancia,[51] tenga un efecto pernicioso sobre el crecimiento o el desarrollo neuromotor del niño. Por todo ello, en la actualidad se considera que la HCQ es un fármaco seguro durante el embarazo y la lactancia.

11 Toxicidad

Los AP son fármacos en general muy seguros, si bien la CQ tiene un perfil menos favorable que la HCQ,[53,54] y la frecuencia de abandonos del tratamiento es muy baja.[54]

Los efectos adversos relacionados con el aparato gastrointestinal son los más frecuentes. Así, en un estudio transversal sobre una cohorte de 133 pacientes con LES,[55] las alteraciones digestivas fueron las más frecuentes: dispepsia (9,8 %), náuseas (7,5 %), vómitos (1,5 %) y diarrea (0,7 %). Estos síntomas suelen ser transitorios, desaparecen o mejoran con el tiempo o al disminuir la dosis, y no suelen obligar a su retirada. Su tolerancia mejora al administrarse con las comidas. La afectación hepática es excepcional. Entre un 5 y un 10 % de los pacientes pueden presentar síntomas generales inespecíficos como artromialgias, síntomas seudogripales, astenia y en ocasiones pérdida de peso, que suelen remitir en poco tiempo sin necesidad de suspender el tratamiento. Los efectos adversos cutáneos también son relativamente frecuentes, e incluyen una amplia variedad de manifestaciones. Puede provocar cambios en la pigmentación de la piel (véase la figura 1) y de las mucosas (encías) y decoloración grisácea en la raíz del pelo, las pestañas, las cejas y la barba, generalmente tras períodos de tratamiento prolongados, reversibles tras la retirada del fármaco. Otros efectos secundarios cutáneos son: prurito,[56] sequedad de la piel, alopecia, urticaria, brotes de psoriasis, erupciones morbiliformes o maculopapulares y dermatitis exfoliativas.

Sin embargo, el efecto adverso más temido de los AP es la toxicidad ocular, bien por depósito del fármaco en el epitelio corneal (lo que origina escasa repercusión clínica y suele desaparecer tras su retirada), bien por toxicidad retiniana. Constituye la complicación más grave de los AP, por cuanto puede conducir a una pérdida definitiva de la visión, si bien es muy infrecuente. El riesgo es mayor en los pacientes que toman CQ.[53] En un estudio multicéntrico en el que se incluyeron 1.207 pacientes en tratamiento con HCQ, sólo en un caso se realizó un diagnóstico de certeza de retinopatía por AP y en cinco casos más el diagnóstico fue de probabilidad. Cabe destacar que la incidencia de retinopatía en los pacientes que tomaban una dosis inferior a 6,5 mg/kg/día fue de 0.[57] Recientemente, la Academia Norteamericana de Oftalmología ha publicado una guía,[58] en la que se clasifican los pacientes de alto o bajo riesgo de desarrollar una retinopatía en función de los siguientes criterios: dosis de HCQ mayor o menor de 6,5 mg/kg/día, duración del tratamiento mayor o menor de cinco años, proporción de grasa corporal alta o baja/media, presencia o ausencia de enfermedad renal o hepática concomitante, y edad

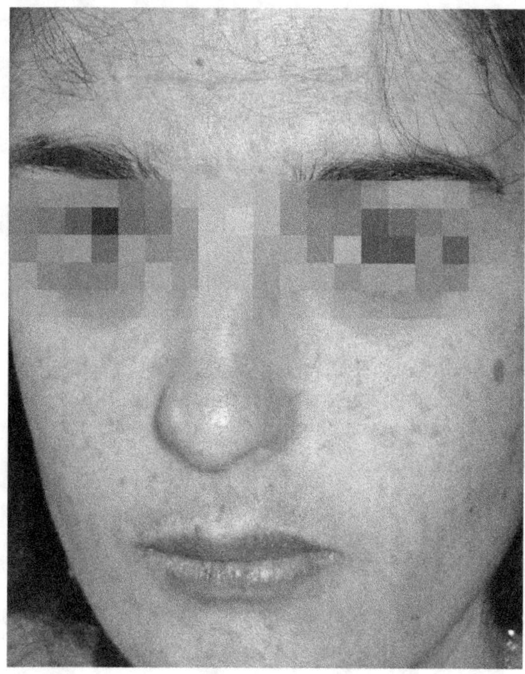

Figura 1. Pigmentación cutánea por hidroxicloroquina en enferma con LES.

mayor o menor de 60 años. Inicialmente, la retinopatía inducida por AP es asintomática, y tras varios años latente puede manifestarse clínicamente como dificultad para la lec-
tura, fotofobia, visión lejana borrosa y defectos del campo visual. El diagnóstico se basa
sobre todo en la demostración de cambios pigmentarios retinianos permanentes en el estudio del fondo de ojo y en la exploración del campo visual central (prueba de la rejilla
de Amsler) y de la visión cromática, constatándose, en caso de afectación, escotomas cen-
trales o paracentrales para el color rojo.

En nuestra práctica habitual, los pacientes clasificados «de bajo riesgo» que van a ser
tratados con HCQ son sometidos a un examen oftalmológico antes de iniciar el tratamiento, con objeto de descartar la existencia de afectación ocular previa, y luego son re-
visados anual o bianualmente, incluyendo en la revisión un estudio fundoscópico, una
campimetría y una prueba de la rejilla de Amsler. Los escasos pacientes tratados con CQ
o catalogados de «alto riesgo» deben ser sometidos a una revisión cada seis meses.

Otras reacciones adversas relacionadas con los AP se recogen en la tabla 1.

12 Conclusiones y recomendaciones

Los AP son fármacos en general útiles y seguros para el tratamiento del LES. Por un lado,
previenen las exacerbaciones de la enfermedad, incluso graves, y pueden ser buenos

---

1. Gastrointestinales
    Anorexia, pirosis, náuseas, vómitos, diarrea, dolor abdominal.

2. Hepáticos
    Aumento de transaminasas, insuficiencia hepática excepcional.

3. Cutáneos
    Hiperpigmentación mucocutánea y ungueal, efecto «blanqueador» sobre pelo, seudoictericia, prurito, alopecia, sequedad de piel, urticaria y erupciones morbiliformes, exacerbación de psoriasis y dermatitis exfoliativa.

4. Oculares
    Toxicidad corneal: visión borrosa y halos.
    Toxicidad retiniana: dificultad para la lectura, fotofobia, visión lejana borrosa, defectos campimétricos y disminución de la agudeza visual.

5. Neuromusculares
    Neuropatías, convulsiones, manía, insomnio, psicosis, cefaleas, sordera, miopatía, síndrome miasteniforme y miocardiopatía.

6. Hematológicos
    Aplasia medular, anemia hemolítica, citopenias.

7. Generales
    Astenia, adelgazamiento, malestar impreciso general.

Tabla 1. Efectos adversos relacionados con el uso de antipalúdicos.

coadyuvantes para inducir y mantener remisión en los casos con afección orgánica. Como factor positivo adicional, permiten una reducción de las dosis de corticoides y no causan inmunodepresión.

Por otro lado, presentan una serie de efectos metabólicos muy favorables (mejoría del perfil glucémico y lipídico) que pueden tener un importante impacto en la prevención de la enfermedad cardiovascular, una de las primeras causas de morbimortalidad en pacientes con lupus. Estas propiedades no se han traducido de forma clara en una reducción de la aterosclerosis subclínica. Sin embargo, y gracias también a sus efectos antitrombóticos, sí se ha observado una clara disminución de las trombosis en pacientes con lupus tratados con antipalúdicos, así como una menor frecuencia de muerte de origen vascular. Otros efectos potenciales que hay que confirmar son el incremento de la densidad mineral ósea y la disminución del riesgo de neoplasias (véase la tabla 2).

La toxicidad de los AP puede definirse como infrecuente, leve y reversible. En este capítulo, la HCQ es claramente superior a la CQ, sobre todo a nivel ocular. Este excelente perfil de seguridad se mantiene durante el embarazo y la lactancia, períodos en los que los AP, fundamentalmente la HCQ, deben mantenerse por su capacidad de prevenir brotes que pueden conllevar un mal pronóstico materno o fetal.

En conjunto, los AP han demostrado que disminuyen el daño orgánico irreversible y aumentan la supervivencia a largo plazo de pacientes con LES, resultados que se han

• Control de la actividad lúpica (también en pacientes embarazadas).
• Mejoría del perfil lipídico y glucídico.
• Prevención de las trombosis.
• Disminución del daño orgánico irreversible.
• Disminución de la mortalidad.
• Aumento de la densidad mineral ósea?
• Protección frente a neoplasias?

Tabla 2. Efectos de los antipalúdicos en pacientes con lupus.

repetido de forma consistente en cohortes de diferente origen étnico y con distinta gravedad de la enfermedad. Ningún otro medicamento utilizado en el tratamiento del LES ha mostrado semejante influencia en el curso de la enfermedad.

Todos los pacientes con LES, independientemente del grado de gravedad que presenten, deberían ser tratados con AP, preferiblemente HCQ, salvo en los raros casos en que existan contraindicaciones y desde el diagnóstico de la enfermedad. La HCQ no debe suspenderse si evoluciona a formas más graves, a pesar de que se inicien tratamientos inmunodepresores más potentes. Asimismo, debe mantenerse durante el embarazo y el puerperio, incluso si se produce lactancia materna. La vigilancia de la toxicidad ocular, muy infrecuente a dosis habituales de hasta 400 mg/día (según peso), consistirá en una exploración oftalmológica basal, que se repetirá cada uno o dos años, o cada seis meses en pacientes de alto riesgo.

Bibliografía

1. Wallace DJ. The history of antimalarials. Lupus 1996; 5: s2-3.

2. Furst DE. Pharmacokinetics of hydroxychloroquine and chloroquine during treatment of rheumatic diseases. Lupus 1996; 5: s11-5.

3. Rahman P, Gladman DD, Urowitz MB. Smoking interferes with efficacy of antimalarial therapy in cutaneous lupus. J Rheumatol 1998; 25: 1716-719.

4. Leroux G, Costedoat-Calumeau N, Hulot JS, *et al.* Relationship between blood hydroxychloroquine and desethylchloroquine concentrations and cigarette smoking in treated patients with connective tissue diseases. Ann Rheum Dis 2007; 66: 1547-548.

5. Fox R. Antimalarial drugs: possible mechanism of action in autoimmune disease and prospect for drug development. Lupus 1996; 5: s4-10.

6. Van den Borne BE, Dijkmans BA, de Rooij HH, le Cessie S, Verweij CL. Chloroquine and hydroxychloroquine equally affect tumor necrosis factor-alpha, interleukin 6, and interferon-gamma production by peripheral blood mononuclear cells. J Rheumatol 1997; 24: 55-60.

7. Ermann J, Bermas BL. The biology behind the new therapies for SLE. Int J Clin Pract 2007; 61: 2113-119.

8. The Canadian Hydroxychloroquine Study Group. A randomized study of the effect of withdrawing hydroxychloroquine sulfate in systemic lupus erythematosus. N Engl J Med 1991; 324: 150-54.

9. Meinao IM, Sato EI, Andrade LE, Ferraz MB, Atra E. Controlled trial with chloroquine diphosphate in systemic lupus erythematosus. Lupus 1996; 5: 237-41.

10. Williams HJ, Egger MJ, Singer JZ, *et al.* Comparison of hydroxychloroquine and placebo in the treatment of the arthropathy of mild systemic lupus erythematosus. J Rheumatol 1994; 21: 1457-462.

11. Kasitanon N, Fine DM, Haas M, Magder LS, Petri M. Hydroxychloroquine use predicts complete renal remission within 12 months among patients treated with mycophenolate mofetil therapy for membranous lupus nephritis. Lupus 2006; 15: 366-70.

12. Barber CEH, Geldenhuys L, Hanly JG. Sustained remission of lupus nephritis. Lupus 2006; 15: 94-101.

13. Petri M. Hydroxychloroquine use in the Baltimore lupus cohort: effects on lipids, glucose and thrombosis. Lupus 1996; 1: s16-s22.

14. Gerstein HC, Thorpe KE, Taylor DW, Haynes RB. The effectiveness of hydroxychloroquine in patients with type 2 diabetes mellitus who are refractory to sulfonylureas; a randomized trial. Diabetes Res Clin Pract 2002; 55: 209-19.

15. Smith GD, Christensen JR, Rideout JM, Peters TJ. Hepatic processing of insulin. Characterization of differential inhibition by weak bases. Eur J Biochem 1989; 181: 287-94.

16. Bevan AP, Kkrook A, Tikerpae J, Seabright PJ, Siddle K, Smith DG. Chloroquine extends the lifetime of the activated insulin receptor complex in endosomes. J Biol Chem 1997; 272: 26833-840.

17. Wasko MCM, Hubert HB, Lingala VB, *et al.* Hydroxychloroquine and risk of diabetes in patients with rheumatoid arthritis. JAMA 2007; 298: 187-93.

18. Tam LS, Gladman DD, Hallett DC, Rahman P, Urowitz MB. Effect of antimalarial agents on the fasting lipid profile in systemic lupus erythematosus. J Rheumatol 2000; 27: 2142-145.

19. Borba EF, Bonfa E. Longterm beneficial effect of chloroquine diphosphate on lipoprotein profile in lupus patients with and without steroid therapy. J Rheumatol 2001; 28: 780-85.

20. Rahman P, Gladman DD, Urowitz MB, Yuen K, Hallett D, Bruce IN. The cholesterol lowering effect of antimalarial drugs is enhanced in patients with lupus taking corticosteroid drugs. J Rheumatol 1999; 26: 325-30.

21. Asanuma Y, Oeser A, Shintani AK, *et al.* Premature coronary-artery atherosclerosis in systemic lupus erythematosus. New Engl J Med 2003; 349: 2407-415.

22. Roman MJ, Shanker BA, Davis A, *et al.* Prevalence and correlates of accelerated atherosclerosis in systemic lupus erythematosus. N Engl J Med 2003; 349: 2399-406.

23. Esdaile JM, Abrahamowicz M, Grodzicky T, *et al.* Traditional Framingham risk factors fall to

account for accelerated atherosclerosis in systemic lupus erythematosus. Arthritis Rheuma 2001; 44: 2331-337.

24. Manzi S, Selzer F, Sutton-Tyrrell K, *et al.* Prevalence and risk factors of carotid plaque in women with systemic lupus erythematosus. Arthritis Rheum 1999; 42: 51-60.

25. Von Feldt JM, Scalzi LV, Cucchiara AJ, *et al.* Homocysteine levels and disease duration independently correlate with coronary artery calcification in patients with systemic lupus erythematosus. Arthritis Rheum 2006; 54: 2220-227.

26. Maksimowicz-McKinnon K, Magder LS, Petri M. Predictors of carotid atherosclerosis in systemic lupus erythematosus. J Rheumatol 2006; 33: 2458-463.

27. Pilcher BD. Hydroxychloroquine sulphate in prevention of thromboembolic phenomena in surgical patients. Am Surg 1975; 41: 761-66.

28. Edwards MH, Pierangeli S, Liu X, Barker JH, Anderson G, Harris EN. Hydroxychloroquine reverses thrombogenic properties of antiphospholipid antibodies in mice. Circulation 1997; 96: 4380-384.

29. Espinola RG, Pierangeli SS, Gharavi AE, Harris EN. Hydroxychloroquine reverses platelet activation induced by human IgG antiphospholipid antibodies. Thromb Haemost 2002; 87: 518-22.

30. Mok CC, Tang SSK, To CH, Petri M. Incidence and risk factors of thromboembolism in systemic lupus erythematosus. A comparison of three ethnic groups. Arthritis Rheum 2005; 52: 2774-782.

31. Toloza SM, Uribe AG, McGwin G Jr, *et al.* Systemic lupus erythematosus in a multiethnic US cohort (LUMINA). XXIII. Baseline predictors of vascular events. Arthritis Rheum 2004; 50: 3947-957.

32. De Leew K, Freire B, Smit AJ, Bootsma H, Kallenberg CG, Bijl M. Traditional and non-traditional risk factors contribute to the development of accelerated atherosclerosis in patients with systemic lupus erythematosus. Lupus 2006; 15: 675-82.

33. Wallace DJ. Does hydroxychloroquine sulfate prevent clot formation in systemic lupus erythematosus? Arthritis Rheum 1987; 30: 1435-436.

34. Ho KT, Ahn CW, Alarcon GS, *et al.* Systemic lupus erythematosus in a multiethnic cohort (LUMINA): XXVIII. Factors predictive of thrombotic events. Rheumatology (Oxford) 2005; 44: 1303-307.

35. Erkan D, Yazici Y, Peterson MG, Sammarino L, Lockshin DM. A cross-sectional study of clinical thrombotic risk factors and preventive treatments in antiphospholipid syndrome. Rheumatology 2002; 41: 924-29.

36. Ruiz-Irastorza G, Egurbide MV, Pijoan JI, *et al.* Effect of antimalarials on thrombosis and survival in patients with systemic lupus erythematosus. Lupus. 2006; 15: 577-83.

37. Mok CC, Mak K, Ma KM. Bone mineral density in postmenopausal Chinese patients with systemic lupus erythematosus. Lupus 2005; 14: 106-12.

38. Lakshminarayanan S, Walsh S, Mohanraj M, Rothfield N. Factors associated with low bone mineral density in female patients with systemic lupus erythematosus. J Rheumatol 2001; 28: 102-08.

39. Huisman AM, White KP, Algra A, *et al.* Vitamin D levels in women with systemic lupus erythematosus and fibromyalgia. J Rheumatol 2001; 28: 2535-539.

40. Ruiz-Irastorza G, Egurbide MV, Olivares N, Martínez-Berriotxoa A, Aguirre C. Vitamin D deficiency in systemic lupus erythematosus: prevalence, predictors and clinical consequences. Rheumatology (Oxford). En prensa.

41. Ruiz-Irastorza G, Ugarte A, Egurbide MV, Garmendia M, Pijoan JI, Martínez-Berriotxoa A, Aguirre C. Antimalarials may influence the risk of malignancy in systemic lupus erythematosus. Ann Rheum Dis 2007; 66: 815-17.

42. Fessler BJ, Alarcon GS, McGwin G Jr, y col.; LUMINA Study Group. Systemic lupus erythematosus in three ethnic groups: XVI. Association of hydroxychloroquine use with reduced risk of damage accrual. Arthritis Rheum 2005; 52: 1473-480.

43. Molad Y, Gorshtein A, Wysenbeek AJ, *et al.* Protective effect of hydroxychloroquine in systemic lupus erythematosus. Prospective long-term study of an Israeli cohort. Lupus 2002; 11: 356-61.

44. Nossent J, Cikes N, Kiss E, *et al.* Current causes of death in systemic lupus erythematosus in Europe, 2000-2004: relation to disease activity and damage accrual. Lupus 2007; 16: 309-17.

45. Alarcon GS, McGwin G Jr, Bertoli AM, *et al.* Effect of hydroxychloroquine in the survival of

patients with systemic lupus erythematosus. data from LUMINA, a multiethnic US cohort (LUMINA L). Ann Rheum Dis 2007; 66: 1168-172.

46. Ruiz-Irastorza G, Lima F, Alves J, *et al.* Increased rate of lupus flare during pregnancy and the puerperium: a prospective study of 78 pregnancies. Br J Rheumatol 1996; 35: 133-38.

47. Clowse MEB, Magder LS, Petri M. The impact of increased lupus activity on obstetric outcomes. Arthritis Rheum 2005; 52: 514-21.

48. Costedoat-Chalumeau N, Amoura Z, Duhaut P, *et al.* Safety of hydroxychloroquine in pregnant patients with connective tissue diseases: a study of one hundred thirty-three cases compared with a control group. Arthritis Rheum 2003; 48: 3207-211.

49. Levy RA, Vilela VS, Cataldo MJ, *et al.* Hydroxychloroquine (HCQ) in lupus pregnancy: double-blind and placebo-controlled study. Lupus 2001; 10: 401-04.

50. Clowse ME, Magder L, Witter F, Petri M. Hydroxychloroquine in lupus pregnancy. Arthritis Rheum 2006; 54: 3640-647.

51. Ostensen M, Khamashta M, Lockshin M, *et al.* Anti-inflammatory and immunosuppressive drugs and reproduction. Arthritis Res Ther 2006; 8: 209-27.

52. Motta M, Tincani A, Faden D, *et al.* Follow-up of infants exposed to hydroxychloroquine given to mothers during pregnancy and lactation. J Perinatol 2005; 25: 86-9.

53. Finbloom DS, Silver K, Newsome DA, Gunkel R. Comparison of hydroxychloroquine and chloroquine use and the development of retinal toxicity. J Rheumatol 1985; 12: 692-94.

54. Aviña-Zubieta JA, Galindo-Rodríguez G, Newman S, Suárez-Almanzor ME, Russell AS: Long term effectiveness of antimalarial drugs in rheumatic diseases. Ann Rheum Dis 1998; 57: 582-87.

55. Jiménez-Alonso J, Sabio JM, Carrillo-Alascio PL, *et al.* Intolerance to hydroxychloroquine marketed in Spain (Dolquine) in patients with autoimmune conditions. Rev Clin Esp 2004; 204: 588-91.

56. Jiménez-Alonso J, Tercedor J, Jáimez L, García-Lora E. Antimalarials drugs-induced aquagenic-type pruritus in patients with lupus. Arthrtis Rheum 1998; 41: 744-45.

57. Levy GD, Munz SJ, Paschal J, Co-hen HB, Pince KJ, Peterson T. Incidence of hydroxychloroquine retinopathy in 1.207 patients in a large multicenter outpatient practice. Arthritis Rheum 1997; 40: 1482-486.

58. Marmor MF, Carr RE, Easterbrook M, Farjo AA, Mieler WF. Recommendations on screening for chloroquine and hydroxychloroquine retinopathy: a report by the American Academy of Ophthalmology. Ophthalmology 2002; 109: 1377-382.

Capítulo 9

Terapias biológicas en el lupus eritematoso sistémico

G. Espinosa,[1] N. Ortego,[2] J. Sánchez-Román[3]

[1]Servicio de Enfermedades Autoinmunes
Hospital Clínic
Barcelona

[2]Unidad de Enfermedades Autoinmunes
Servicio de Medicina Interna
Hospital Clínico San Cecilio
Granada

[3]Unidad de Colagenosis e Hipertensión Pulmonar
Servicio de Medicina Interna
Hospital Universitario Virgen del Rocío
Sevilla

Dirección para correspondencia
Hospital Clínic
Dr. G. Espinosa
gespino@clinic.ub.es

1 Introducción

El tratamiento actual de las manifestaciones del lupus eritematoso sistémico (LES) se basa en los glucocorticoides, la hidroxicloroquina y los agentes inmunodepresores. Esta combinación terapéutica ha contribuido a una mejora espectacular de la supervivencia.[1] Sin embargo, las recaídas, la actividad clínica persistente y, principalmente, la toxicidad asociada al tratamiento, dado que el riesgo de infecciones por la mielosupresión y ciertas neoplasias es mayor, producen una morbilidad y mortalidad a tener en cuenta.[1] Por estas razones son absolutamente necesarias terapéuticas más potentes y menos tóxicas. En este sentido, en los últimos años se han aplicado tratamientos frente a nuevas dianas terapéuticas en diversas enfermedades autoinmunes, como la artritis reumatoide, la artritis psoriásica o la enfermedad de Crohn, que han mejorado el pronóstico de estas entidades.[2] Estos nuevos fármacos, denominados genéricamente biológicos, están dirigidos contra dianas terapéuticas más específicas para la actividad inflamatoria y presentan un mejor perfil de efectos secundarios. Algunos autores han empezado a utilizarlos en pacientes con LES con resultados esperanzadores.[3]

Dentro de estos tratamientos biológicos podemos diferenciar diversos tipos, dependiendo de la diana terapéutica a la que vayan dirigidos. En primer lugar, existen fármacos contra las citocinas proinflamatorias, como el factor de necrosis tumoral alfa (FNT-α) y algunas interleucinas (IL) IL-1, IL-6, IL-10, IL-18, que juegan un papel importante en la propagación del proceso inflamatorio responsable de la lesión tisular en el LES.[4] Un segundo grupo de tratamientos biológicos son los dirigidos contra los linfocitos B, a través de su depleción o de su modulación desde el punto de vista funcional (véase la figura 1).[5] En este sentido, se han desarrollado anticuerpos monoclonales (AcMo) frente a antígenos de membrana de los linfocitos B como el rituximab (anti-CD20) y epratuzumab (anti-CD22), que provocan la depleción de linfocitos B. Una de las ventajas de su uso en el LES es el perfil de seguridad en relación con el riesgo de contraer infecciones. La tercera modalidad de tratamiento biológico es la modulación de las interacciones entre los linfocitos T y B.[3] En este caso, las dianas terapéuticas son moléculas que intervienen en los mecanismos de coestimulación entre linfocitos B y T. Dentro de éstos destacan la proteína de fusión, la cual bloquea el receptor *CTLA4 (cytotoxic T-lymphocyte-associated antigen-4)* con sus coligandos en el linfocito

B, B7-1 y B7-2 (Abatacept) y los AcMo, que bloquean citocinas esenciales para el desarrollo, diferenciación y supervivencia de los linfocitos B como *BLyS (B lymphocyte stimulator)*, también conocido como *BAFF (B-cell activating factor from the tumor necrosis factor superfamily)* (Belimumab), y *APRIL (a proliferation-inducing ligand)* (Atacicept), respectivamente. Otra vía esencial en la coestimulación entre los linfocitos T y B es la del CD40 y su ligando (CD40L).[6] Otra diana terapéutica con respecto a los linfocitos B es la que ofrecen los tolerágenos. En este caso, se trata de moléculas capaces de unirse a los anticuerpos e impedir que lleven a cabo su acción patógena. Por otra parte, inducen tolerancia frente al ADN nativo en los linfocitos B autorreactivos, lo que produce una disminución de la síntesis de anticuerpos anti-DNA nativo (anergia funcional) o su depleción.[3]

2   Terapia anticitocinas

Las citocinas proinflamatorias juegan un papel importante en el proceso inflamatorio en el LES, además de tener una función inmunorreguladora. Los niveles de algunas de estas citocinas, como el FNT-α, IL-10, IL-6 e IL-1, están elevados en pacientes con LES y se

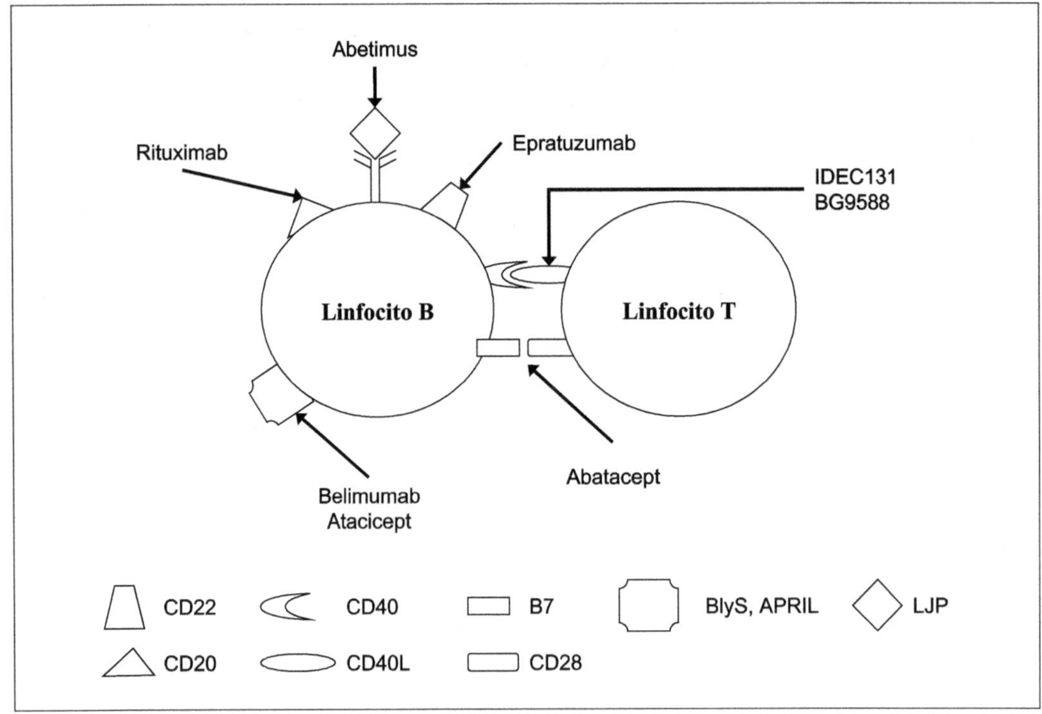

Figura 1. Esquema de la terapia biológica dirigida contra los linfocitos B y los mecanismos de coestimulación entre linfocitos B y T.

relacionan con la actividad de la enfermedad.[7] Por lo tanto, como tratamiento del LES, el bloqueo de estas citocinas es una hipótesis muy atractiva.

2.1 Bloqueadores del FNT-α

Hasta la actualidad, existen sólo tres estudios abiertos que han evaluado la eficacia de infliximab en pacientes con LES.[8-10] En el primero, se trataron seis pacientes con nefropatía o artritis junto con azatioprina o metotrexato o dosis bajas de glucocorticoides. El tratamiento fue efectivo en todos ellos, aunque la afectación articular tendió a reaparecer una vez suspendido el tratamiento.[8] En el segundo, se trataron nueve pacientes con poliartritis. En este caso, tres pacientes mejoraron y a dos de ellos se les retiró el infliximab a causa de una neumonía y un accidente cerebrovascular. Los otros seis pacientes no mejoraron y, además, desarrollaron reacciones infusionales graves, por lo que se tuvo que suspender el tratamiento.[9] En el último de los estudios abiertos, se trataron tres pacientes con etanercept y dos con infliximab. Todos los pacientes mejoraron, sin sufrir efectos adversos graves.[10]

Un aspecto importante a tener en cuenta es la existencia de casos de LES inducidos por los bloqueadores de FNT-α y el posible desarrollo de anticuerpos antinucleares, anti-DNA y antifosfolipídicos.[11] Sin embargo, parece que en pacientes con LES esta elevación de anticuerpos sería transitoria y no se asociaría con una mayor actividad clínica de la enfermedad.[12] De estos datos se deduce que son necesarios estudios controlados y aleatorizados para clarificar la eficacia y toxicidad de estos tratamientos en el LES.

2.2 Bloqueadores de interleucinas

Del espectro de IL sugeridas como dianas terapéuticas en pacientes con LES, existe experiencia clínica con la IL-1, IL-6 e IL-10. De la primera, hay un estudio abierto en el que se empleó un antagonista del receptor de IL-1 (IL-1ra) (Anakinra) en cuatro pacientes con LES y afectación articular. El fármaco fue bien tolerado y se mostró eficaz en todos los pacientes, pese a que en dos de ellos el efecto terapéutico desapareció a las seis semanas y ocho meses, respectivamente.[13] Con relación al bloqueo de IL-6 por el AcMo Tocilizumab, el estudio se realizó en trece pacientes con LES con actividad leve-moderada y los autores evaluaron marcadores de activación linfocitaria y no parámetros de eficacia clínica. Se constató una disminución de esta activación linfocitaria sin disminución del título de autoanticuerpos.[14] En relación con el bloqueo de IL-10, existe otro estudio en seis pacientes en los que el AcMo administrado se mostró seguro. Los pacientes mejoraron de las lesiones cutáneas y articulares, con una disminución del índice de actividad. Al finalizar los seis meses de seguimiento, cinco de los seis pacientes se mantenían inactivos.[15]

3 Terapia dirigida contra los linfocitos B

3.1 *Depleción de linfocitos B*

La función de los linfocitos B en la respuesta autoinmune abarca desde la producción de autoanticuerpos, con una función como células procesadoras y presentadoras de antígenos a los linfocitos T, su capacidad reguladora de la activación, diferenciación y anergia, mediante la coestimulación dependiente de CD40/CD40L y de CD80-CD86/CD28, tanto de estas últimas como de células dendríticas, la producción de numerosas citocinas (como IL-10, IL-6 e IFNγ) y la modulación de determinados factores, como *BAFF* y *APRIL* que, a su vez, estimulan la proliferación de los linfocitos B. La regulación de estas acciones se ha revelado como muy eficaz para el control de los mecanismos lesionales de las enfermedades autoinmunes.

3.1.1 *Anticuerpos anti-CD20 (Rituximab, Ocrelizumab)*

Rituximab es un AcMo quimérico dirigido contra CD20, un receptor específico de los linfocitos B. Este receptor, ausente en las fases iniciales de la evolución de los linfocitos B (células progenitoras y linfocitos pro-B), está presente en los estadios de linfocitos pre-B, de linfocitos inmaduros, de células activadas y de células-memoria para volver a desaparecer en la fase final de maduración: las células plasmáticas. Consiste en una fosfoproteína transmembrana, cuyo ligando natural y función no han sido identificados, resistente a la internalización y secreción. Contiene una región constante de IgG1 humana y una región variable, de origen murino, que se une específicamente a CD20, lo que da lugar a una depleción selectiva de linfocitos B por un triple mecanismo: citotoxicidad dependiente de complemento, citotoxicidad celular dependiente de anticuerpo y apoptosis dependiente de FcγRIIIa.

La primera indicación clínica de rituximab fue en el tratamiento de los linfomas B pero, desde el inicio de la década actual, su empleo se ha extendido al tratamiento de pacientes con diferentes enfermedades de naturaleza autoimmune, como la púrpura trombocitopénica autoinmune, el LES, la artritis reumatoide, la crioglobulinemia, la granulomatosis de Wegener, la vasculitis hipocomplementémica y las miopatías inflamatorias.[5] En el campo del LES, diversos estudios han demostrado su eficacia. Leandro y cols.[16] demostraron una mejoría significativa de la actividad clínica (BILAG), de la proteinuria, de la VSG, de los niveles de C_3 y, de forma menos uniforme, de los anticuerpos anti-DNA en seis pacientes (tres de ellos con nefritis) tratados con una combinación de rituximab, ciclofosfamida y glucocorticoides. La disminución de linfocitos B en todos los pacientes persistió de tres a dieciséis meses después de la infusión. Dos pacientes sufrieron una recaída grave a los siete y ocho meses, coincidiendo con un aumento de las linfocitos B, aunque en otros persistió la mejoría a pesar de este hecho, lo que hizo suponer a los autores que el rituximab actuaría más específicamente sobre determinadas clonas autorreactivas. Los mismos autores revisaron la respuesta a rituximab de estos seis pacientes y dieciocho nuevos casos con un período de seguimiento de más de cuatro años con buenos resultados para todas las manifestaciones clínicas tratadas, entre ellas diecisiete nefritis lúpicas.[17] El diseño del estudio, sin embargo, no permite extraer conclusiones válidas sobre la evolución particular de los casos con nefritis. Sfikakis y cols.[18] consiguieron la remisión en ocho de diez pacientes con nefritis lúpica proliferativa a los que administraron rituximab. La remisión fue completa en cinco y se mantenía en cuatro casos un año después del tratamiento. Looney y cols.[19] trataron a dieciocho pacientes, siete de ellos con nefritis, con tres esquemas diferentes de rituximab. La respuesta clínica fue favorable, especialmente en cuanto a las manifestaciones mucocutáneas y articulares. Tampoco estos autores reflejan la evolución particular de las alteraciones renales; sólo destacan la estabilidad de los valores de creatinina y describen con detalle el curso favorable de un paciente con nefritis de clase IV. La reducción de la actividad clínica (SLAM) se correlacionó con una depleción de linfocitos B, y los niveles de anticuerpos anti-DNA y de C_3 y C_4 sólo se modificaron en dos pacientes. En un estudio multicéntrico español sobre un total de trece pacientes con LES, el tratamiento con rituximab (cuatro dosis semanales de 375 mg/m^2) se indicó en seis casos con nefritis refractaria, en cinco con trombocito penia grave, en uno con aplasia medular y en uno con vasculitis peritoneal asociada a nefritis.[20] Nueve pacientes (tres con nefropatía, cinco con trombocitopenia y uno con vasculitis peritoneal y nefritis) experimentaron una respuesta favorable. El SLEDAI medio pasó de once a seis y medio. Dos pacientes con trombocitopenia presentaron recidivas con buena respuesta al retratamiento. Asimismo, una publicación reciente del registro español de pacientes con enfermedades autoinmunes sistémicas tratados con terapias biológicas (BIOGEAS) incluye 196 pacientes tratados con rituximab, de los cuales 107 padecían LES. Se observó una respuesta completa en el 51 % de los casos y parcial en el 26 %.[21] Sin embargo, dos amplios ensayos clínicos multicéntricos, uno en fase II/III *(EXPLORER)* y otro en fase III *(LUNAR,* en pacientes con nefritis lúpica)* no han confirmado la superioridad del rituximab junto al tratamiento convencional frente al uso del placebo más el tratamiento convencional, aunque este fracaso de los ensayos clínicos se ha atribuido más a problemas metodológicos que a una falta de eficacia del fármaco.

La mayoría de los estudios citados resaltan la buena tolerancia y la escasez de efectos secundarios relacionados con el rituximab.[21] Aunque con su empleo se registra una tendencia a la reducción de inmunoglobulinas, los niveles de anticuerpos antibacterianos permanecen relativamente estables, dado que las células plasmáticas que los producen no exhiben CD20, lo que justificaría de forma relativa el escaso número de complicaciones infecciosas. La reducción específica de autoanticuerpos «nocivos» se ha atribuido, además, a una actuación más selectiva de rituximab sobre clonas patogénicas de linfocitos B productoras de anticuerpos anti-nucleosoma y anti-DNA (células $V_H4.34$), puesto que su *turnover* es más rápido que el de las clonas de linfocitos B productoras de otros autoanticuerpos diferentes.

La acción de rituximab sobre la respuesta inmunitaria no se limita al simple descenso de linfocitos B y la consiguiente disminución de la tasa de autoanticuerpos. Se ha comprobado una reducción de la expresión de moléculas coestimuladoras CD40L, una reducción de la expresión de los marcadores de actividad de los linfocitos T, tanto precoces (CD69) como tardíos (HLA-DR), un descenso notable en pacientes que responden, pero insignificante en aquellos que no responden a rituximab o que recaen precozmente, así como una importante disminución de células NK. Contrariamente, se ha descrito un aumento del número de linfocitos T (tanto CD4+ como CD8+) y de linfocitos circulantes T con función reguladora (T_{REG}). Vigna-Pérez y cols.[22] profundizan aún más en los efectos de rituximab sobre las células reguladoras y comprueban un aumento del número y de la actividad de linfocitos T-CD4 supresores, pero no de linfocitos T-CD8 supresores. Estos autores especulan con la posibilidad de que la disminución de células presentadoras de antígeno, inducida por rituximab, provoca una disminución de linfocitos T activados que expresan el ligando del receptor de FNT inducido por glucocorticoides (GITRL), ya que este ligando es capaz de inhibir las funciones supresoras de los linfocitos T_{REG}. Otra posibilidad es que la depleción de linfocitos B inducida por rituximab disminuya la síntesis de anticuerpos anti-linfocito que pueden estar dirigidos contra los linfocitos T-CD4+ reguladores.[22] Otros autores han explicado el incremento de linfocitos T por el aumentoreactivo de determinadas citocinas, especialmente *BAFF*, producido por células estromales de los órganos linfoides, que tienen efectos antiapoptóticos sobre linfocitos B y T. Los niveles de *BAFF* se elevan considerablemente de forma paralela a la depleción de linfocitos B (probablemente por reducción de consumo). Es posible que *BAFF* contrarreste en algunos pacientes la acción de rituximab incrementando la supervivencia de plasmablastos, por lo que se ha sugerido que el bloqueo de CD20 (con rituximab) podría complementarse con el bloqueo de *BAFF* (con belimumab).

En un tercio de los pacientes tratados con rituximab se ha comprobado el desarrollo de anticuerpos antiquiméricos humanos (HACA).[21] Estos anticuerpos se asocian con una menor efectividad en la depleción de linfocitos B y con concentraciones más bajas de rituximab dos meses después de la infusión. Son más frecuentes en pacientes con ancestros afroamericanos y cuando se emplean dosis más bajas de rituximab.

La importancia de las complicaciones infecciosas graves en pacientes tratados con rituximab es un tema muy controvertido, especialmente porque una gran parte de los datos procede de estudios con pacientes con comorbilidad (neoplasias o infectados por el virus de inmunodeficiencia humana). El registro español BIOGEAS [http://www.biogeas.org] recoge una frecuencia global de complicaciones infecciosas de un 9 % en pacientes con enfermedades autoinmunes tratados con rituximab pero, en general, el riesgo de infección en estos pacientes no se incrementa de forma significativa.[21] Es importante anotar, no obstante, la posibilidad de la reactivación de una infección latente por virus de hepatitis B, especialmente en pacientes con positividad previa de HBsAg, pero también en aquéllos con positividad aislada de HBcAb, que pueda dar lugar a una hepatitis fulminante.[23] Se aconseja realizar profilaxis con lamivudina durante el tratamiento con rituximab y prolongarla durante al menos tres meses. Sin embargo, se ha descrito el desarrollo de mutantes en pacientes sometidos a dicha estrategia y que llegan a desarrollar un fracaso hepático fulminante. Recientemente, se han publicado dos casos de leucoencefalopatía multifocal progresiva en pacientes con LES tratados con rituximab.[24]

Enconclusión, rituximab ha supuesto un importante avance en el tratamiento de las manifestaciones graves de pacientes con LES resistentes o intolerantes a otros fármacos, tanto por su eficacia como por su tolerancia, escasez y levedad de efectos adversos (si se compara con los inmunodepresores convencionales, principalmente). Sin embargo, queda por determinar cuáles son las dosis más adecuadas, las combinaciones idóneas y el lugar que ocupa en el tratamiento de situaciones «menos dramáticas» de la enfermedad.

Ocrelizumab es un AcMo también dirigido contra CD20. A diferencia de rituximab, es una molécula humanizada, por lo que se le atribuye una mejor tolerancia y un menor potencial inmunogénico. Lamentablemente, los ensayos clínicos en fase III en pacientes con LES fueron suspendidos por la compañía farmacéutica tras el fracaso de los ensayos con rituximab (en uno de ellos se observó también un aumento de infecciones oportunistas). Otros anticuerpos monoclonales anti-CD20 desarrollados hasta la fecha son ofatumumab (Humax-CD20), en la actualidad en fase III para pacientes con artritis reumatoide, y veltuzumab, en fase de desarrollo para el tratamiento de linfomas no Hodgkin, aunque ninguna de las empresas que los han producido han dado a conocer planes para su ensayo en LES. TRU-015 es un compuesto que también se une a CD20 y produce depleción de linfocitos B. Su estructura es semejante a un AcMo pero con cadenas ligeras más cortas. De esta manera, la citotoxicidad dependiente de complemento se ve muy reducida, lo que disminuiría el número de reacciones a la infusión y de complicaciones inflamatorias secundarias a la activación de complemento. Está en preparación un estudio en fase Ib en pacientes con nefritis lúpica.

3.1.2   Anticuerpos anti-CD22 (Epratuzumab)

Epratuzumab es un AcMo humanizado dirigido contra CD22, marcador específico de los linfocitos B que aparece en las fases más tempranas del desarrollo celular (desde pro-B en adelante) para desaparecer en la diferenciación a células plasmáticas. CD22 es una glicoproteína que regula la activación de los linfocitos B y su interacción con linfocitos T. Posee siete dominios extracelulares y se internaliza rápidamente cuando se une a su ligando natural, un residuo $\alpha2,6$ de ácido siálico que se encuentra muchas glicoproteínas, como IgM y otras proteínas de superficie. Esta unión da lugar a una potente señal inhibidora intracelular (los ratones carentes de CD22 son propensos a desarrollar LES).

Epratuzumab se empleó inicialmente para el tratamiento de los linfomas no Hodgkin. A diferencia de lo que ocurre con rituximab, el efecto beneficioso de epratuzumab en los pacientes con LES no depende de la destrucción de linfocitos B, sino de la transmisión de señales inhibitorias semejantes a las que producen los ligandos naturales de CD22.[25] La escasa producción de citopenia B y la nula modificación de parámetros analíticos, incluidos complemento y autoanticuerpos tras la infusión de epratuzumab, dificulta la monitorización de sus resultados. Tampoco la población de linfocitos T se ve afectada. La experiencia clínica en pacientes con LES es aún muy limitada. Dörner *et al.*[26] han dado a conocer un estudio abierto en fase I en catorce pacientes con LES y actividad moderada (índice BILAG entre seis y doce). Todos mejoraron clínicamente (descenso de BILAG > 50 %) en algún momento del seguimiento de seis meses, después de un ciclo de cuatro infusiones de 360 mg/m2 de epratuzumab separadas entre sí por un período de dos semanas. Dicha respuesta se observó en 77 %, 71 % y 36 % de los pacientes al cabo de seis, diez y dieciocho semanas, respectivamente. No se comprobó el desarrollo de HACA, probablemente por el carácter humanizado del epratuzumab. Será necesario esperar a la conclusión de ensayos controlados más amplios (como ALLEVIATE A, para pacientes con brotes graves o ALLEVIATE B, para pacientes con LES y actividad moderada) para llegar a conclusiones definitivas acerca de su perfil de eficacia y seguridad. Recientemente, se han comunicado resultados favorables con epratuzumab en un estudio abierto, en fase I/II en catorce pacientes con síndrome de Sjögren primario. Sin embargo, el análisis detenido de sus datos hace dudar de la relevancia clínica de estos resultados (sobre todo si se atiende específicamente a los dos parámetros clínicos fundamentales: el test de Schirmer y la medida de flujo salivar): se considera mejoría un incremento del 20 % de los valores basales (12±12 mm y 0,07±0,13ml/minuto, respectivamente).

En pacientes con linfomas se ha observado que la combinación de epratuzumab y rituximab, aunque no supera la tasa global de respuestas a rituximab solo, incrementa el número de respuestas totales o persistentes. Extrapolando estos hechos al terreno de las enfermedades autoinmunes sistémicas, dado que los mecanismos por los que actúan los agentes anti-linfocitos B parecen ser muy distintos, cabe especular con la utilización sinérgica de epratuzumab en pacientes sometidos a tratamiento con rituximab o con otros agentes biológicos.

3.2 *Tolerágenos de linfocitos B*

Puesto que los títulos elevados de anticuerpos anti-dsDNA se asocian a un mayor riesgo de brotes graves y de afectación renal en los pacientes con LES, su reducción puede ser el primer objetivo para conseguir un control adecuado de la enfermedad. Los tolerágenos de linfocitos B son moléculas sintéticas que reaccionan de forma cruzada con los receptores de los linfocitos B (BCR), lo que provoca la anergia o depleción de los linfocitos B autorreactivos.

3.2.1   LJP 394 (Abetimus)

Abetimus es un tetrámero de oligonucleótidos de doble cadena unidos a una plataforma inerte de trietilenglicol que es capaz de reaccionar de forma cruzada con los anticuerpos anti-dsDNA, provocando un descenso significativo de sus títulos por dos mecanismos. En primer lugar, por la formación de pequeños inmunocomplejos que no parecen activar el sistema del complemento de forma significativa. En segundo lugar, a través de una unión directa a receptores anti-dsDNA presentes en la superficie de las células B, lo que ocasionaría su anergia o apoptosis. El fármaco no tiene características inmunogénicas o antigénicas, no afecta a la actividad de las células NK o a la hipersensibilidad mediada por células T y, en estudios animales, no ha mostrado ser mutagénico o teratogénico.[27] Hasta el momento ha sido evaluado en trece ensayos clínicos que han incluido más de ochocientos pacientes en los últimos diez años. En los primeros estudios se mostró capaz de producir un notable descenso en los títulos de anti-dsDNA y en aquellos pacientes con anti-dsDNA de alta afinidad por LJP-394, de reducir el número de brotes graves y de brotes renales, así como de retrasar su aparición.[28] Sin embargo, estos hallazgos no fueron confirmados en un estudio posterior en fase III, posiblemente por problemas de diseño, puesto que se permitió el uso de inmunodepresores en el grupo placebo.[28] En la actualidad, está en marcha un nuevo estudio en fase III que incluye unos seiscientos pacientes procedentes de cien centros en más de diez países (http://www.clinicaltrials.gov/ct/show/ NCT00089804 *Study of LJP 394 in Lupus patients with history of renal disease. Information on federally and privately supported clinical research in human volunteers).* De llegar a demostrarse su eficacia, sus principales indicaciones podrían ser la prevención de nuevos brotes en pacientes con afectación renal previa, el tratamiento de la enfermedad renal activa, la consecución de un control más rápido o con una menor dosis de inmunodepresores y/o glucocorticoides en pacientes con brotes graves de la enfermedad, o el tratamiento preventivo en pacientes con títulos elevados de anti-dsDNA aun cuando no tengan manifestaciones clínicas significativas.[29]

Se han propuesto métodos alternativos a abetimus con formas similares de actuación posibles en el tratamiento del LES. Aunque algunos de estos métodos han sido evaluados en estudios en fase I y II, todavía no hay evidencias para recomendar su utilización.

3.3   Inhibición de la coestimulación entre linfocitos T y B

Para que en una respuesta inmune adaptativa los linfocitos T respondan de forma efectiva, es necesario que reciban dos señales diferentes. Una antígeno-específica, a través del receptor de linfocitos T (TCR) que reconoce al antígeno presentado por una célula presentadora de antígenos (CPA) con la participación del complejo mayor de histocompatibilidad de clase II (MHCII); y una segunda, no antígeno-específica, que depende de la interacción entre diferentes pares de moléculas presentes en los linfocitos T, por una parte, y las CPAs, por otra, que constituyen las vías coestimuladoras. Las moléculas coestimuladoras de las células T no sólo producen señales de activación que amplifican las señales específicas, sino que también funcionan como moléculas de adhesión que estabilizan la interacción entre los linfocitos T y las CPA. Su participación es fundamental para mantener y potenciar la respuesta T, de manera que si un linfocito T recibe la primera señal, pero no la segunda, se hará anérgico o entrará en apoptosis. Dado que los linfocitos T regulan, al menos en parte, tanto el brazo humoral como el brazo celular de la respuesta inmune específica, que se encuentra alterada en los pacientes con enfermedades autoinmunes, no es de extrañar que el bloqueo de la coestimulación B/T se convierta en una atractiva opción terapéutica en las enfermedades autoinmunes en general y el LES en particular. En la última década se han identificado varios pares de moléculas con actividad coestimuladora, pero dos de estas moléculas han centrado especialmente el interés de los investigadores.

3.3.1   *Bloqueadores de la vía CD40:CD40L (BG9588, IDEC131)*

CD40L es una proteína de membrana que no se puede inducir, perteneciente a la familia del FNT y que se expresa en los linfocitos T $CD4^+$ y plaquetas, activados. CD40 es una proteína transmembrana de 39 kDa que se encuentra fundamentalmente en la superficie de las CPA: linfocitos B, macrófagos activados y células dendríticas. La interacción CD40L:CD40 es esencial para la activación y diferenciación de los linfocitos B y la ulterior activación de los linfocitos T, favoreciendo la expresión de B7-1 y B7-2 –otras moléculas con actividad coestimuladora– en la superficie de los linfocitos B inactivos. Varios estudios en animales de experimentación y en humanos han puesto de manifiesto el importante papel del complejo CD40:CD40L en la patogenia del LES.[30] Por ejemplo, en modelos murinos, se ha demostrado no sólo una sobreexpresión de CD40L en los linfocitos T, sino también que la administración de anticuerpos anti-CD40L puede retrasar el desarrollo de la enfermedad en ratones propensos al desarrollo de la misma. En pacientes con LES se ha encontrado un incremento tanto de la expresión de CD40L por parte de los linfocitos T, linfocitos B y monocitos, como de su forma soluble. La disregulación del binomio CD40L:CD40 podría conducir a una activación anormal de los linfocitos T y a la pérdida de tolerancia por parte de los linfocitos B. Por tanto, su disrupción podría, desde el punto de vista teórico, ser una buena estrategia para tratar la enfermedad. Esta premisa ha llevado al desarrollo de diferentes AcMo dirigidos contra CD40L, dos de los cuales, BG-9588 (ruplizumab) y E6040/IDEC-131, se han utilizado, en fases experimentales, para el tratamiento del LES.

En el caso de IDEC-131, un estudio doble ciego en fase II, con dosis variables duran-te dieciséis semanas, no fue capaz de demostrar la eficacia en los pacientes que recibieron el tratamiento activo, aunque hubo una tendencia hacia un menor número de brotes en los pacientes que recibieron las dosis más altas.[31] En el caso de BG9588 (ruplizumab), un estudio en fase II tuvo que suspenderse de forma prematura por la aparición de infarto de miocardio en dos de los pacientes incluidos, aunque el BG9588 redujo los títulos de anti-dsDNA, incrementó los niveles de C3 y disminuyó la hematuria en algunos pacientes. En otro estudio con ruplizumab, también se observó la aparición de eventos tromboem-bólicos en un número mayor del esperado.[32] Este hecho puede guardar relación con el papel que parece jugar el CD40L en el desarrollo de trombosis, por lo que son necesarios estudios posteriores con la finalidad de conocer si se trata de una efecto indeseado aso-ciado a esta molécula en particular o a todos los fármacos anti-CD40L en general.

3.3.2　Bloqueadores de la vía CTLA-4 (Abatacept)

CD28 se expresa de forma constitutiva en los linfocitos T, aunque su expresión aumen-ta en los linfocitos T activados. Su interacción con sus ligandos B7-1 (CD80) y B7-2 (CD86) de las CPAs y linfocitos B activados, amplifica las señales recibidas a través del TCR al tiempo que estabiliza las sinapsis inmunológicas establecidas entre ambas célu-las. Hoy se sabe que esta interacción es el origen de la principal señal coestimuladora que es totalmente necesaria para la activación de la mayoría de los linfocitos T *naive*. La es-timulación de CD28 induce la expresión de IL-2, una citocina fundamental en el creci-miento de las células T, y de Bcl-X$_L$, una proteína antiapoptótica. La estimulación de los linfocitos T en ausencia de la coestimulación CD28 puede llevar a la muerte celular o la inducción de anergia. La ausencia de señales coestimuladoras mantendría la tolerancia ante autoantígenos, aunque éstos se expresaran de forma explícita y crónica. *CTLA-4* es un receptor similar a CD28 que se expresa en los linfocitos T activados, pero con una avidez cien veces superior por los mismos ligandos de CD28 anteriormente menciona-dos. La interacción de *CTLA-4* con B7-1 y B7-2 inhibiría la activación y proliferación de los linfocitos T actuando, por tanto, como un inhibidor competitivo de CD28. También, y a diferencia de éste, es capaz de poner en marcha mecanismos inhibitorios mediados por 2,3-dioxigenasa (IDO), una enzima que degrada el triptófano acabando con el apor-te de este aminoácido elemental al tiempo que favorece el acumulo de productos tóxicos para las células T. De esta forma, la acción fundamental de *CTLA-4* sería limitar la acti-vación de las células T mediadas por la coestimulación CD28 actuando, por tanto, como un coinhibidor. En ratones, la deficiencia de *CTLA-4* causa una enfermedad inmuno-proliferativa con un desenlace fatal y la administración de anticuerpos anti-*CTLA-4* puede incrementar la respuesta inmune y exacerbar fenómenos autoinmunes.

El bloqueo de CD28 se puede conseguir con la administración de *CTLA4Ig* (Aba-tacept).[33] Se trata de una proteína de fusión recombinante, formada por el dominio extracelular de *CTLA-4* unido a la región constante de una inmunoglobulina IgG1 humana que se une con alta afinidad a las moléculas B7 y bloquea *in vivo* la respuesta de linfocitos B y T, actuando por una parte como un antagonista competitivo de la interacción CD28-B7 y por otra, como inductor de mecanismos reguladores en las CPA. De forma adicional, *CTLA4Ig* puede alterar también la expresión de moléculas de adhesión y receptores de quimocinas, lo que provoca una inhibición de la migración de células inflamatorias a los órganos diana. Pero en determinadas circunstancias, la administración de *CTLA4Ig* puede ser perjudicial porque aunque sus principales acciones serían las de inducir la depleción de linfocitos T y un estado de anergia, también puede impedir la inducción de tolerancia en las condiciones en las que la señalización a través de *CTLA-4* es necesaria para ello.

Estudios *in vitro* han demostrado que la administración de *CTLA4Ig* en modelos murinos de lupus consiguió una disminución en la producción de anti-dsDNA, una menor gravedad de la afectación renal y una mayor supervivencia. Esta efectividad resultó mayor cuando se utilizó la combinación de *CTLA4Ig* y ciclofosfamida o si se asociaba al bloqueo de la vía CD40:CD40L. Esta última combinación es especialmente interesante porque ha permitido mostrar que previene el desarrollo de LES durante varios meses en ratones predispuestos que la reciben como tratamiento de corta duración. En humanos, sólo se han llevado a cabo estudios en psoriasis y en artritis reumatoide con resultados esperanzadores. En el caso del LES, hay estudios en marcha para el tratamiento de formas activas y de nefritis lúpica, solo o asociado a ciclofosfamida.

Existe otra serie de moléculas coestimuladoras como PD-1:PDL1/PDL2, ICOS:B7RP-1 o BTLA:BTx, cuyo bloqueo ya se encuentra en fase de experimentación en algunos casos.

En resumen, el bloqueo de moléculas coestimuladoras, aunque es prometedor, todavía tiene que demostrar su eficacia y lo más importante, su seguridad. La utilización del bloqueo CD28:B7 o CD40:CD40L, solo o en combinación, se ha acompañado en animales de experimentación del desarrollo de una inmunodepresión generalizada que es precisamente una de las desventajas de los tratamientos inmunodepresores actuales.

3.3.3 *Bloqueadores de citocinas esenciales para el desarrollo, diferenciación y supervivencia de linfocitos B*

3.3.3.1 Bloqueadores de *BLyS* (Belimumab)

El *BLyS* o *BAFF* es una citocina de la superfamilia del FNT-α que se une a sus receptores de membrana de los linfocitos B y que interviene en los procesos de diferenciación de la célula plasmática y de estimulación de linfocitos B autorreactivos. Belimumab es un AcMo que se une y neutraliza a *BLyS*. Recientemente, se han dado a conocer los resultados de dos ensayos clínicos en fase III que incluyeron a más de 1.500 pacientes con LES, los cuales han demostrado la superioridad del belimumab junto al tratamiento convencional frente al placebo más el tratamiento convencional.[34] Estos resultados favorables han motivado su aprobación por parte de las agencias europeas y estadounidenses que regulan los medicamentos para el tratamiento de las manifestaciones moderadas y graves del LES (excepto las afectaciones renales y del sistema nervioso central) que permanezcan activas con el tratamiento convencional. Este es el primer medicamento de la familia de las terapias biológicas aprobado para el LES, pero es también el primer fármaco aprobado de forma específica para esta enfermedad en los últimos 55 años.

3.3.3.2 Bloqueadores de *APRIL* (Atacicept)

Atacicept se diferencia de belimumab por su capacidad de unirse y neutralizar tanto a *BLyS* como a *APRIL*. Ello le conferiría mayor potencia aunque aún está por ver si el perfil de seguridad también sería mejor. Hasta el momento, sólo existe un estudio controlado con placebo en el que cuarenta y nueve pacientes con LES con una actividad leve-moderada (SELENA-SLEDAI *score* $\leq$ 10) fueron tratados con dosis crecientes del fármaco por vía subcutánea.[35] El estudio no fue diseñado para evaluar la eficacia clínica, sino para determinar el efecto del fármaco sobre el nivel de inmunoglobulinas y los linfocitos B que disminuyeron en el grupo tratado con atacicept. No se constataron cambios en el número de linfocitos T, monocitos ni NK. No hubo diferencias en la aparición de efectos adversos graves ni infecciones entre los dos grupos y las reacciones en el punto de infusión fueron más frecuentes en el grupo de enfermos tratados con atacicept, pero en todos los casos fueron leves.

4   Conclusión

Es probable que en los próximos años asistamos a la aparición de nuevas dianas terapéuticas en relación con los linfocitos B, como el receptor Fcγ, las moléculas apoptóticas, los receptores *toll-like*, fracciones del complemento, otros marcadores de superficie como el CD79 y moléculas reguladoras como integrinas y selectinas. Sin embargo, quedan todavía muchas cuestiones por resolver. Probablemente, en el futuro, a través de estudios controlados y aleatorizados conoceremos cuál es la dosis correcta de estos fármacos, la duración del tratamiento, la combinación más apropiada con inmunodepresores y, sobre todo, qué tipo de pacientes con LES se pueden beneficiar en mayor medida de la aplicación de estos fármacos biológicos.

Bibliografía

1. Bongu A, Chang E, Ramsey-Goldman R. Can morbidity and mortality of SLE be improved? Best Pract Res Clin Rheumatol 2002; 16: 313-32.

2. Hochberg MC, Lebwohl MG, Plevy SE, Hobbs KF, Yocum DE. The benefit/risk profile of TNF-blocking agents: findings of a consensus panel. Semin Artritis Rheum 2005; 34: 819-36.

3. Anolik JH, Aringer M. New treatments for SLE: cell-depleting and cytokine therapies. Best Pract Res Clin Rheumatol 2005; 19: 859-78.

4. Atzeni F, Doria A, Carabba M, Turiel M, Sarzi-Puttini P. Potential target of infliximab in autoimmune and inflammatory diseases. Autoimmun Rev 2007; 6: 529-36.

5. Edwards JCW, Cambridge G, Leandro MJ. B cell depletion therapy in rheumatic disease. Best Pract Res Clin Rheumatol 2006; 20: 915-28.

6. Sidiropoulos PI, Boumpas DT. Lessond learned from anti-CD40L treatment in systemic lupus erythematosus patients. Lupus 2004; 13: 391-97.

7. Aringer M, Smolen JS. Tumour necrosis factor and other pro-inflammatory cytokines in systemic lupus erythematosus: a rationale for therapeutic intervention. Lupus 2004; 13: 344-47.

8. Aringer M, Graninger WB, Steiner G, Smolen JS. Safety and efficacy of tumor necrosis factor α blockade in systemic lupus erythematosus. Anopen-label study. Artritis Rheum 2004; 50: 3161-169.

9. Katz RS, Holt-Daly N, MacDonald PA. Frequent infusion reactions associated with infliximab treatment in patients with polyarthritis related to systemic lupus erythematosus. Arthritis Rheum 2003; 48: S-379.

10. González CM, López-Longo FJ, Monteagudo I, Vázquez-Coleman J, Montoro M, Ortega C, *et al.* Anti-TNF agents are effective and safe in the management of systemic lupus erythematosus. Arthritis Rheum 2004; 50: S-412.

11. Costa MF, Said NR, Zimmermann B. Drug-induced lupus due to anti-tumor necrosis factor alpha agents. Semin Arthritis Rheum 2007 [DOI: 10.1016/ j.semarthrit. 2007.08.003].

12. Aringer M, Steiner G, Graninger WB, Höfler E, Steiner CW, Smolen JS. Effects of short-term infliximab therapy on autoantibodies in systemic lupus erythematosus. Artritis Rheum 2007; 56: 274-79.

13. Ostendorf B, Iking-Konert C, Kurz K, Jung J, Sander O, Schneider M. Preliminary results of safety and efficacy of the interleukin 1 receptor antagonist anakinra in patients with severe lupus arthritis. Ann Rheum Dis 2005; 64: 630-33.

14. Shirota Y, Yarboro C, Sims G, Fritsch R, Ettinger R, Valencia X, *et al.* The impact of in vivo anti IL-6 receptor blockade on circulating T and B cell subsets in patients with systemic lupus erythematosus. Arthritis Rheum 2005; 52: S-697.

15. Llorente L, Richaud-Patin Y, García-Padilla C, Claret E, Jakez-Ocampo J, Cardiel MH, *et al.* Clinical and biologic effects of anti-interleukin-10 monoclonal antibody administration in systemic lupus erythematosus. Arthritis Rheum 2000; 43: 1790-800.

16. Leandro MJ, Edwards JC, Cambridge G, Ehrenstein MR, Isenberg DA. An open study of B lymphocyte depletion in systemic lupus erythematosus. Arthritis Rheum 2002; 46: 2673-677.

17. Leandro MJ, Cambridge G, Edwards JC, Ehrenstein MR, Isenberg DA. B-cell depletion in the treatment of patients with systemic lupus erythematosus: a longitudinal analysis of 24 patients. Rheumatology 2005; 44: 1542-545.

18. Sfikakis PP, Boletis JN, Lionaki S, Vigklis V, Fragiadaki KG, Iniotaki A, *et al.* Remission of proliferative lupus nephritis following B cell depletion therapy is preceded by down-regulation of the T cell costimulatory molecule CD40 ligand: an open-label trial. Arthritis Rheum 2005; 52: 501-13.

19. Looney RJ, Anolik JH, Campbell D, Felgar RE, Young F, Arend LJ, *et al.* B cell depletion as a novel treatment for systemic lupus erythematosus: a phase I/II dose-escalation trial of rituximab. Arthritis Rheum 2004; 50: 2580-589.

20. García Hernández FJ, Díaz Cobos C, Callejas Rubio JL, Ocaña Medina C, Ortego Centeno N, Sánchez Román J, *et al.* Experiencia con rituximab en el tratamiento de pacientes con lupus eritematoso sistémico. Reumatol Clin 2006; 2: 23-30.

21. Ramos-Casals M, García-Hernández FJ, de Ramón E, Callejas JL, Martínez-Berriotxoa A, Pallarés L, *et al.* Off-label use of rituximab in 196 patients with severe, refractory systemic autoim-

mune diseases. Clin Exp Rheumatol 2010; 28: 468-476.

22. Vigna Pérez M, Hernández Castro B, Paredes Saharopulos O, Portales Pérez D, Baranda L, Abud Mendoza C, *et al.* Clinical and immunological effects of rituximab in patients with lupus nephritis refractory to conventional therapy: a pilot study. Arthritis Res Ther 2006; 8:R83 (doi: 10.1186/ ar1954).

23. Niscola P, Del Principe MI, Maurillo L, Venditti A, Buccisano F, Piccioni D, *et al.* Fulminant B hepatitis in a surface antigen-negative patient with B-cell chronic lymphocytic leukaemia after rituximab therapy. Leukemia 2005; 19: 1840-841.

24. Harris HE. Progressive multifocal leucoencephalopathy in a patient with systemic lupus erythematosus treated with rituximab. Rheumatology (Oxford) 2008; 47: 224-25.

25. Carnahan J, Wang P, Kendall R, Chen C, Hu S, Boone T, *et al.* Epratuzumab, a humanized monoclonal antibody targeting CD22: characterization of in vitro properties. Clin Cancer Res 2003; 9: S-3982-990.

26. Dörner T, Kaufmann J, Wegener WA, Teoh N, Goldenberg DM, Burmester GR. Initial clinical trial of epratuzumab (humanized anti-CD22 antibody) for immunotherapy of systemic lupus erythematosus. Arthritis Res Ther 2006; 8: R74 (doi: 10.1186/ar 1942).

27. Wallace DJ, Tumlin JA. LJP 394 (abetimus sodium, Riquet) in the managemen t of systemic lupus erythematosus. Lupus 2004; 13: 323-27.

28. Cardiel MH. Abetimus sodium: a new therapy for delaying the time to, and reducing the incidence of, renal flare and/or major systemic lupus erythematosus flares in patients with systemic lupus erythematosus who have a history of renal disease. Expert Opin Investig Drugs 2005; 141: 77-88.

29. Mosca M, Baldini C, Bombardieri S. LJP-394 (abetimus sodium) in the treatment of systemic lupus erythematosus. Expert Opin Pharmacother 2007; 8: 873-79.

30. Yazdani J, Davis J. The role of CD40 ligand in systemic lupus erythematosus. Lupus 2004; 13: 377-80.

31. Kalunian KC, Davis JC, Merrill JC, Totoritis MC, Wofsy D. IDEC-131 Lupus Study Group. Treatment of systemic lupus erythematosus by inhibition of T-cell costimulation with anti-CD 154: a randomized double-blind, placebo controlled trial. Arthritis Rheum 2002; 46: 3251-258.

32. Boumpas DT, Furie R, Manzi S, Illei GG, Wallace DJ, Balow JE, *et al.* for the BG9588 study group. A short course of BG9588 (anti-CD40 ligand antibody) improves serologic activity and decreases hematuria in patients with proliferative lupus glomerulonephritis. Arthritis Rheum 2003; 48: 719-27.

33. Davidson A, Diamond B, Wofsy D, Daikh D. Block and tackle: CTLA4Ig takes on lupus. Lupus 2005; 14: 197-203.

34. Navarra SV, Guzmán RM, Gallacher AE, Hall S, Levy RA, Jiménez RE, *et al.* Efficacy and safety of belimumab in patients with active systemic lupus erythematosus: a randomised, placebo-controlled, phase 3 trial. Lancet 2011; 377: 721-731.

35. Dall'Era M, Chakravarty E, Wallace D, Genovese M, Weisman M, Kavanaugh A, *et al.* Reduced B lymphocyte and immunoglobulin levels after atacicept treatmen t in patients with systemic lupus erythematosus. Results of a multicenter, phase Ib, double-blind, placebo-controlled, dose-escalating trial. Arthritis Rheum 2007; 56: 4142-150.

www.ingramcontent.com/pod-product-compliance
Lightning Source LLC
LaVergne TN
LVHW080428200726
843507LV00004B/743